AYURVEDA
FÜR ALLE

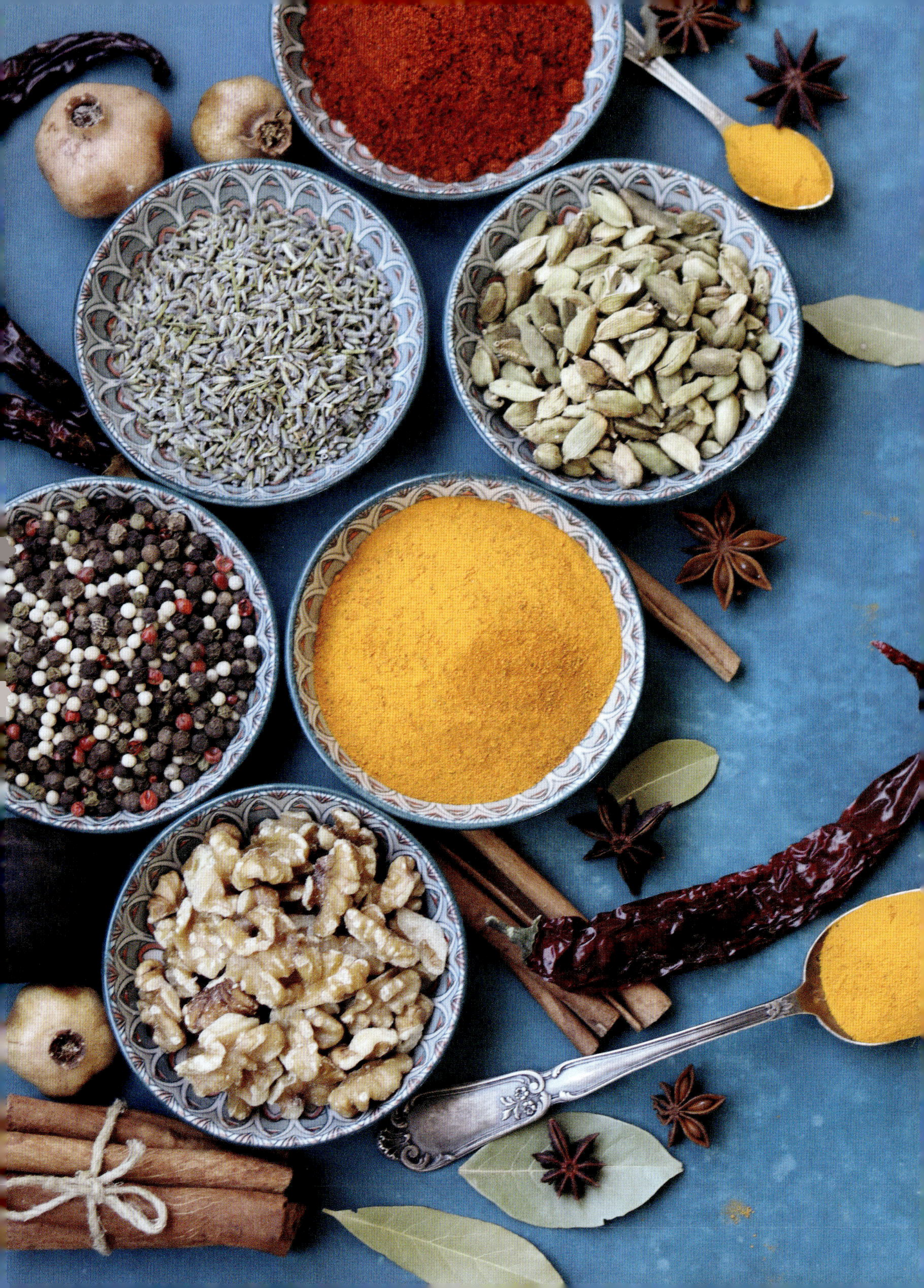

Kerstin Rosenberg

AYURVEDA FÜR ALLE

Der Einstieg in ein Leben mit der indischen Heilkunst

Über 80 Rezepte

südwest

•• Inhalt ••

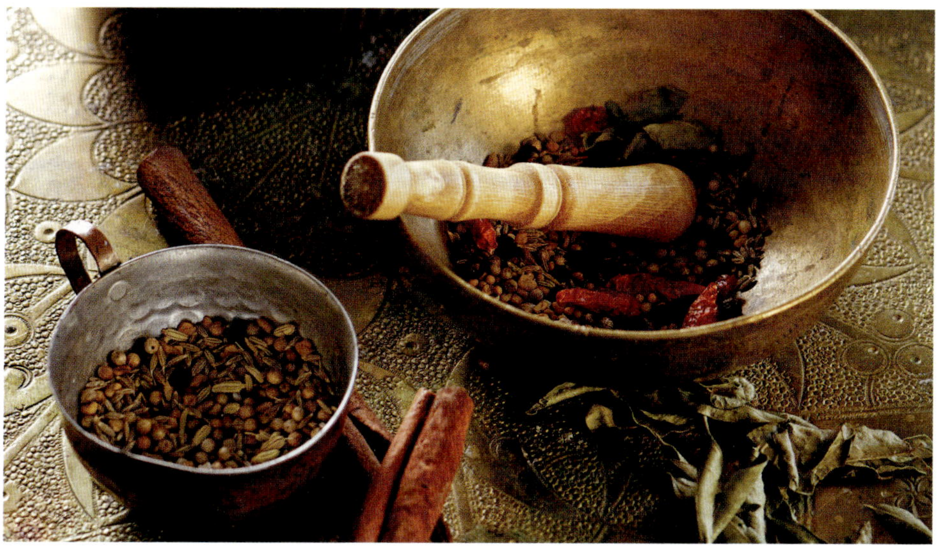

Vorwort: Das Leben genießen mit Ayurveda

Viele Menschen verspüren das Bedürfnis, sich gesund zu ernähren. Ob aus dem Wunsch heraus, möglichst naturverbunden und vital zu sein oder aus der Notwendigkeit einer ernährungsbedingten Erkrankung – sich bewusst mit seiner Ernährung auseinanderzusetzen, ist längst ein integrierter Teil des modernen Lebensstils. Ob vegetarisch, vegan, Low Carb oder einer anderen speziellen Diät folgend – öffentliche Diskussionen und moderne Forschung bestätigen, was Ayurveda, die traditionelle Medizin Indiens, schon lange weiß: Mit unserer täglichen Ernährung nehmen wir unmittelbar Einfluss auf unsere körperliche und seelische Gesundheit.

Als ich vor mehr als 30 Jahren begann, die ayurvedische Ernährung in den deutschsprachigen Ländern zu propagieren, hatte ich als Pionierin für eine ganzheitliche, gesunde und nachhaltige Ernährungsweise noch ein Alleinstellungsmerkmal. Ayurveda war den meisten Menschen im Westen noch völlig unbekannt, Gewürze wie Ingwer, Kurkuma oder Kreuzkümmel (Cumin) waren nur schwer erhältlich, und als Vegetarier wurde man noch als Außenseiter der Gesellschaft angesehen.

Ayurveda im Alltag

Heute buchen wir Ayurveda-Kuren über das Reisebüro, ayurvedische Tees und Gewürzmischungen füllen die Regale der Supermärkte, und jeder gute Koch, der schon einmal was von Foodpairing gehört hat, achtet auf ausgewogene Geschmacksrichtungen und vielseitige Texturen. Auch eine leichte Verdaulichkeit für die Darmgesundheit und die Verwendung regionaler, saisonaler und frischer Produkte ist im Sinne der Nachhaltigkeit allgegenwärtig.

All dies zeigt, dass Ayurveda längst auch in unserer Gesellschaft angekommen ist und auf vielen Ebenen seine Integration gefunden hat: Mit seinen übergeordneten Prinzipien für ein gesundes und langes Leben eröffnet er uns neue Perspektiven, mit denen wir den Herausforderungen unseres modernen, zuweilen zu hektischen und kräftezehrenden Lebens trotzen können. Die alten Traditionen lassen sich den individuellen Bedürfnissen flexibel anpassen und verbinden gesundheitsfördernde Maßnahmen mit Genussfreude und Lifestyle für alle Altersgruppen. Dementsprechend sind die Anwendungsmöglichkeiten der ayurvedischen Ernährung in unserem Alltag äußerst vielseitig: Ob als Heilkost

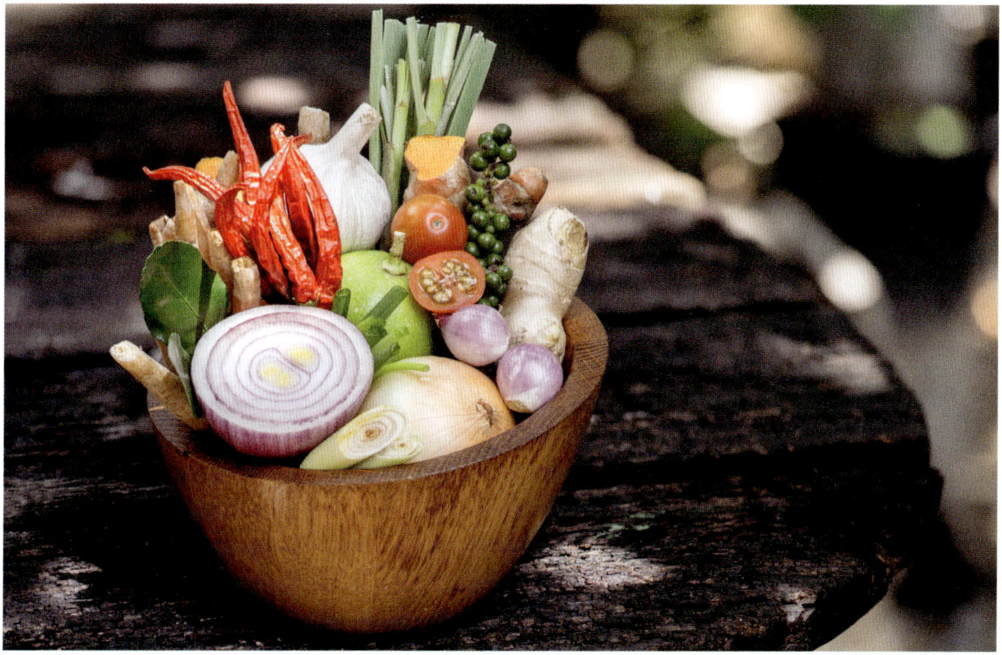

oder Gourmetküche – mit Ayurveda finden wir für jede Lebensphase und Gelegenheit die passende Ernährungsform. Das tägliche Essen wird zum Ausdruck unserer ganzen Persönlichkeit und schenkt uns Gesundheit, Zufriedenheit und Lebensfreude für Körper, Geist und Seele.

Mit diesem Buch lade ich Sie ein, das jahrtausendealte Wissen der ayurvedischen Heil- und Lebenskunst kennenzulernen und von meiner langjährigen Erfahrung als Ayurveda-Spezialistin, Ernährungsberaterin, Dozentin und Köchin zu profitieren. Nutzen Sie die vielen Ayurveda-Empfehlungen für Ihre körperliche Gesundheit und emotionale Ausgeglichenheit, lassen Sie sich von den Düften der ayurvedischen Küche verzaubern und genießen Sie ausgewogene Menükreationen für Ihren Konstitutionstyp.

Viele der in diesem Buch aufgeführten Ayurveda-Rezepte begeistern seit Jahren die Gäste im Rosenberg Ayurveda Gesundheits- und Kurzentrum mit angeschlossener Europäischer Akademie für Ayurveda. Gemeinsam mit meinem Mann leite ich dieses renommierte Kompetenzzentrum, in dem Ayurveda praxisnah und herzerfüllt erlebbar ist, auf hohem Niveau gelehrt und von einem großen Team von Ayurveda-Ärzten, -Therapeuten und -Köchen innovativ weiterentwickelt wird. Mit großer Zuneigung und Freude möchte ich mich bei allen für ihre wunderbare Unterstützung bedanken: An erster Stelle bei meinem Mann, der mich bei all meinen Unternehmungen stets liebevoll und tatkräftig begleitet, und bei all meinen Ayurveda-Lehrern, -Studenten und -Klienten für die tiefen Erfahrungen im lebendigen Austausch des ayurvedischen Wissens vom Leben.

Kerstin Rosenberg

Das alte Wissen vom gesunden Leben

»Gesundheit ist das dynamische Gleichgewicht aller körperlichen, geistigen und seelischen Anteile im Menschen.« Mit diesem Zitat bringen die klassischen Ayurveda-Schriften ihr ganzheitliches Weltbild um die individuelle Natur des Menschen mit seiner Gesundheit und Krankheit auf den Punkt. Um die Dynamiken des Lebens in all seinen Ausformungen zu betrachten – von den Zyklen der Jahres- und Tageszeiten bis zu den planetaren Einflüssen und psycho-mentalen Aspekten der unterschiedlichen Lebensphasen –, ist im Ayurveda ein Studium notwendig, das neben der Wissenschaft auch Philosophie und Spiritualität integriert.

Die Ansätze der ayurvedischen Ernährung und Gesundheitslehre erschließen sich durch das Verständnis der anatomischen und physiologischen Grundlagen des Ayurveda: Begrifflichkeiten des Sanskrit wie *Vata, Pitta, Kapha, Agni, Ama, Dhatu, Srota* und *Mala* begegnen uns immer wieder und erklären die übergeordneten Zusammenhänge der Diätetik und Heilkunde. So möchte ich Sie einladen, sich zu Beginn dieses Buches mit den Ayurveda-Grundlagen vertraut zu machen. Wer diese schon kennt, der kann direkt mit der Ernährungslehre und Diätetik ab Kapitel 3 (Seite 52) beginnen.

Wenn wir Ayurveda studieren, so tauchen wir ein in die älteste uns überlieferte medizinische Wissenschaft. Diese entstammt den *Veden*, die auch als die ältesten der Menschheit überlieferten Schriften Indiens bezeichnet werden. *Ayuh* bezeichnet die Verbindung von Körper, Seele und Geist, die die Grundlage des Lebens schafft, *Veda* lässt sich als »Wissen« übersetzen. Somit bedeutet *Ayurveda* das Wissen, die Wissenschaft vom Leben. *Samhitas,* die alten ayurvedischen Schriften, befassen sich mit allen Aspekten des Lebens und untersuchen sehr differenziert, was das Leben fördert und was ihm schadet. Sie beschreiben die Beschaffenheit und Größe der Lebenseinflüsse und in welcher Weise sie die Art und Dauer der Verbindung von Körper, Seele und Geist verändern und damit auf die Lebenslänge und -qualität, Gesundheit und Glück einwirken können.

Ayurveda ist wie ein Baum

Aufgrund dieser Vielschichtigkeit beschreibt die Literatur Ayurveda wie einen Baum: Die Wurzel des Ayurveda wird auch als die Kenntnis der Schöpfungsgesetze bezeichnet, der Stamm als die daraus erwachsende Weisheit der Lebensführung, und die Hauptäste werden als die Heil- und Lebenskunst beschrieben. Im Gegensatz zur westlichen Medizin steht die Erhaltung und Wiederherstellung der Gesundheit im Mittelpunkt des gesamten Heilsystems und die Behandlung von Krankheiten an nachgeordneter Stelle. Dabei wird Krankheit als Ausdruck einer tiefer liegenden Störung verstanden, die vordergründig durch viele rationale, psychologische und spirituelle Therapiemethoden beseitigt werden kann.

Die heiligen Schriften

Wann der Ayurveda entstanden ist, weiß man nicht genau. Theorien über den historischen Ursprung orientieren sich an den *Samhitas*, den ältesten erhaltenen Texten. Diese wurden vor circa 2000 Jahren mehrere Jahrhunderte lang aufgezeichnet. Die bekanntesten Schriftensammlungen des Ayurveda stammen von den Gelehrten *Charaka, Susrutha* und *Vagbhata*. Die *Charaka Samhita, Susrutha Samhita* und *Vagbhata Samhita* zählen heute zur wichtigsten Primärliteratur der Ayurveda-Medizin.

Positiv und nachhaltig

Mit dieser lebensbejahenden, positiven Grundhaltung versucht Ayurveda, das innere Gleichgewicht eines jeden Individuums durch eine Stärkung des Intakten, des Gesunden, zu fördern, welches dann die Schwäche, das Defizit der Krankheit, automatisch überwindet. Es klassifiziert die groben und subtilen Einflüsse, die auf jeden Menschen unterschiedlich stark einwirken und das Leben und die Gesundheit nachhaltig prägen.

Dass wir auf die krankheitsauslösenden Faktoren auf ganz einzigartige Weise reagieren, ist ein Phänomen, das jeder von uns bereits oft beobachten konnte: Manche Menschen leben völlig ungesund – rauchen, trinken und lügen – und erfreuen sich trotzdem (noch) ausgezeichneter Körperkräfte und eines gewissen Erfolgs, während andere Menschen, die sich um einen naturverbundenen und gesunden Lebens- und Ernährungsstil bemühen, unter gesundheitlichen Beschwerden leiden können. Wie wir diese scheinbaren Widersprüche einordnen und mit den kosmischen Gesetzen in Einklang bringen können, erklärt uns die ayurvedische Konstitutionslehre und Philosophie: So wie ein Samen nur im richtigen Boden aufgehen kann, reagieren wir entsprechend unserer individuellen konstitutionsbezogenen Veranlagung und geistigen Prägung unterschiedlich stark auf die positiven und negativen Einflüsse unserer Um- und Außenwelt. Verantwortlich für diese Affinitäten sind zum einen die Qualitäten unserer körperlichen und mentalen Konstitution sowie die subtilen Einflüsse auf seelischer Ebene, die bis auf vorgeburtliche Prägungen zurückgehen.

Klassische Definition des Ayurveda

»Gutes und schlechtes Leben; glückliches und unglückliches Leben; das, was dem Leben zu- bzw. abträglich ist; das Maß des Lebens und seiner Komponenten und das Leben selbst – wo all dies erklärt wird, das nennt man Ayurveda.«

»Hitahitam sukham dukham ayustasya hitahitam manam ca tat ca yatroktam ayurvedah sa ucyate.«

Quelle: Charaka Samhita, Sutrasthana i.41

Der Mensch im Kosmos

Nach der Lehre des Ayurveda sind Mikro- und Makrokosmos eins. Sowohl der menschliche Körper als auch Nahrungsmittel und Medikamente lassen sich auf die fünf Elemente *(Mahabhutas)* zurückführen. Der Mensch enthält mit seiner grob- und feinstofflichen Zusammensetzung, den *Panchamahabhutas*, dieselben Bausteine wie das Universum und versinnbildlicht ein mikrokosmisches Abbild des Makrokosmos. Alle Eigenschaften des Universums sind im Menschen enthalten, und das Universum enthält alle Eigenschaften des Menschen. Die Elemente stellen verschiedene Wirkprinzipien der erlebbaren Manifestation (des Erkennbarwerdens) auf der materiellen und feinstofflichen (geistig/emotionalen) Ebene dar:

- *Akasha* (Äther/Raum)
- *Vayu* (Luft)
- *Agni* (Feuer)
- *Jala* (Wasser)
- *Prithivi* (Erde)

Akasha Das Raumprinzip des Äthers wird charakterisiert durch das Fehlen von Widerstand und seine weichen, leichten, feinen, glatten, durchdringenden und durchscheinenden Eigenschaften. Das dem Äther zugeordnete Sinnesorgan ist das Gehör, und seine körperliche Manifestation sind die zahlreichen Hohlräume, die sich beispielsweise in Mund, Nase, Atemtrakt, Magen-Darm-Trakt, Brustraum, in den Kapillaren, den Lymphbahnen, Geweben und Zellen finden. Von seiner körperlichen Wirkung verursacht *Akasha* Porosität, Leichtigkeit und Weichheit im Körper.

Vayu verkörpert das Element der Bewegung, das sich im menschlichen Körper in den größeren Bewegungen der Muskulatur, dem Herzschlag, dem Ein- und Ausatmen der Lunge, den Bewegungen der Magenwand, des Darms sowie den sensorischen und motorischen Impulsen des Nervensystems manifestiert. Die Eigenschaften von *Vayu* werden mit »beweglich«, »leicht«, »kalt«, »rau«, »fein«, »trocken« und »durchdringend« benannt. Als Sinnesorgan fun-

Die fünf Elemente des Kosmos

Die *Mahabhutas* werden mit den Sinnesorganen und unserer Wahrnehmung in Verbindung gebracht.

Mahabhuta	Element	Sinnesempfindung	Funktion
Akasha	Äther/Raum	Hören	Subtile Wahrnehmung und Prozesse
Vayu	Luft	Fühlen	Bewegung, Nerven
Agni, Tejas	Feuer	Sehen	Transformation (Umwandlung), Verdauung
Jala	Wasser	Schmecken	Körperflüssigkeiten
Prithivi	Erde	Riechen	Körperstruktur

giert der Tastsinn. In seiner körperlichen Wirkung verstärken alle Arten von Bewegung das Luft-Element und machen den Körper trocken, leicht und nicht klebend.

Agni Die körperliche Wirkung von *Agni* ist die Verbrennung, die Verdauung, die Erhaltung der Körperwärme und die Versorgung der einzelnen Körperteile. Das Feuer-Element verleiht dem Körper Schönheit in Form seiner Ausstrahlung und manifestiert sich im Stoffwechsel sowie dem Denk- und Sehvermögen. Es zeichnet sich durch seine heißen, feinen, leichten, rauen, nicht schleimigen, durchdringenden, trockenen, klaren und nach oben steigenden Eigenschaften aus.

Jala Die körperliche Wirkungsweise von *Jala* besteht darin, den Körper klebrig, feucht und dicht zu machen sowie seine flüssigen Bestandteile zum Fließen zu bringen. *Jala* wirkt synthetisierend (aufbauend), bindend und das Gewebe erweichend. Es manifestiert sich in den Absonderungssäften der Verdauungsorgane und Speicheldrüsen, in den Schleimhäuten, im Plasma und Zytoplasma sowie in den Körpersäften Blut, Lymphe und Fett. *Jala* ist sinnlich wahrnehmbar durch das Geschmacksorgan und hat die Eigenschaften »flüssig«, »ölig«, »kalt«, »langsam«, »schleimig«, »weich«, »feucht«, »träge« und »fließend«.

Prithivi Das Erde-Element wird durch die Eigenschaften »schwer«, »langsam«, »stabil«, »nicht schleimig«, »fest«, »grob«, »dicht«, »hart«, »träge« und »unbeweglich« charakterisiert. Es ist verantwortlich für die Geruchsempfindungen. Als Sinnesorgan wird ihm die Nase zugeordnet. *Prithivi* macht den Körper stark, fest, schwer und hart. Es manifestiert sich in festen Strukturen wie Knochen, Knorpel, Nägeln, Muskulatur, Sehnen, Haut und Haaren. In seinen körperlichen Wirkungen unterstützt *Prithivi* das Wachstum und macht den Körper kompakt, fest, schwer.

Doshas

Ein weiterer Kernpunkt der ayurvedischen Betrachtungsweise, sozusagen der Schlüssel zur Gesundheit, ist das Einzigartige an der Person – die individuelle Konstitution (körperliche und seelische Verfassung). Diese wird unterschieden in *Deha Prakriti*, die physische, und *Manas Prakriti*, die geistige Konstitution.

Die physische Konstitution wird durch die drei *Doshas* (wörtlich: »Verderber«) beschrieben. Die *Doshas* stellen Kräfte oder biologische Prinzipien dar, die strukturelle, funktionale und qualitative Einheiten bilden und die Funktionen und den Aufbau des Körpers spezifisch steuern. Die einzelnen *Doshas* setzen sich aus verschiedenen *Mahabhutas* (Elementen) zusammen und manifestieren so die verschiedenen Eigenschaften der Elemente im Körper. Da die *Doshas* bei jedem Menschen in einem anderen Verhältnis zueinander vorliegen, können wir bei jedem eine einzigartige individuelle Konstitution beobachten. Diese kann von einem *Dosha* oder zweien oder von allen dominiert werden. Sie ist die Grundlage jeder therapeutischen Maßnahme oder Empfehlung.

Krankheit wird im ayurvedischen System als eine Störung des richtigen Verhältnisses zwischen den einzelnen *Doshas* gesehen. Diese Störung kann durch äußere Einflüsse, durch die Lebensweise und auch durch psychische Prozesse erfolgen, wobei in der Regel das bei einer Person dominante *Dosha* am leichtesten zu stören ist. Vom energetischen Standpunkt aus werden drei verschiedene Zustände eines *Doshas* unterschieden:

- *Vrddhi* (die Vermehrung)
- *Kshaya* (die Verminderung) und
- *Samaya* (der Gleichgewichtszustand).

Im Folgenden werden die drei *Doshas (Vata, Pitta* und *Kapha*) einzeln betrachtet und ihre Eigenschaften und Unterarten beschrieben. Es soll auch gezeigt werden, was die einzelnen *Doshas* stört und wie sich die Folgen ausdrücken bzw. wie sie behoben werden können.

Vata

Vata ist das Bewegungsprinzip im menschlichen Organismus und setzt sich aus den Elementen *Akasha* (Äther) und *Vayu* (Luft) zusammen. *Vata* ist eng mit dem Nervensystem verbunden und entspricht auch dem Geist- und Energiekörper. Sein Prinzip ist die Luftigkeit, die Beweglichkeit, und sein Hauptsitz ist im Körper unterhalb des Nabels im Bereich des Dickdarms. Die zugeordneten Attribute sind: leicht, beweglich, kühl, trocken, rau, schnell, veränderlich und fein.

Menschen, bei denen *Vata* vorherrscht, bewegen sich und reden schnell, sind unruhig bis nervös und unstetig. Sie können ungeduldig und unzuverlässig sein, aber auch sehr wach und aktiv. Diese Menschen haben eine raue, rissige Haut, Schuppen und brüchige, starre Haare und Fingernägel. Sie haben deutlich hervortretende Venen.

Von *Vata* gibt es, wie bei den anderen *Doshas* auch, fünf wichtige Unterarten. Sie werden auch als die *Vayus* (»Körperwinde«) bezeichnet.

Die fünf Sub-Doshas von Vata sind im Einzelnen:

- *Prana* (»Hervor-Atem«): wirkt hauptsächlich im Bereich zwischen Kehlkopf und Zwerchfell, steuert die Atmungstätigkeit, den Schluckvorgang und unterhält den Herzschlag.
- *Udana* (»nach oben gerichtet«): wirkt vom Kehlkopf an aufwärts und steuert die Energie der Sinnesorgane. Es ermöglicht die Sinneswahrnehmung und trägt das Bewusstsein, das Gedächtnis und den Intellekt und regelt die Ausdruckshandlungen.
- *Samana* (»ausgeglichen«): befindet sich zwischen Herz und Nabel. Die Kräfte des Körpers und die der aufgenommenen Getränke und Speisen werden hier in ein Gleichgewicht gebracht. *Samana* hat somit eine zentrale Funktion bei der Verdauung und spaltet Nahrung in brauchbare und unbrauchbare Anteile auf.
- *Apana* (»nach unten gerichtet«): befindet sich vom Nabel an abwärts und bewirkt alle Ausscheidungsvorgänge wie Luftabgang, Harn- und Stuhlausscheidung, Samenerguss sowie Menstruation und die Geburt.
- *Vyana* (»verteilt«): ist, wie die Übersetzung schon andeutet, über den ganzen Körper verteilt und ermöglicht die Muskeltätigkeit, steuert den Kreislauf und den Blutdruck sowie die Betätigung der Augenlider und das Gähnen.

Gerät die Energie von *Vata* aus dem Gleichgewicht, so können als Symptome Schmerzen aller Art und Störungen des Nervensystems entstehen: Neurologische und Geisteskrankheiten, Lähmungen, Empfindungslosigkeit bzw. Empfindungsstörungen (Haut/Sinnesorgane), Trockenheit von Haut und Schleimhäuten, trockener Stuhl, wenig Urin, Steifheit der Gelenke, Verrenkungen und Knochenbrüche, Unruhe und Schlaflosigkeit, unregelmäßige *Agni*-Tätigkeit, was zu Blähungen und Verstopfung (*Vata* sitzt im Dickdarm!) oder Schluckauf führen kann.

Wenn *Vata* zu sehr reduziert wird, können daraus Schwäche, Dumpfheit, Apathie und Unbewusstheit entstehen. Die Schwäche kann so groß sein, dass keine offensichtlichen Symptome mehr entstehen können und dass kaum noch gesprochen wird. Außerdem können eigenartige Gliederbewegungen auffallen.

Vata ist sehr beweglich und kann dadurch auch Krankheiten, denen eine *Pitta*- oder *Kapha*-Störung zugrunde liegt, schnell und massiv verschlechtern.

Therapeutisch versucht man einerseits, mit Substanzen und Arzneien, die *Vata* ausgleichen können, zu arbeiten. Da *Vata* im Dickdarm sitzt, wendet man in der klassischen ayurvedischen Behandlung dazu oft Einläufe an. Andererseits können auch Körper- und Atemübungen des Yoga die Standfestigkeit und den Bodenkontakt fördern, und Ordnungstherapien können helfen, das Leben in einen geordneten Rhythmus zu bringen.

Pitta

Pitta ist das Umsetzungsprinzip im menschlichen Organismus. Es setzt sich aus den Elementen *Agni* (Feuer) mit einem kleinen Anteil *Jala* (Wasser) zusammen. *Pitta* hat Verbindung zum Drüsen- und Enzymsystem und damit zum Stoffwechselprinzip im Körper. Es befindet sich vor allem zwischen Herz und Nabel. Die Attribute von *Pitta* sind: heiß, scharf, flüssig, feucht, sauer, bitter, leicht, sich gut verteilend und plötzlich auftretend.

Menschen, bei denen *Pitta* überwiegt, sind hitzig und vertragen keine Wärme – was im Umkehrschluss bedeutet, dass sie selbst im Winter selten frieren, auch weil sie sich gerne viel bewegen. Sie haben eine gelbliche bis kupferfarbene Haut mit Falten und neigen zu Pickeln und früher Haarergrauung. Sie schwitzen viel und riechen dabei meist recht stark. Der *Pitta*-Typ ist intelligent und hat ein gutes Gedächtnis, ist aber auch oft dominant in Gesprächen und Begegnungen. Diese Menschen sind meist unbeugsam, was sich im positiven Sinne auch als starke Belastungsfähigkeit und Stabilität ausdrücken kann.

Die fünf Sub-Doshas von Pitta sind im Einzelnen:

- *Pachaka* sitzt im Oberbauch und Dünndarm und stellt den Hauptteil der Verdauungskraft des *Pitta*. Es verdaut und spaltet die Nahrung in Nähr- und Schlackenstoffe auf und unterstützt auch die anderen *Pitta*-Unterarten.
- *Ranjaka* ist ein grellrotes *Pitta,* und seine Aufgabe ist es, dem Verdauungsbrei *(Rasa)* die rote Farbe zu geben, also Nährstoffe ins Blut zu überführen und die Zusammensetzung des Blutes und die Entstehung der roten Blutkörperchen zu steuern. *Ranjaka* hat seinen Sitz hauptsächlich in der Leber und der Milz.
- *Sadhaka* (»erfüllend«, «vollfüllend«) befindet sich im Herzen und vertreibt *Kapha/Tamas* daraus. Es hilft dabei, religiöse Tugenden und Sehnsüchte zu erfüllen, und erzeugt Zufriedenheit, kann aber auch Ego-Strukturen reifen lassen.
- *Alochaka* (Wahrnehmung, Sehen) befindet sich im Auge, erhält das Sehvermögen aufrecht und ermöglicht den Ausdruck von Gefühlen durch die Augen.
- *Bhrajaka* (»leuchten«, »scheinen«) wirkt durch die Haut. Es hilft, Öle, Cremes und andere auf die Haut aufgetragene Substanzen aufzunehmen und macht die »gesunde« Hautfarbe, den Teint. Es vermittelt außerdem die »Ausstrahlung« einer Person, das Leuchten der Aura.

Wird Pitta gestört, lassen sich die zugeordneten Beschwerden aus dem starken Bezug von *Pitta* zum Verdauungs- bzw. Enzym- und Hormonsystem und der Tatsache, dass *Pitta Agni*, das Verdauungsfeuer, produziert, herleiten: Hitzewallungen und Fieber, entzündliche Prozesse aller Art und starkes Brennen (kann am ganzen Körper auftreten), starkes Schwitzen und übler Körpergeruch, übler Geschmack im Mund und Trockenheit, großer Durst (auf Kaltes) und andauernder Hunger. Der Bezug zum Sauren manifestiert sich in Geschwüren der Haut und/oder Schleimhäute (Verdauungstrakt), Sodbrennen, Durchfall und Übersäuerung der Körpergewebe. Die Verbindung mit den Oberbauchorganen Leber und Milz wirkt sich bei Störungen vor allem auf das Blut aus: Verschlackung des Blutes, Blutvergiftung, Blutungen aller Art sowie Hepatitis (Leberentzündung) mit Gelbfärbung der Haut. Außerdem finden wir Hautkrankheiten mit Farbveränderungen und Pigmentierungsstörungen, Sehstörungen und Sehschwäche. Ist

Pitta stark vermindert, können auch niedrige Körpertemperatur, Verdauungs- und Stoffwechselschwäche, Interesselosigkeit bis zum Erlöschen des inneren »geistigen« Feuers auftreten.

Die klassische Therapiemethode, um *Pitta* auszuleiten, ist das Abführen. Dafür ist Erfahrung notwendig, um nicht neue Schäden zu verursachen. Helfen und harmonisieren können auch: Speisen und Arzneien, die süß, zusammenziehend, bitter und kühlend sind, viel trinken, Diuretika zur Ausleitung von Hitze und Säuren aus dem Körper, Ghee, sich mit einer ruhigen, entspannenden Atmosphäre (z.B. Parks, Waldseen, Orte mit kühler Feuchtigkeit) und ruhigen, angenehmen Menschen zu umgeben.

Kapha

Kapha repräsentiert das erhaltende und stabilisierende Prinzip im menschlichen Organismus. Es setzt sich aus den Elementen *Jala* (Wasser) und *Prithivi* (Erde) zusammen. *Kapha* hat seinen Sitz oberhalb des Herzens im Oberkörper. Es trägt die Funktion des Lymph- und Immunsystems und ist über das Skelett und die Zellstruktur an der Formbildung des Körpers beteiligt. Seine Eigenschaften sind: süß, schwer, beständig, weich, kalt, ölig, fettig, träge, trüb und weiß. Menschen mit einem hohen *Kapha*-Anteil sind geduldig, schön, stark, selbstkontrolliert, vergebend, pflichtbewusst und nicht selbstsüchtig. Sie sind aufrichtig und konstant in ihren Beziehungen, aber manchmal auch etwas schwerfällig und langsam. Es sind Menschen mit wohlproportioniertem, schönem Aussehen und kühler, oft bläulicher Haut.

Die fünf Sub-Doshas von Kapha im Einzelnen:

- *Avalambaka* (»unterstützen«) befindet sich im Brustraum, hält diesen und die Lungen kräftig und in Form und unterstützt alle anderen *Kapha*s im Körper.
- *Kledaka* (»breiig«) sitzt im oberen Magen und verstärkt die wässrigen Kräfte im ganzen Körper. Es hält die Magenschleimhaut feucht und hilft bei der Verdauung durch Anfeuchten und Trennen der Speisebestandteile. Oft manifestiert sich ein Übergewicht von *Kapha* zuerst hier.
- *Bodhaka* (»schmecken«) befindet sich auf der Zunge und im Rachen und vermittelt die Geschmackswahrnehmung. Wenn *Bodhaka* geschwächt ist, ist die Aufnahmekontrolle gestört, was leicht typische *Kapha*-Krankheiten wie Fettleibigkeit, Allergien oder Diabetes zur Folge hat.
- *Tarpaka* (»nährend«) befindet sich im Kopf. Es unterstützt die Funktion der Sinnesorgane und hält sie feucht (auch die Nebenhöhlen) und gibt Augen, Ohren und Nase eine schöne Form.
- *Slesaka* (»zusammenhaften«) befindet sich in den Gelenken und hält sie zusammen, schmiert sie und schützt sie vor Überlastung.

Wird Kapha gestört, entsprechen die Beschwerden im Wesentlichen den Folgen eines entgleisten und überlasteten Lymph- und Immunsystems: Trägheit, Dumpfheit, Schläfrigkeit bis zur außerordentlichen Müdigkeit, viel Schlaf, Schweregefühl, Appetitlosigkeit und Verdauungsschwäche, Verlust der Körper- und Widerstandskräfte, Schwindel mit Übelkeit, Frösteln und Kälte der Glieder, Herzkrankheiten, Erbrechen, Zungenbelag, starker Speichelfluss und süßlicher Geschmack im Mund, (chronischer) Schnupfen oder Bronchitis, Fettleibigkeit, Ausschläge und Jucken am ganzen Körper, weißer Urin und Stuhl. Bei einem Mangel an *Kapha* können die Symptome denen einer *Pitta*-Störung sehr ähneln: Trockenheit des Körpers, Brennen, Leeregefühl im Magen, großer Durst, Verstopfung, Schwäche und Schlaflosigkeit sowie lockere Gelenke (knacken!).

Therapeutisch werden Speisen, die scharf, zusammenziehend, bitter und trocken sind, eingesetzt. Insgesamt ist eine leichte Diätkost mit stark reduziertem Fettanteil notwendig (generell gilt: bei Vermehrung eines *Doshas* alles meiden, was es verstärken könnte), sowie Honig, Fasten, Bewegung und *Asanas*, heiße Bäder und verlängertes Wachbleiben.

Gunas

Als Entsprechung zu den *Doshas* – die als Funktionsprinzipien alle dynamischen Zustände des Körpers umfassen – beschreibt Ayurveda auf der mentalen Ebene die drei *Gunas Tamas*, *Rajas* und *Sattva*. Es sind sozusagen die *Doshas* des Geistes.

In der vedischen Philosophie wird beschrieben, dass sich am Anfang eines Schöpfungszyklus *Rajas, Tamas* und *Sattva* in einem harmonischen Kräfteverhältnis zueinander befinden, das dann zunehmend in ein Ungleichgewicht gerät. Aus der Folge dieser Disharmonie bildet sich, in unendlichen Kombinationen dieser drei Kräfte, das Universum heraus. Es manifestieren sich in endloser Vielfalt alle sichtbaren und unsichtbaren Stoffe dieser Welt. Die drei *Gunas* bilden in ihren mannigfaltigen Verbindungen alle feinstoffliche, organische und anorganische Materie – Steine, Pflanzen, Tiere und den Menschen mit all ihren groben und feinen Hüllen.

In der menschlichen Natur beschreiben *Rajas, Tamas* und *Sattva* spirituelle Gemütszustände und geistige Qualitäten, die vor allem im feinstofflichen Körper ihren Ausdruck finden. *Sattva* verkörpert das Prinzip der Reinheit, Harmonie und der Ausgeglichenheit; *Rajas* steht für Aktivität, Ruhelosigkeit und Unstetigkeit, und *Tamas* ist das Prinzip der Trägheit, Dunkelheit und Passivität. Für ein glückliches und erfülltes Leben ist es erforderlich, dass *Sattva* als Harmonie- und Reinheitsprinzip die beiden anderen *Gunas* dominiert.

Insgesamt aber hat jede *Guna* ihre eigene Wichtigkeit und durch die unendlichen Kombinationsmöglichkeiten dieser drei Kräfte ihren Anteil an der Vielfältigkeit der Schöpfung. So ist jedes Ding, das existiert, schließlich durch eine einzigartige Zusammensetzung der *Gunas* charakterisiert (siehe auch Kapitel 2, Seite 40).

Agni

Neben den drei *Doshas* ist *Agni,* das Verdauungsfeuer, das vierte funktionale Prinzip in unserem Organismus. *Agni* wird von *Pitta* produziert und hat seinen Hauptsitz im Oberbauch. Als »Lebensfeuer« ist *Agni* auch in jeder Zelle vorhanden und für alle Lebensfunktionen unentbehrlich. Wir müssen es hüten wie das »ewige Licht« auf einem Altar, denn es ist verantwortlich für unsere Lebensenergie und -länge. *Agni* gibt dem Körper seine Wärme und hilft, mit seiner Hitze aufgenommene Speisen aufzuschließen und Krankheitserreger zu verbrennen. Es hat also eine zentrale Bedeutung für alle Stoffwechsel- und Lebensprozesse, was oft erst dann auffällt, wenn es aus dem Gleichgewicht gebracht ist. Seine Eigenschaften sind: heiß, trocken, leicht, klar, wohlriechend und rein. Auch von *Agni* gibt es drei Unterarten, die aufgezählt werden sollen, um die Bedeutung von *Agni* zu verdeutlichen:

- *Jatharagni* befindet sich im Bereich von Magen, Leber und Zwölffingerdarm. Es trennt den wertvollen von dem für den Körper unbrauchbaren Teil der Nahrung ab und steuert so die Verdauung und Assimilation. Es ist das Haupt-*Agni*, da die anderen beiden von seiner Vorarbeit abhängig sind.
- *Dhatvagni* entzieht dem wertvollen Teil der Nahrung die Essenz, um sie den *Dhatus*, den Körpergeweben, zur Verfügung zu stellen.
- *Bhutagni* hat zur Aufgabe, die einzelnen Elemente *(Bhutas)* so umzuwandeln, dass sie für die *Dhatus* und den Körper überhaupt eine ver-

wertbare Struktur bekommen. Dies geschieht im molekularen, submolekularen und energetischen Bereich – so ist *Bhutagni* in jeder Zelle anzutreffen, vor allem in der Leber.

Vom Energieniveau gibt es ebenfalls unterschiedliche Zustände, in denen das Verdauungsfeuer brennen kann: stark, schwach, gleichmäßig und ungleichmäßig. Menschen mit einem starken *Agni* vertragen nahezu alle Ernährungsweisen, wohingegen bei schwachem *Agni* die Verdauungskraft fast völlig darniederliegt und sich viele Schlacken bilden können. Brennt das Verdauungsfeuer gleichmäßig, so wird es von einer unangemessenen Ernährungsweise nur wenig beeinträchtigt; brennt es schwach, so wird die Ernährung zum Glücksfall, und nur eine ausgesuchte Diät kann dann noch Stabilität bringen. Aber genau diese Stabilität in unsere Stoffwechselvorgänge zu bringen und das Auftreten von Schadstoffen und Schlacken so weit wie möglich zu reduzieren, ist die letzte und wichtigste Aufgabe von *Agni*.

Ama

Viele ayurvedische Ernährungs- und Therapieempfehlungen haben das Ziel, den Körper von unverdauten Stoffwechselrückständen, sogenanntem *Ama*, zu befreien. *Ama* heißt wörtlich »nicht gekocht« und soll bedeuten, dass Teile unserer Nahrung nicht oder nicht ausreichend

Die Funktionsweisen von Agni

Agni	Verantwortlich für	Anatomische Lage	Funktionen
Jatharagni *Agni* für die Aufnahme und Verdauung	den ersten Kontakt zur aufgenommenen Nahrung, Andauung	vom Magen bis zum Ende des Dünndarms	Primäre Verdauung und Resorption aller Arten von Nahrung, Trennung von Nährstoffen und Abfallprodukten, Kontrolle der Sekretion, systemische Kontrolle über die anderen Arten von *Agni*, Kontrolle über alle *Pitta*-Arten, indirekte Regulation von Quantität und Qualität der Körpergewebe *(Dhatus)*
Bhutagni *Agni* für die fünf großen Elemente	die Umwandlung der Elemente	in der Leber	Spaltung der Nährstoffe und Lebensenergie aus der Nahrung, Zersetzung der Elemente *(Mahabhutas)* der Nahrungsmittel, Hervorrufung der Eigenschaften und der sinnlichen Eindrücke von Nahrung (Hörbarkeit, Tastbarkeit, Sichtbarkeit, Geschmack und Geruch, wahrnehmbar durch die fünf Sinne)
Dhatvagni *Agni* für die sieben Hauptgewebe	den Gewebestoffwechsel und die Bildung von Gewebematerial	im Gewebe	Steuerung des Zellstoffwechsels, Umwandlung der von jedem Gewebe benötigten Substanzen, Katalyse der Resorption der Elemente, Bildung der Grundessenzen der sieben Körpergewebe *(Dhatus)*

von *Agni* transformiert worden sind und so keinen Eingang in den Stoffwechsel- und Energiekreislauf der Körpergewebe gefunden haben. Da sie sich aber dennoch im Körper befinden, stellen sie eine Belastung für ihn dar, die verdauungsbedingt durch nicht vernichtete und abtransportierte Zellgifte und -trümmer entsteht, die sich mit jedem *Dosha* verbinden und so den Grad der Belastung oder Krankheit erhöhen können. Das wird als *Sama* »mit *Ama*« bzw. *Nirama,* »ohne *Ama*«, bezeichnet.

Da *Ama* kalt, feucht, schwer, trübe, klebrig, übel riechend und unrein ist, hat es dem *Agni* diametral entgegengesetzte Eigenschaften und vermag es so in seiner Tätigkeit stark einzuschränken, gleichgültig, mit welchem *Dosha* es verbunden ist. Das führt wiederum dazu, dass sich noch mehr *Ama* bilden kann, wenn diesem Kreislauf kein Ende gesetzt wird. Wenn aber *Agni* völlig unterdrückt wird oder alle drei *Doshas* gleichzeitig gestört sind, liegt meist ein so schweres Krankheitsbild vor, dass es zwar noch gelindert, aber nur sehr selten geheilt werden kann. Insgesamt kann *Ama* die Zeichen des gestörten *Doshas* verstärken oder sie seinen eigenen Eigenschaften entsprechend verändern. Bei der Therapie einer Erkrankung, an der *Ama* beteiligt ist, steht die Reinigung an oberster Stelle, das heißt, zuerst wird der *Sama*-Zustand in einen *Nirama*-Zustand umgewandelt und dann erst ist Heilung und Wiederaufbau der Kräfte möglich. Das geschieht einerseits über die Anregung von *Agni* und andererseits über die Ausscheidung von *Ama,* wobei die Entschlackungsmaßnahmen immer von dem ebenfalls gestörten *Dosha* abhängig sind. Fasten, nicht belastende Diät und Arzneigaben können diesen Prozess unterstützen – am besten ist es jedoch, durch eine dem eigenen Konstitutionstyp entsprechende, angemessene und moderate Lebensweise derartige Belastungen so gering wie möglich zu halten.

Ama auf einen Blick

Wissenswertes über die »nicht gekochten« Stoffwechselrückstände im Überblick

Eigenschaften von Ama kalt, feucht, schwer, trübe, klebrig, übel riechend und unrein

Symptome von Ama *Srotorodha* (Blockade der *Srotas*), verminderte *Bala* (Körperkraft und Widerstandsfähigkeit gegen Krankheiten), Schweregefühl, Müdigkeit, Faulheit, Steifigkeit, Verdauungsstörungen, Appetitverlust, übermäßiger Speichelfluss

Typische Beschwerden mit Ama
Übergewicht, Rheuma, Arthrose, Hauterkrankungen, Allergien, Herz-Kreislauf-Erkrankungen

Dhatus

Unsere strukturelle Anatomie orientiert sich an den verschiedenen Geweben und Organen. Dabei unterscheidet Ayurveda die strukturellen Bestandteile des menschlichen Körpers in sieben verschiedene Körpergewebe, die *Dhatus* (»aufbauendes Element«) genannt werden. Alle Gewebearten setzen sich aus den fünf Elementen *(Mahabhutas)* zusammen und sind fähig, sogenannte Nebengewebe *(Upadhatu)* zu produzieren.

Die einzelnen Gewebe spielen in der ayurvedischen Heilkunde eine große Rolle, denn alle körperlichen Beschwerden, wie z.B. Hautkrankheiten, Rheuma oder starkes Übergewicht, resultieren aus einer Störung der Körpergewebe. Diese können mit speziellen Therapien, Ernährung und Pflanzenheilmitteln wieder ausgeglichen werden, sodass unser Organismus zu seiner optimalen und gesunden Verfassung zurückfinden kann.

Die sieben Hauptarten der Dhatus sind:

- *Asthi* (Knochengewebe)
- *Majja* (Knochenmark und Gehirn)
- *Mamsa* (Muskelgewebe)
- *Meda* (Fettgewebe)
- *Rakta* (rote Blutzellen)
- *Rasa* (Blutplasma)
- *Shukra* (Fortpflanzungssubstanzen)

Die *Dhatus* werden durch eine komplexe Zellerneuerung gebildet, indem jedes Gewebe mit einem eigenen Stoffwechselprozess aus dem anderen hervorgeht bzw. das nächste nährt. So wird jedes *Dhatu* durch eine spezielle Umwandlung in drei Teile aufgespalten: einen gröberen und einen subtileren Anteil – *Sara* (Essenz) – sowie einen Abfallanteil. Der Abfallanteil wird ausgeschieden, der gröbere unterhält das *Dhatu*, aus dem er sich entwickelt hat, und der feinstoffliche, subtile Anteil nährt das nächste *Dhatu*, in welchem sich der eben beschriebene Prozess wiederholt.

Aus dem letzten *Dhatu (Shukra)* wird eine feinstoffliche, ganz feine Essenz abgesondert, *Ojas* (»das, was belebt«), die auf subtilster Ebene den grobstofflichen Körper energetisch unterhält und ihm Kraft und Gesundheit gibt. Wird der Ernährungskreis an irgendeiner Stelle gestört, können zunächst einmal die folgenden *Dhatus* nicht gebildet werden, was sich spätestens über ein Fehlen von *Ojas* auch auf die Arbeit der vorangehenden negativ auswirkt.

Der ständige Erneuerungsprozess der *Dhatus* ist sehr wichtig für die Gesundheit, Vitalität und Jugendlichkeit des Körpers. Ist die Zellerneuerungskette in einem Gewebe unterbrochen, so werden die darauf aufbauenden Gewebe automatisch nicht mehr oder nur in schlechterer Qualität gebildet. Das heißt z. B., wenn wir über ein schlechtes *Rakta-Dhatu* (Blut) verfügen, das sich durch eine leichte Übersäuerung und Hautunreinheiten bemerkbar macht, so können wir davon ausgehen, dass die weiteren Körpergewebe, wie Muskeln, Fettgewebe, Knochen usw., über kurz oder lang ebenfalls gravierende Störungen entwickeln, da sie keine gute Essenz aus *Rakta* erhalten.

So besteht ein wesentlicher Unterschied zwischen dem Ayurveda und dem schulmedizinischen Verständnis der Gewebe darin, dass jeder Gewebeaufbau einen eigenen Stoffwechsel, Umwandlungs- oder Verfeinerungsprozess durchläuft, wobei ein Körpergewebe aus dem jeweils vorgeschalteten hervorgeht.

Neben den *Dhatus* bilden noch weitere Gewebe die materielle Grundlage des Körpers. Sie sind aber nicht in der Lage, sich in andere Gewebe umzuwandeln. Von daher werden sie »Nebengewebe« *(Upadhatus)* genannt.

Die sieben Gewebearten der Upadhatus sind:

- *Artava* (weibliche Fortpflanzungssubstanzen)
- *Kandara* (Sehnen)
- *Sira* (Blutgefäße)
- *Snayu* (Bänder und Nerven)
- *Stanya* (Muttermilch und deren Produktionsgewebe)
- *Tvak* (Haut)
- *Vasa* (Muskelfett)

Viele Regeln der ayurvedischen Ernährung sind darauf ausgerichtet, den Stoffwechsel *(Agni)* zu optimieren, um neue Gewebe *(Dhatus)* in guter Qualität zu bilden. Dies ist der Garant für eine stabile Gesundheit und ein langes Leben. Denn Krankheiten und Alterungsprozesse manifestieren sich immer durch ein Zuviel, ein Zuwenig oder eine schlechte Qualität der *Dhatus*. Damit der Gewebestoffwechsel *Dhatvagni* arbeiten kann, ist es wichtig, für eine gute Aufnahmekapazität von *Jatharagni* zu sorgen und die Bioverfügbarkeit der Nahrung durch eine gute Aufspaltung durch die *Bhutagnis* zu gewährleisten. Gewürze wie Ingwer und Kreuzkümmel fördern diesen Prozess.

Die Transportkanäle

Die Srotas werden in drei Systeme unterteilt:

Kanäle für Atem, Wasser und Nahrung

Anna-Vaha-Srotas Nahrung führende Leitungsbahnen

Prana-Vaha-Srotas Transportkanäle, die *Prana* (Vitalenergie, u. a. Atemluft) befördern

Udaka-Vaha-Srotas Wasser führende Leitungsbahnen

Kanäle, die die sieben Gewebe befördern und versorgen

Rasa-Vaha-Srotas Kanäle, die Plasma führen

Rakta-Vaha-Srotas Kanäle, die Blut führen

Mansa-Vaha-Srotas Kanäle, die Muskelgewebe führen

Medo-Vaha-Srotas Kanäle, die Fettgewebe führen

Asthi-Vaha-Srotas Kanäle, die Knochengewebe führen

Majja-Vaha-Srotas Kanäle, die Knochenmark und Gehirnsubstanz führen

Shukra-Vaha-Srotas Kanäle, die Fortpflanzungsgewebe führen

Kanäle, die die Abfallprodukte des Körpers entsorgen

Mutra-Vaha-Srotas Kanäle zur Entsorgung von Urin

Purisha-Vaha-Srotas Kanäle zur Entsorgung von Stuhl

Sveda-Vaha-Srotas Kanäle zur Entsorgung von Schweiß

Srotas

Im Ayurveda heißen die Räume, in denen Substanzen transportiert oder ausgetauscht werden können, *Srotas*. Sie sind sozusagen verbindende Kanäle für die Vitalität. Diese Transportkanäle *(Srotas)* können sehr grob, sehr schmal oder von veränderlicher Form sein. Eine Anzahl von *Srotas* wird *Srotansi* genannt. Diese umfassen alle Gefäße, Hohlräume, tubulären Strukturen sowie alle extra- und intrazellulären Räume. Es existieren unzählige *Srotansi*, für praktische Zwecke wurden jedoch 13 Typen besonders herausgehoben.

Sieben davon sind für den Transport der einzelnen Gewebe *(Dhatus)* bzw. ihrer Grundpartikel im Stadium der Umwandlung verantwortlich. Weitere drei bilden die Transporträume für die Formung und Ausscheidung der Abfallstoffe (der drei *Malas* Stuhl, Urin und Schweiß). Die letzten drei sorgen für den Transport von *Prana* (Atemgase und Energie), *Anna* (Nahrungsbestandteile) und *Udaka* (Wasser und andere Flüssigkeiten).

In einem gesunden Körper können die Körpersäfte ungehindert durch die *Srotas* fließen und sich gleichmäßig an den gewünschten Stellen verteilen.

Sind unsere *Srotas* blockiert, so können vielfältige Störungen auftreten, wie Wasseransammlungen, Lymphstauungen oder Verstopfung. Ebenso können viele Krankheiten durch die Ansammlung in den *Srotas* verstärkt werden. Aus diesem Grunde ist die Öffnung und Reinigung der *Srotas* ein wichtiger Teil der Ayurveda-Therapie.

Hilfe von außen

Alle äußeren Behandlungsmethoden der ayurvedischen Medizin wie diverse Massagetechniken und Schwitzbehandlungen dienen unter anderem dem Zweck, die *Srotas* wieder zu öffnen und von Blockaden zu befreien. Ebenso hilft eine entsprechende Ernährung, *Srota*-Blockaden vorzubeugen. Damit wird die Zirkulation der Körpersäfte angeregt und die Voraussetzung für eine tiefgreifende Erneuerung und Entschlackung geschaffen.

Auch die Psyche wird unterstützt

Auch für das psychische Gleichgewicht sind die *Srotas* von elementarer Bedeutung, denn durch die im ganzen Organismus verteilten Leitbahnen fließen nicht nur die aufbauenden Körpersekrete und Ausscheidungsprodukte, sondern auch jede Menge feinstoffliche Energien, Gefühle und Gedanken. So hängen viele positive Eigenschaften wie Einfühlungsvermögen, Feinspürigkeit, emotionale Sensibilität und geistige Vorstellungskraft auch von den gesunden Funktionen unserer *Srotas* ab, durch die alle dynamischen Prozesse im Leben gesteuert und weitergeleitet werden. Nur in einem gesunden Körper kann ein gesunder Geist zur Entfaltung kommen.

Ursprung von Krankheiten

Im Ayurveda werden vier pathologische Zustände innerhalb der Transportkanäle unterschieden, je nachdem, welchen Durchfluss sie zulassen:

- Exzessiver Fluss, Hyperfunktion, z. B. Durchfall
- Behinderter Fluss oder verminderte Aktivität, z. B. Sklerose, Verstopfung
- Flussabweichung in Gegenrichtung, z. B. Erbrechen, Pylorusverschluss
- Luminöse Verengung, z. B. durch Aneurysma, Hämorrhoiden oder Arteriosklerose

Malas

Arbeiten die Verdauung und der Gewebestoffwechsel gut, so werden die nicht zu verwertenden Abfallprodukte *(Malas)* durch die *Srotas* transportiert und über die Ausscheidungsorgane ausgeschieden. Unter *Mala* versteht man die Abfallprodukte des menschlichen Körpers. Diese sind nicht nur essenzielle Produkte des Verdauungsprozesses und Stoffwechsels, sondern auch Bestandteile, die permanent aus dem Körper ausgeschieden werden. So wie ein Feuer beim Verbrennungsprozess auch Asche und Rauch bildet, so produziert unser Stoffwechsel natürliche Ausscheidungsprodukte. Dazu gehören die grobstofflichen *(Sthula)* wie Stuhl, Urin und Schweiß sowie die feinstofflichen Abfallprodukte *(Sukama Mala* oder *Kleda),* die der Körper über die Haut, Augen, Nase, Mund, Ohren und Geschlechtsorgane ausscheidet.

Als Hauptquellen der Ausscheidung werden die Exkremente *(Purisha),* der Urin *(Mutra)* und der Schweiß *(Sveda)* angesehen. Diese genießen in der ayurvedischen Heilkunde und Diagnostik eine große Aufmerksamkeit, da die Gesundheit von der richtigen Eliminierung der Abfallprodukte abhängt. Bereits vor der ersten Diagnose befragt der Ayurveda-Arzt seinen Patienten sehr detailliert über seine Ausscheidungsprodukte, deren Farbe, Geruch und Häufigkeit, und beschnuppert dessen Urin und Schweiß.

Viele Erkrankungen kündigen sich bereits durch Veränderungen oder Störungen der Verdauung und Ausscheidungsprodukte an. Beobachten wir unsere täglichen Ausscheidungen bewusst, so können wir aufgrund von deren Beschaffenheit, Farbe, Geruch und Menge direkt auf den Gesundheitszustand der *Doshas, Dhatus* und des *Agnis* rückschließen. Eine Korrektur zur Verbesserung ist einfach, wenn wir die Symptome der *Dosha*-Veränderungen oder *Ama*-Ansammlungen kennen:

Bei einer Stuhluntersuchung *(Purisha Pariksha)* wird festgestellt, dass
- zu viel *Vata* den Stuhl bläulich, braun und trocken werden lässt,
- zu viel *Pitta* den Stuhl grünlich, gelblich, rötlich oder faulig riechend werden lässt,
- zu viel *Kapha* den Stuhl weißlich, schleimig und ölig werden lässt.
- *Ama* zeigt sich im Stuhl durch einen exzessiv schlechten Geruch und exzessiv schleimige Konsistenz. Der Stuhl ist schwer und sinkt im Wasser.

Bei einer Urinuntersuchung *(Mutra Pariksha)* wird festgestellt, dass
- zu viel *Vata* eine bläuliche oder braune Farbe, Mangel an Öligkeit und reduzierte Menge hervorbringt,
- zu viel *Pitta* eine grüne, gelbe und rote Farbe, Hitze und einen fauligen Geruch hervorbringt,
- zu viel *Kapha* eine übermäßige Menge Urin hervorbringt und ihn farblos, klar, schleimig und ölig werden lässt.

Die Gesundheit

Die ayurvedische Heilkunde beschäftigt sich mit allem, was das Leben beinhaltet. Die Gesundheit des Einzelnen hängt stark von seinen Lebensgewohnheiten, seiner Ernährungsweise und der positiven Erfüllung seiner körperlichen und emotionalen Bedürfnisse ab. So basiert ein großer Teil der Ayurveda-Medizin auf individuell anwendbaren Empfehlungen der Lebenskunde, Ernährungslehre und ganzheitlichen Therapieformen. Darauf aufbauend werden kurative Reinigungsverfahren, wirkungsvolle Präparate aus Pflanzen und Mineralien sowie spirituelle Therapieformen (wie z.B. Meditation) zur spezifischen Behandlung von Krankheiten angewendet.

Dabei beschreibt Ayurveda sein übergeordnetes Ziel unter zwei Aspekten: der Erhaltung und Förderung der Gesundheit des Gesunden und der Beseitigung der Krankheit des Kranken. Um dies zu erreichen, werden im Ayurveda eine Vielzahl von Heilmethoden eingesetzt, die eine ganzheitliche Wirkung auf die Ursache, Symptome und Auswirkungen einer Krankheit ausüben und zur Vorbeugung, Prävention oder Akutbehandlung eingesetzt werden können.

Gesundheitsebenen

Die ayurvedischen Schriften definieren Gesundheit *(Svastha)* auf eine sehr komplexe Weise, welche die Ganzheitlichkeit des Ayurveda widerspiegeln, da sie die körperliche, mentale, sinnliche und spirituelle Ebene miteinbeziehen. Demnach verfügt ein gesunder Mensch über:

Sama-Dosha Gleichgewicht der *Doshas*

Sama-Agni normale Funktion des Verdauungsfeuers und des Stoffwechsels

Sama-Dhatu normaler Zustand der *Dhatus* bzw. gute Gewebequalität

Sama-Mala normale Funktion der Ausscheidungen

Prasanna-Indriya normale Funktion der Sinnes- und Handlungsorgane

Prasanna-Manas Freude und Klarheit des Geistes – dies ist eine relative bzw. vergängliche Freude, wenn man z.B. etwas erlangt, was man sich gewünscht hat.

Prasanna-Atma Freude der Seele – dies ist eine absolute bzw. ewige Freude oder tiefe Glückseligkeit, die unabhängig von äußeren Rahmenbedingungen immer bestehen bleibt.

Die acht Fachbereiche der Ayurveda-Medizin

Sanskrit	Fachbereich	Erklärung
Kayachikitsa	Allgemeine Medizin	Neben der Ursachen- und Symptomforschung beinhaltet die allgemeine Medizin alle reinigenden und aufbauenden Behandlungsweisen *(Panchakarma, Rasayana)* sowie die Pflanzenheilkunde und individuelle Ernährungs- und Verhaltensempfehlungen.
Balachikitsa	Kinderheilkunde (Pädiatrie)	Dieser Zweig befasst sich mit der Pflege des Kindes im Mutterleib, nach der Geburt und in seinen ersten Lebensjahren.
Bhutavidya	Psychiatrie	Zur Beseitigung oder Linderung von seelischen Störungen und Geisteskrankheiten werden vor allem die spirituellen und psychischen Therapien praktiziert.
Salakyatantra	Krankheiten des Kopfes und der Augen, Hals-, Nasen-, Ohrenheilkunde	In den klassischen Schriften des Ayurveda werden 72 Krankheiten des Kopfes beschrieben, die in dieser medizinischen Ausrichtung ganzheitliche Behandlung erfahren.
Salyatantra	Chirurgie	Dies ist die Lehre der operativen Behandlung von krankhaften Störungen und Veränderungen des Organismus, die auf den bekanntesten chirurgischen Ayurveda-Arzt *Susrutha* zurückzuführen ist.
Agadatantra	Toxikologie	Die Toxikologie befasst sich mit pflanzlichen, mineralischen und tierischen Giften und der Vergiftung des menschlichen Körpers.
Rasayana	Die Wissenschaft der Verjüngung, Altersheilkunde	Die Verjüngungstherapien des Ayurveda beinhalten die Herstellung von Pflanzenpräparaten, die Krankheitsverhütung und eine zellerneuernde Ernährungs-, Lebens- und Verhaltensweise.
Vaijikarana	Sexualheilkunde	Durch spezielle Aphrodisiaka wird die sexuelle Vitalität und Potenz des Einzelnen gestärkt. Die Therapien des *Rasayana* und *Vajikarana* sind eng verwandt und werden häufig gemeinsam eingesetzt.

Die Prävention ist ein Grundpfeiler

In der ayurvedischen Medizin besitzt die Prävention einen sehr großen Stellenwert, denn die Gesundheitserhaltung des Menschen ist der wichtigste Aspekt eines ganzheitlichen Heilsystems. Hierbei wird Gesundheit nicht nur als ein statistischer Durchschnittswert oder ein allgemeines Wohlbefinden betrachtet, sondern als Zustand voller Vitalität, Widerstandskraft und Lebensfreude. Der ayurvedische Ausdruck für einen gesunden Zustand ist *Svastha* – was so viel heißt wie »im Selbst verweilen«. Damit erklärt allein der Begriff »Gesundheit« *(Svastha)* seine spirituelle und ganzheitliche Bedeutung: Solange wir in Kontakt mit unserem wahren Selbst, unserer innersten Natur *(Prakriti)* sind, befinden wir uns in einem ausgeglichenen und kraftvollen Zustand auf allen Ebenen unserer Persönlichkeit. Krankheit bedeutet eine Disharmonie der dynamischen Kräfte in Körper und Psyche. Und damit schließt sich wieder der Kreis zu unserem Ausgangspunkt im Ayurveda, der individuellen Konstitution. Gelingt es uns, unsere eigene wahre Natur *(Prakriti)* zu erkennen und zu leben, so ist dies die Voraussetzung und das Ziel für ein gesundes, erfülltes und spirituelles Leben *(Svastha)*.

Wie Krankheiten entstehen

Krankheit wird im Ayurveda als die Disbalance des inneren Gleichgewichts und als der »Kontakt mit Schmerz« definiert. Unsere Krankheiten beginnen immer dann, wenn der natürliche Zustand *(Prakriti)* mit einem krank machenden Faktor *(Hetu)* in Berührung kommt. Nun werden wir in unserem Gleichgewicht gestört, die Konstitution verändert sich *(Vikriti)*, und wir leiden nach einer gewissen Zeit unter den daraus entstehenden Krankheiten und Beschwerden.

Alle ayurvedischen Therapiekonzepte, gesundheitsfördernden Maßnahmen und Heilmittel zielen nun darauf ab, den Menschen wieder in seiner individuellen Natur *(Prakriti)* zu stärken und seine Störungen *(Vikriti)* zu beseitigen. Hierbei wird dem Erkennen der krankheitsauslösenden Ursachen und den darauf abgestimmten Behandlungsweisen *(Aushadha)* weit mehr Aufmerksamkeit zuteil als den einzelnen Symptomen *(Linga)*. Das heißt, für einen Ayurveda-Arzt ist es weniger wichtig, welche Bezeichnung eine Krankheit genau hat und welche Symptome sie entwickelt. Vielmehr verwendet er seine gesamte Diagnose- und Heilkunst darauf, die wahre und gesunde Natur eines Menschen zu erkennen und die Ursachen für deren Störungen zu beseitigen. Dementsprechend können die gleichen Beschwerdebilder völlig unterschiedlich behandelt werden, da die krankheitsauslösenden Ursachen bei jedem Menschen unterschiedlich sein können. Mit dieser ganzheitlichen Herangehensweise unterscheidet sich die ayurvedische Heilkunde grundsätzlich von der in der heutigen Zeit praktizierten Medizin, die oft sehr standardisierte Behandlungsmethoden bevorzugt. In der medizinischen Praxis des Ayurveda unterscheidet man acht Fachbereiche (siehe Kasten Seite 22), die alle das Ziel haben, die Gesundheit des Menschen zu erhalten, die Gesellschaft vor Krankheiten und Epidemien zu schützen und der Seele Frieden und Erlösung zu schenken.

Vorbeugen ist besser als Nachsehen. Dieses Prinzip gilt auch im Umgang mit Gesundheit und Krankheit. So ist die Vermeidung von Ursachen der wichtigste Aspekt der Prävention. Die Krankheitsursachen werden im Ayurveda unter dem Begriff *Hetu* zusammengefasst und in unterschiedliche Kategorien eingeteilt. Dabei sind die Ursachen für körperliche Beschwerden am einfachsten zu verstehen und zu erklären. Aus ayurvedischer Sicht entstehen physische Erkrankungen durch

- eine übermäßige, falsche oder mangelnde Tätigkeit des Körpers, des Geistes oder der Kommunikation,
- einen übermäßigen, falschen oder mangelnden Gebrauch der Sinne,
- eine übermäßige, falsche oder mangelnde Ausprägung der normalen Qualitäten der Jahreszeiten.

Für die Behandlung körperlicher Beschwerden werden vor allem die rationalen Therapiemethoden wie wirkungsvolle Kräuterrezepturen, ausgleichende Ölmassagen oder reinigende Ausleitungsbehandlungen eingesetzt. Auch die ayurvedische Ernährung zählt in diesem Rahmen mit ihren allgemeinen und konstitutionsgerechten Ernährungsempfehlungen sowie den diätetischen Extraformen dazu. Die ernährungstherapeutischen Maßnahmen sind ein wichtiger Teil der Ayurveda-Heilkunde und machen mindestens 50 Prozent des Therapieerfolgs aus. So sagten bereits die alten Ayurveda-Meister zu ihren Schülern: »Was sollen die ganzen Heilmittel nützen, wenn die Ernährung des Einzelnen nicht stimmt?« Die richtige Ernährung stärkt nicht nur das Abwehr- und Selbstheilungssystem, sondern wird auch zur Behandlung von vielen Krankheitsarten eingesetzt. Denn häufig zählt die falsche Ernährung zu den Hauptverursachern von weitverbreiteten Beschwerdebildern.

Aber auch ganz normale Arbeits- und Lebensbedingungen stellen aus ayurvedischer Sicht bereits ausgeprägte Krankheitsursachen – speziell für *Vata*-Störungen – dar. So gibt es ganze Berufsgruppen, die aufgrund ihrer unregelmäßigen Arbeitszeiten und massiven Bewegungseinschränkung unter Übergewicht und Verdauungsstörungen leiden. Oder aufgrund von Geräuschbelastungen und Zeitdruck prädestiniert sind, *Vata*-Störungen zu entwickeln. So gehört z.B. das übermäßige Betrachten von kleinen Objekten, wie es die Arbeit am Computer auslöst, oder andauerndes Sprechen, wie es Lehrer, Verkäufer oder Mitarbeiter im Telefonmarketing leisten müssen, zu den häufigsten Krankheitsursachen bei *Vata*-Störungen. Vieles Reisen und die damit verbundene Veränderung von Klima und Jahreszeit, wie sie z.B. Piloten oder international tätige Manager erleben, stellt ebenfalls eine große Belastung für den Organismus dar.

Leider sind unsere modernen Lebensgewohnheiten so ausgerichtet, dass sie fast unweigerlich zu einem Ungleichgewicht der *Doshas* und Abwehrkräfte führen. Wenn wir nicht bewusst dagegen angehen, wird unser Alltag mit seinen täglichen Belastungen zur Krankheitsursache, wodurch unser körperliches und emotionales Wohlbefinden auf empfindliche Weise gestört wird. Dabei ist das *Vata-Dosha* am sensibelsten und reagiert meist als Erstes auf die Stress- und Umweltbelastungen. So leiden mehr als 80 Prozent der Westeuropäer unter mehr oder weniger ausgeprägten *Vata*-Störungen, die zu den unterschiedlichsten Erkrankungen führen.

Klassische Unterscheidung der Krankheiten

Innere Erkrankungen resultieren aus der Störung der *Doshas* und *Dhatus*. Sie werden medizinisch mit Reinigungstherapien *(Panchakarma)*, Heilkräutern *(Dravyaguna)* und gesundheitsfördernden Maßnahmen *(Svastavritta)* behandelt.

Äußere Erkrankungen resultieren aus äußeren Einflüssen wie Unfällen, Insektenstichen und Gewalteinwirkungen. Sie können hervorragend mit der *Marma*-Therapie und ayurvedischen Ölmassagen behandelt werden. Manche benötigen auch eine chirurgische Behandlung.

Psychische Erkrankungen entwickeln sich aus negativen Gedanken und Gefühlen. Ihre häufigsten Auslöser sind andauernde Angst, Kummer, Zorn, Hass und Grausamkeit. Sie werden mit den psychologischen und spirituellen Therapien des Ayurveda *(Sattvavajaya)* behandelt.

Natürliche Erkrankungen werden durch Alterserscheinungen, konstitutionelle Veranlagungen ab der Geburt und Konfrontation mit dem Tod verursacht. Sie werden mental, feinstofflich und subtil behandelt (Yoga, *Rasayana* und *Sattvavajaya*).

Krankheitsverlauf in sechs Phasen

Ayurveda beschreibt den Krankheitsverlauf in sechs Stadien. Dabei beginnt die Erkrankung weit vor dem Auftreten von diagnostisch erfassbaren pathogenen Symptomen in den strukturellen Körperanteilen der *Dhatus* und *Srotas*, sie treten erst ab dem vierten Krankheitsstadium auf. Vielmehr zeichnen sich die Störungen zuerst im funktionalen und energetischen Bereich ab durch eine Disbalance der *Doshas* und des *Agnis*. Auch wenn unsere Körpergewebe in den ersten Krankheitsstadien noch nicht betroffen sind, entwickeln wir häufig Symptomatiken wie Müdigkeit, Nervosität, Verdauungsstörungen, Schlafstörungen, innere Reizbarkeit und viele andere sogenannte Befindlichkeitsstörungen. Je früher diese innere Disharmonie erkannt wird, umso leichter können die Störfaktoren mit einfachen Maßnahmen ausgeglichen werden. Hierzu ein praktisches Beispiel:

Stellen wir uns einen Mann mit einer *Pitta*-Konstitution vor. Er liebt sehr scharfes Essen und trinkt regelmäßig Alkohol. Eines Tages fühlt er in seinem Bauch ein leichtes Unwohlsein und ein Gefühl von Hitze (erstes Stadium!). Er ignoriert dies jedoch und kümmert sich nicht um dieses Alarmsignal. Nach einigen Tagen fühlt er ein saures Aufstoßen, aber er achtet nicht weiter darauf und ändert seine Essgewohnheiten nicht (zweites Stadium!). Mit der Zeit entwickelt er ein immer stärkeres Aufstoßen mit Brennen in Brust und Rachen (drittes

Die sechs Stadien der Krankheitsentwicklung

Stadien	Grad der Störung	Auswirkungen
1. Stadium	Ein *Dosha* ist erhöht, gestaut oder geschwächt.	Ein krankheitsauslösender Faktor setzt sich im Körper fest. Dessen Ursache kann geringfügig sein, wie z. B. eine unpassende Mahlzeit, ein Wettersturz oder mentale Überbelastung.
2. Stadium	Die *Dosha*-Störung verfestigt sich.	Das angesammelte *Dosha* zeigt nun die ersten Symptome durch seine nun überbetonten Eigenschaften wie z. B. trockene oder sensible Haut, Nervosität, Müdigkeit oder Ähnliches.
3. Stadium	Die Störungen verteilen sich im ganzen Körper.	Das gestörte *Dosha* beeinträchtigt nun auch andere Körperfunktionen, dabei ist nicht zu übersehen, dass man etwas »ausbrütet«.
4. Stadium	Die gestörten *Dosha*-Energien sammeln sich in den Körpergeweben.	Nun treten konkrete Krankheitssymptome in den Körpergeweben auf, und die Krankheit wird offensichtlich erkennbar.
5. Stadium	Die Krankheit nimmt spezifische Formen an.	Der Körper ist schwach und überempfindlich. Das Krankheitsbild ist klar erkennbar und bedrohlich.
6. Stadium	Das Abwehrsystem des Körpers kann die Krankheit besiegen oder unterliegt ihr.	In diesem Fall wird die Krankheit chronisch, führt zur Invalidität oder zum Tod.

Stadium!). Er unternimmt immer noch nichts. Nach einiger Zeit bekommt er Bauchschmerzen und geht zum Arzt. Nach der Untersuchung vermutet der Arzt eine beginnende Gastritis (viertes Stadium!) und rät ihm, seine Essgewohnheiten zu ändern. Dies tut der Patient jedoch nicht. Das Problem verstärkt sich. Die Schmerzen werden stärker. Beim nächsten Besuch beim Arzt entdeckt dieser ein Geschwür im Magen-Darm-Bereich (fünftes Stadium!). Wieder warnt ihn der Arzt vor den ernsten Folgen, doch er ignoriert die Warnung. Eines Tages wurde er, nach heftigen Schmerzen, Erbrechen und mit aufgeblähtem Bauch, in die Notaufnahme eines Krankenhauses gebracht. Dort musste er sich einer Operation unterziehen, da eine Perforation des Zwölffingerdarms bei ihm diagnostiziert wurde (sechstes Stadium!). Viele Alltagsbeschwerden wie Erkältungen, Migräne, Menstruations- oder Verdauungsbeschwerden können wir in ihrem Verlauf auf diese Weise beobachten. Durch einfache Maßnahmen der Ernährungs- und Lebenskunde können wir die meisten Störungen in den ersten Stadien beheben.

Mentale Krankheiten

Die Entstehung von mentalen Erkrankungen ist jedoch sehr viel komplexer und manifestiert sich aus der Verknüpfung von drei Ursachenebenen. Als dahinterstehende kausale Faktoren sind immer ein Übermaß an *Rajas* (Aktivität, Leidenschaft, Ego) und/oder *Tamas* (Unwissenheit, Trägheit, Dunkelheit) verantwortlich, welches eine Störung der gesunden Geistesfunktionen verursacht. Diese spiegeln sich auch im Weltbild und in der Lebensmotivation des Einzelnen wider. So leiden Menschen mit zu viel *Rajas* und *Tamas* häufig unter ihren falschen Betrachtungsweisen, die sie zu leidvollen Gedanken, Gefühlen und Handlungen führen.

Mit *Dharma, Artha* und *Kama* beschreiben die Veden sehr genau, worauf es für einen gesunden Menschen in einem gesunden Leben ankommt:

- *Dharma* – die Erfüllung der individuellen Pflichten und Verantwortlichkeiten
- *Artha* – der Verdienst bzw. Erwerb von Wohlstand
- *Kama* – der bewusste und selbstreflektierte Umgang mit Wünschen und Begehrlichkeiten.

Immer dann, wenn die mentalen Kräfte im Ungleichgewicht sind und *Tamas* oder *Rajas* den Geist dominieren, werden unser Denken, unser Fühlen und unsere Selbstkontrolle über unsere Gedanken und Emotionen gestört. Damit werden mentale Störungen erzeugt, die auch viele psychosomatische oder vegetative Erkrankungen (wie Schlafstörungen, Erschöpfungszustände, Depressionen und vieles mehr) erzeugen.

Gesundheit und Glück

Gesundheit und Glück basieren auf der Analyse und positiven Erfüllung von *Dharma, Artha* und *Kama*. Um hier das rechte Maß und die angemessenen Entscheidungen für die eigene Lebensgestaltung und Handlungsausrichtung zu finden, sollte man berücksichtigen:

Atma, die Prägung des innersten Selbst bzw. der Seele

Deca, die Lebensprägungen von Ort, Land, Region, Umgebung

Kula, die Lebensprägungen des familiären Umfelds

Kala, der zeitliche Faktor, wie Tages- und Jahreszeit, Alter, Zeitalter

Bala, die eigenen Stärken und Fähigkeiten

Die fehlerhaften Funktionen unseres Geistes werden nach drei Aspekten unterschieden:

- exzessiver Gebrauch – übermäßiges Denken oder Fühlen, unabhängig von Relevanz oder Irrelevanz der Gedanken und Emotionen
- falscher Gebrauch – das Denken unwichtiger Dinge und das Nicht-Denken entscheidender Dinge sowie unangemessene Emotionen
- ausbleibender Gebrauch – fehlender Einsatz der kontrollierenden Geistesfunktion (wenn man z.B. weiß, dass Rauchen schädlich ist und es trotzdem tut); das Ausschalten der Denkfunktion hingegen ist unschädlich, abgesehen vom fehlenden Trainingseffekt über längere Zeiträume

Mit seinen psychologischen und spirituellen Therapieformen wirkt Ayurveda direkt auf das psychische Gleichgewicht des Menschen ein und unterstützt die Bildung von positiven Gedanken, Gefühlen und Handlungen. Damit legt er die Grundlage für einen ganzheitlichen Gesundheitsprozess, bei dem sich Körper, Geist und Seele im Gleichgewicht befinden. Hat sich eine Krankheit jedoch bereits entfaltet, so ist Prävention allein nicht genug. Nun müssen nachhaltige Methoden zur Reinigung, Regeneration und Erneuerung eingesetzt werden. Solange sich die Störung vor allem in den ersten drei Krankheitsstufen manifestiert und damit vor allem durch *Dosha*-Störungen erkennbar ist – mit oder ohne mentale Komponente –, sprechen wir im Ayurveda von einer temporären Störung. Hier genügt die Vermeidung der auslösenden Ursache *(Nidana Parivarjana)*, um eine Heilung zu erzielen, da die *Dhatus*, *Malas* und *Srotas* noch nicht geschädigt wurden. Beachten wir nun die *Dosha*-regulierenden Maßnahmen mittels Ernährungs-, Ordnungs- und Kräutertherapie, so normalisieren sich das körperliche und mentale Gleichgewicht wieder von allein. Leiden wir hingegen bereits unter einer manifesten Erkrankung in den oberen Stadien, so benötigen wir medizinische Hilfe mit weiterführenden therapeutischen Maßnahmen. Hier reichen die ayurvedischen Therapiestrategien von körperlich-medizinisch ausgerichteten Behandlungsverfahren, wie z.B. einer Ausleitungskur oder einer medikamentösen Behandlung bis hin zu spirituellen Heilmethoden mit Edelsteinen oder Mantras. Eine ayurvedische Heildiät kann den Therapieprozess unterstützen, aber nicht ersetzen.

Therapiemethoden

- Gesundheitserhaltende Handlungsweisen
- Individuelle Ernährung
- Ölmassagen und -behandlungen
- Heilmittel pflanzlicher, tierischer und mineralischer Herkunft *(Dravyaguna)*
- Ausleitende Verfahren *(Panchakarma)*
- Yoga-Bewegungstherapie, Entspannungs- und Atemübungen, Meditation

Die ayurvedische Heilkunde

Die Ayurveda-Medizin betrachtet Krankheiten mit einem sehr komplexen Ansatz und unterteilt ihre Behandlungsmöglichkeiten in rationale, spirituelle und geistige Therapieformen.

Im Mittelpunkt einer jeden Behandlung steht immer der Mensch und nicht die Krankheit. Selbst wenn jemand an einer unheilbaren Krankheit leiden sollte, so ermöglicht eine ayurvedische Therapie Hilfe, Linderung und Befreiung für das gesamte Wohlergehen. Durch die intelligente Kombination vielfältiger naturheilkundlicher Maßnahmen werden im Ayurveda Erfolge bei Erkrankungen erzielt, die in der Schulmedizin als schwer behandelbar gelten.

Ein Schwerpunkt der traditionellen und altüberlieferten Therapieformen der ayurvedischen Heilkunde liegt auf der spirituellen und geistigen Behandlung. In der gleichen Tradition wie die Schamanen, die in allen Kulturen und Zeitaltern in der Verbindung der geistigen und sichtbaren Welt Menschen auf ihrem Lebensweg begleiten und heilen können, so arbeiten auch die ayurvedischen Eingeweihten *(Vaidyas)*. Mehr als die Hälfte der traditionellen indischen Medizin wird von Behandlungsformen der spirituellen Therapie *(Devavyapashraya)* und geistigen Heilungsformen *(Sattvavajaya)* bestimmt. Die rationalen Therapien *(Yuktivyapashraya)*, wie z.B. die manuelle Therapie oder Pflanzenheilkunde, sind diejenigen, die man im Westen normalerweise mit dem Ayurveda in Verbindung bringt. Ihr Heilungsansatz ist vor allem auf die beeinträchtigten Körperkomponenten ausgerichtet, bezieht aber bei der ganzheitlichen Durchführung auch viele Ebenen der feinstofflichen Therapie mit ein.

Die Therapieformen im Einzelnen

In der ayurvedischen Heilkunde werden die einzelnen Therapieformen nach ihrer Art in drei Gruppen eingeteilt:

Die spirituellen Therapieformen (*Yuktivyapashraya Chikitsa*). Mit den spirituellen Therapien können Menschen behandelt werden, die unter Krankheiten leiden, die nicht auf eine konventionelle Behandlung ansprechen. Oft liegen die Krankheitsursachen auf der spirituellen Ebene (unverarbeitete Traumata, negative Informationen verstorbener Familienmitglieder oder Ähnliches), deren Transformations- und Heilungsprozesse mit speziellen Ritualen, Meditationen *(Mantra)* und Gebeten erfolgreich unterstützt werden können.

Die psychologischen Therapieformen (*Sattvavajaya*). *Sattvavajaya* unterstützt durch die richtige Philosophie und Meditationen für eine gelassene Geisteshaltung eine schnelle Genesung und schaltet negative Gedanken und Konditionierungen aus, die den Krankheitsprozess beschleunigen würden.

Die rationalen Therapieformen (*Devavyapashraya Chikitsa*). Die rationalen Behandlungsformen werden vor allem bei Störungen in den funktionellen und strukturellen Körperkomponenten eingesetzt. Sie verfolgen drei hauptsächliche Ansätze:

- Vermeidung der Ursache (*Nidana Pariarjanam*). Viele Krankheiten können behandelt werden, indem die speziellen Aktivitäten und die Ernährung, welche die Krankheit begünstigt haben, vermieden werden.
  So kann z.B. eine schwierige Erkrankung wie Migräne durch das bloße Meiden von sauren, heißen und scharfen Lebensmitteln mit beachtlichem Erfolg behandelt werden.
- Reinigung (*Samshodanam*). Um schädliche, krankheitsverursachende Faktoren aus dem Körper zu entfernen, bedient sich die Ayurveda-Heilkunde sehr wirkungsvoller Therapien wie Ölmassagen *(Snehana)*, Schwitzen *(Svedana)* und Ausleitungstherapien *(Panchakarma)*.
- Besänftigung *(Samshamanam)*. Die besänftigenden Therapien werden immer dann angewendet, wenn der Patient zu schwach für eine intensive Reinigungstherapie *(Samshodanam)* ist. Ebenso dienen sie als Aufbaukur und Gesundheitsprophylaxe und umfassen gesunde Nahrung *(Ahara)*, gesunde Aktivitäten *(Vihara)* und pflanzliche Heilmittel *(Aushadha)*.

Das Zusammenwirken der spirituellen, psychologischen und rationalen Therapieaspekte in der Behandlungspraxis bilden den ganzheitlichen Ansatz der Ayurveda-Heilkunde. Häufig wird Ayurveda auch als »menschliche Medizin« bezeichnet, in der die körperliche und seelische Gesundheit gleichermaßen berücksichtigt werden, egal ob bei der Massage, beim Essen oder in der medizinischen Konsultation.

Die Konstitutionslehre des Ayurveda

Ayurveda betrachtet jeden Menschen als einzigartiges Individuum. Um seine vielfältigen Eigenarten wahrnehmen und bestimmen zu können, bedient es sich des Konzeptes der *Doshas*. Diese bilden entsprechend der individuellen Konstitution die körperlichen und psychischen Qualitäten des Einzelnen. So bestehen wir aus ayurvedischer Sicht alle aus einer einmaligen Mischung aus *Vata, Pitta* und *Kapha*. Je nach Ausprägung der einzelnen *Doshas* wird die persönliche Konstitution mit den hervortretenden Eigenschaften auf vielfältigste Weise geprägt.

In der ayurvedischen Betrachtungsweise zeichnet sich jeder Mensch durch seine ganz eigene individuelle Konstitution aus. Je nach den körperlichen, geistigen und psychischen Eigenschaften unserer Persönlichkeit erhalten wir typgerecht abgestimmte Ernährungs- und Gesundheitsempfehlungen. Ebenso hilft die richtige Einschätzung der individuellen Natur, die typgerechten Verhaltensstrukturen und Krankheitsanfälligkeiten bereits im Vorfeld zu erkennen und durch geeignete Maßnahmen auszugleichen. Liegen bereits *Dosha*-Störungen und daraus resultierende Krankheitsbilder vor, so können nun *Dosha*-ausgleichende Diäten, Ausleitungsverfahren und Heilkräuter zu direkt spürbaren Verbesserungen des Gesundheitszustandes beitragen. Damit stellt die Konstitutionsbestimmung den Ausgangspunkt der gesamten Ayurveda-Heilkunde und Ernährungslehre dar, und alle Therapiestrategien und Empfehlungen werden darauf aufgebaut.

Bei der Konstitutionsbetrachtung unterscheiden wir die Grundkonstitution *(Prakriti)*, die den *Dosha*-Status von Geburt an definiert, und den derzeitigen, oftmals aus dem Gleichgewicht geratenen Jetzt-Zustand der *Doshas (Vikriti)*.

Der Grundkonstitution *(Prakriti)* des Menschen wird im Ayurveda eine sehr große Bedeutung beigemessen, denn sie ist der Ausgangspunkt unseres Lebens. Die ursprüngliche Bedeutung von *Prakriti* ist »Natur«, sie bezeichnet vor allem das ursprüngliche Verhältnis der *Doshas* seit dem Lebensbeginn. Das heißt, die seit der Geburt bestehende Manifestation und Verteilung der *Doshas* bestimmt die Ausprägung unserer Grundkonstitution *(Prakriti)*. Je nachdem, welches *Dosha* oder welche *Dosha*-Kombination nun besonders vordergründig ausgeprägt ist, bestimmt, ob wir über die körperliche Konstitution eines *Vata-*, *Pitta-* oder *Kapha*-Typs verfügen. Dabei wird jeder Konstitutionstyp ganz wertfrei und positiv betrachtet, denn jedes *Dosha* birgt einzigartige Möglichkeiten und Potenziale für ein erfülltes Leben in sich.

Leben im Einklang mit der eigenen Konstitution

Das Leben im Einklang mit der eigenen Konstitution zu gestalten, ist eines der wichtigsten Ziele des Ayurveda. Ohne spezielles Training ist es jedoch oft nur wenigen von uns möglich, die eigene Konstitution mit ihren körperlichen Anlagen, psychischen Ausprägungen und mentalen Potenzialen allein zu erkennen. Gelingt es uns, die Bedürfnisse unserer Konstitution positiv zu erfüllen, so sind wir erfüllt von vitaler Gesundheit und fröhlicher Zufriedenheit.

Um die individuelle Konstitution des Menschen zu bestimmen, bedienen wir uns im Ayurveda vielfältiger Diagnosetechniken – anhand des Pulses, der Zunge, der Körperbetrachtung, der Befragung und vielem mehr. Damit gewinnen wir einen umfassenden Eindruck des ganzen Menschen, in dem all seine körperlichen Anlagen, Reaktions- und Erkrankungsmuster erkennbar sind, die vollkommen wertungsfrei analysiert und betrachtet werden. Aus ayurvedischer Sicht ist jedes *Dosha* gleich gut und wichtig, auch wenn manche *Dosha*-Eigenschaften oder Typbeschreibungen nicht unseren persönlichen Vorlieben oder Idealbildern entsprechen.

In den klassischen Ayurveda-Lehrbüchern wird eine *Tridosha*-Konstitution besonders hervorgehoben: Hier sind alle drei *Doshas* gleichmäßig verteilt, und die betreffende Person verfügt damit über eine sehr ausgeglichene Persönlichkeit und stabile Gesundheit. Verfügen wir jedoch seit Geburt an über ein ausgesprochen ausgeprägtes *Dosha*, wie z. B. sehr viel *Vata* oder *Kapha*, so kann daraus schnell ein »Zuviel« von diesem *Dosha* werden. Bereits von Beginn unseres Lebens an sind wir besonders störungsanfällig in diesem *Dosha*-Bereich und müssen auf uns aufpassen. So sagte einer meiner Ayurveda-Professoren immer: »Die wenigsten Menschen werden mit einer völlig ausgeglichenen *Prakriti* geboren, sondern haben bereits eine angelegte *Vikriti*. Damit wirkt die Ayurveda-Therapie vom ersten Tag.«

Von Geburt an

Viele Mütter berücksichtigen unbewusst die ayurvedischen Prinzipien in der Säuglingspflege: Das nervöse *Vata*-Baby bekommt viel Körperkontakt, Wärme und Ruhe, damit es keine Blähungen und Schreikrämpfe kriegt, und bei dem hautempfindlichen *Pitta*-Baby achtet die stillende Mutter bei sich auf eine säurearme Ernährung.

Bei einer Konstitutionsbestimmung handelt es sich nicht um eine Wertung der Persönlichkeit, sondern um das Erkennen der wahren Natur, die von ihrem Ursprung her auf menschliche Weise vollkommen ist. Die deutlichste Manifestation unserer Grundkonstitution *(Prakriti)* finden wir in der ersten Lebensphase von Kindheit bis Jugend: Die Betrachtung der körperlichen und mentalen *Dosha*-Ausprägung in der Wachstumsphase lässt uns den wahren Ursprung unserer Persönlichkeit erkennen. Hier ist die Grundkonstitution *(Prakriti)* mithilfe von alten Bildern aus der Kinder- und Jugendzeit sowie authentischen Erinnerungen am wenigsten verfälscht zu sehen, sodass wir auch gut unterscheiden können, wie weit wir uns heute eventuell von unserer Ursprungskonstitution entfernt haben. Wichtig bei diesen Selbstanalysen ist es, dass wir jeden Konstitutionstyp wertungsfrei und positiv betrachten können. Im ayurvedischen

Verständnis gibt es kein einheitliches Schönheitsideal, keine genormten Verhaltensformen, sondern jeder Mensch sollte sich entsprechend seinen Möglichkeiten entfalten und ausdrücken können. Denn die Faszination einer Persönlichkeit entsteht durch den Ausdruck ihrer Einzigartigkeit und die positive Betonung der typgerechten Potenziale und Anlagen. In diesem Sinne dient die Konstitutionsbestimmung nicht nur der Gesundheitsstärkung und Therapieplanung, sondern der ganzheitliche Erkennungsprozess der eigenen Konstitutionsanteile erfüllt uns mit neuem Selbstbewusstsein, positiver Ausstrahlung und Handlungskompetenzen, die wir auf allen Ebenen des Lebens erfolgreich einsetzen können.

Konstitutionsbildung vor und nach der Geburt

Wichtige Faktoren für eine gesunde Konstitutionsbildung **vor** der Geburt *(Garbhaj Prakriti)*

Der Zustand der Gebärmutter Die Gebärmutter beherbergt das Kind neun Monate lang und sollte deshalb gesund und frei von *Dosha*-Störungen sein.

Ernährung und Lebensweise der Mutter In der Schwangerschaft beeinflussen sowohl die Ess- und Lebensgewohnheiten als auch der Gemütszustand der Mutter die Konstitutionsbildung des Kindes in sehr hohem Maße. Falsche Ernährungs- und Verhaltensweisen sowie starke psychische Belastungen in der Schwangerschaft führen zu bleibenden Schwachpunkten in der Konstitutionsausprägung.

Seelisch-geistige Komponenten Der Ayurveda geht davon aus, dass die Manifestierung der individuellen Natur ein Abbild und eine Hülle für die eigene spirituelle Natur, das persönliche Schicksal und das übergeordnete Lebensziel ist.

Wichtige Faktoren für eine gesunde Konstitutionsbildung **nach** der Geburt *(Jathaj Prakriti)*

Die Lebensweise der Eltern *(Jati)* Entsprechend der täglichen Lebensweise (z. B. Sport, Ernährung) und Belastungsfaktoren (Stress, Bewegungsmangel) werden sich die Konstitution und die physische Belastbarkeit ausprägen.

Familientraditionen und erbliche Faktoren *(Kula)* Bestehen traditionelle Berufsbilder und Lebensmodelle in einer Familie, so hat auch dies einen großen Einfluss auf die grundlegende Persönlichkeitsbildung des Kindes.

Herkunft und ethnische Zugehörigkeit sowie klimatische Bedingungen *(Deshanupatini)* Unterschiedliche Länder und Klimabedingungen beeinflussen durch ihre ortsbedingten Faktoren auch die *Prakriti* auf unterschiedliche Weise.

Jahreszeiten und saisonale Faktoren *(Kala)* Je nachdem, ob ein Kind im Winter oder Sommer geboren wurde, weist seine *Prakriti* spezielle Eigenschaften seiner ersten Jahreszeit auf.

Altersfaktoren *(Vaya)* Die Konstitution eines Menschen verändert sich auch langsam entsprechend dem Alter und seiner Lebensphase.

Prakriti – die Grundkonstitution

Für unsere natürliche Konstitution *(Prakriti)* sind verschiedene Faktoren verantwortlich. Die wesentlichen Anlagen auf genetischer und biologischer Ebene werden zum Zeitpunkt der Zeugung festgelegt. Dabei spielen die körperliche und psychische Verfassung der Eltern, die Jahreszeit und der Ort eine große Rolle. In der Gebärmutter der Frau wird die Konstitution weiter geformt und gefestigt. Das Verhalten der Mutter während der Schwangerschaft hat eine sehr große Bedeutung für das Leben und die Konstitution des ungeborenen Kindes. Zusätzlich beeinflussen noch andere Elemente wie z. B. der Zeitpunkt der Geburt sowie Nahrung und die Umgebung der ersten Lebensmonate während und nach der Geburt das *Prakriti*. Zusammenfassend lässt sich also sagen, dass im Ayurveda die Konstitutionsbildung von zwei verschiedenen Faktoren abhängig gemacht wird:

1. Von den Anlagen und Einflüssen vor der Geburt und in der Gebärmutter (*Garbhaj*).

2. Von der Ernährung, Lebensweise und Prägung direkt nach der Geburt (*Jathaj*), wie z. B. von den in der Familie gültigen Traditionen oder von speziellen kulturellen Lebensgewohnheiten.

Ayurveda betont, dass beide Elternteile ihre *Doshas* vor der Zeugung eines Kindes durch Reinigungsmaßnahmen oder andere gesundheitsfördernde Empfehlungen in der Ernährung und Lebensführung ins Gleichgewicht bringen sollten. Falls die Eltern vor der Empfängnis unter Störungen oder Unausgeglichenheit auf der körperlichen oder mentalen Ebene leiden, so werden diese sich in der Grundkonstitution des Kindes nach dessen Geburt ganz eindeutig widerspiegeln. Dies wird heute auch im Rahmen von Kinderwunschbehandlungen berücksichtigt, wenn sie mit ayurvedischer Begleitung durchgeführt werden.

Vikriti – Veränderung unserer Dosha-Anteile

Wenn unser jetziges *Dosha*-Gefüge nicht mehr mit der Grundkonstitution *(Prakriti)* übereinstimmt, so wird dies als »*Vikriti*« bezeichnet.

Sobald die *Doshas* aus dem Gleichgewicht geraten sind und sich im Körper ansammeln, verändert sich die Ursprungskonstitution. Durch die Disharmonie in dem ursprünglichen *Dosha*-Gleichgewicht werden körperliche Störungen und psychische Disbalancen ausgelöst. Die vermehrten *Doshas* sammeln sich nun an verschiedenen Stellen im Organismus an, belasten die Körpergewebe *(Dhatus)* und blockieren die Körperkanäle *(Srotas)*. Auf die mentalen Persönlichkeitsanteile wirkt sich dieser Prozess ebenfalls unvorteilhaft aus, da ein Ungleichgewicht der *Doshas* immer zu einer Verminderung der emotionalen Stabilität und Ausgeglichenheit einer Persönlichkeit führt.

So wie in der Grundkonstitution *(Prakriti)* das gesamte Persönlichkeitspotenzial liegt, so ist das Ungleichgewicht der *Doshas (Vikriti)* die Wurzel von Krankheit, Leid und Unglück. Mit dem Erkennen bzw. der Diagnose der *Vikriti* in ihrem »Ist-Zustand« werden die Ursachen aller gesundheitlichen Probleme deutlich, auch wenn daraus noch keine schwerwiegenden Erkrankungen erwachsen sind.

Verlieren wir den Kontakt zu unserer wahren Natur *(Prakriti)*, verringert sich meist auch die Wahrnehmung des persönlichen Wohlbefindens: Die täglichen Verhaltensweisen und Essgewohnheiten arbeiten nun oft gegen die eigene Konstitution, und gestörte *Doshas* und Befindlichkeitsstörungen dominieren die Sinnesorgane.

In meiner langjährigen Ayurveda-Praxis bin ich fast nie einem Menschen begegnet, der sich noch im Einklang mit seiner ursprünglichen Natur *(Prakriti)* befand. Die Ursache für diese veränderte Konstitution *(Vikriti)* liegt immer in einer *Dosha*-Erhöhung und -Ansammlung.

Als auslösende Faktoren von *Dosha*-Störungen beschreibt Ayurveda zum einen körperliche Reize, die durch das Wetter, Nahrungsmittel oder Verhaltensweisen zu einer äußeren Vermehrung der *Doshas* führen. Hier gilt: Gleiches fördert Gleiches – der kalte, trockene Winter lässt das *Vata* ansteigen und heiße, frittierte Nahrung fördert die *Pitta*-Eigenschaften. Doch auch die Psyche hat einen großen Einfluss auf das *Dosha*-Gleichgewicht. Immer dann, wenn wir unseren typgerechten Qualitäten zu wenig Raum im Ausdruck unserer Persönlichkeit geben oder die *Dosha*-Eigenschaften durch Stress oder emotionale Belastungssituationen überreizt werden, wird das *Dosha*-Gefüge gestört.

Die Konstitutionen

Die klassische Schrift *Charaka Samhita* beschreibt die Ursachen der Konstitutionsstörung als:

Pränatale Prägung Durch erbliche Faktoren kann bereits in der frühen Kindheit ein *Dosha*-Ungleichgewicht entstehen. Ebenso werden genetisch bedingte oder seit der Geburt vorhandene Krankheiten als »pränatale *Vikriti*« bezeichnet. Diese können nur sehr schwer (wenn überhaupt) verändert werden.

Äußere Faktoren Alle äußeren Einflüsse wie klimatische Bedingungen, Lebensweise, Ernährung, Alter, mentale oder körperliche Belastungen oder bakterielle Infektionen, die mithilfe klinischer diagnostischer Methoden als Ursache einer Konstitutionsstörung ermittelt werden können.

Nicht sichtbare Faktoren Krankheiten, die sich ohne äußere Faktoren manifestieren, haben ihre Ursache im spirituellen, geistigen und emotionalen Bereich.

Konstitutionsmerkmale des Körpers

	Vata	Pitta	Kapha
Körperbau	dünn, schwach entwickelt, feingliedrig, klein oder groß	mittlere Körpergröße, mäßig entwickelt	stämmig, klein oder groß, großgliedrig, gut entwickelt
Gewicht	geringes Gewicht, nimmt schwer zu	Idealgewicht mit guter Muskulatur	schwer, Tendenz zur Fettleibigkeit
Gesicht	klein, zerfurcht, hager, ausdruckslos	mittlere Größe, rötlich, eckig, scharfkantige Züge	große, runde, weiche Züge, blass
Haut	trocken, glanzlos, rau, hervortretende Venen	leicht errötend, rotwangig, weich, ölig, Sommersprossen	feucht, dick, kühl, blass, Wasseransammlungen
Haare	spärlich, dünn, trocken, häufig Schuppen oder Haarausfall	mäßig, fein, weich, rötlich, frühzeitig ergraut	kräftig, reichlich, ölig
Hände	klein, kalt, rissig, schmale hervorstehende Gelenke	mittlere Größe, rosig, warm	kräftig, groß, fest, ölig, wenig Linien

Konstitutionsmerkmale des Charakters

	Vata	Pitta	Kapha
Körperkraft	schwach, geringe Ausdauer, gute Spontankraft	gute Körperkraft, leistungsstark	stark, ausdauernd, wenig Tatendrang, beginnt langsam
Aktivität	schnell, leichtsinnig, spontan, überaktiv, chaotisch	zielgerichtet, ehrgeizig, effizient, machtvoll	stetig, würdevoll, zuverlässig, unflexibel, phlegmatisch
Sprechweise	schnell, unstet, sprunghaft, unzusammenhängend	überzeugend, argumentativ, monologhaft	langsam, entschieden, wohlüberlegt
Verstand	geschwind, unentschlossen, anpassungsfähig, neugierig	intelligent, durchdringend, kritisch, zielgerichtet	gründlich, bedächtig, hält sich an grobe Prinzipien
Gedächtnis	schlechtes Langzeitgedächtnis	scharf, klar, gute Erinnerung an Verletzungen	gutes Langzeitgedächtnis, gute Erinnerung an Gefühle
Gefühle	spontan, ängstlich, furchtsam, nervös, launisch, empfindlich	leidenschaftlich, heftig, ärgerlich, streitsüchtig	ruhig, zufrieden, anhänglich, sentimental, schwermütig
Lebensweise	bewegt sich viel, reist und spielt gern, exzentrisch, überlastet	wettbewerbsorientiert, mag Sport und Politik, verträgt keine Hitze	bequem, eintönig, liebt schöne Dinge, Luxus, Komfort

Konstitutionsmerkmale der inneren Körperfunktionen

	Vata	Pitta	Kapha
Immunsystem	schwach, schmerzempfindlich, chronische Leiden	mittelmäßig, anfällig für Infektionen, Entzündungen	verlässlich, stark
Krankheiten	Nervensystem, Knochen, Arthritis, geistige Störungen	Haut, Blut, fiebrige Krankheiten, Entzündungen	Atemwege, Lungen, Schleimbildung, Ödeme, Fettsucht
Stoffwechsel	schnell, resorbiert schlecht, unterzuckert leicht	schnell, stark, übersäuert leicht	schwach, langsame Resorption
Verdauung	unregelmäßig, Blähungen, neigt zu Verstopfung	gut, neigt zu Durchfall	regelmäßig, Neigung zu Verstopfung (Stuhl weich)
Ausscheidung	spärlich, trocken, schmerzhaft, dunkel	reichlich, brennend, gelb-grünlich, riechend	oft hell oder schleimig
Appetit	unterschiedlich, nicht vorhersehbar	stark, heftig, wenn hungrig: leicht ärgerlich, gereizt	gleichbleibend, regelmäßig, stetig
Geschmack	mag süßes, warmes, saftiges Essen, einfache Speisen	mag süßes, kräftiges, gewürztes Essen, bittere, rohe Speisen	mag süßes, gewürztes Essen, bittere, kräftige Speisen

Die sieben klassischen Konstitutionstypen

Ayurveda beschreibt sieben verschiedene Konstitutionstypen, die sich durch ihre unterschiedliche Betonung eines einzelnen oder mehrerer *Doshas* voneinander abheben. Je nachdem, wie die *Dosha*-Kräfte verteilt sind, erzeugen sie die Körperstruktur, angeborene Verhaltensmuster, Vorlieben und Abneigungen, Einstellungen, Denkweisen sowie Reaktionsweisen auf bestimmte Stimuli.

Bei den Konstitutionstypen, in denen nur ein *Dosha* vorherrscht, sind diese Eigenschaften eindeutig zu erkennen und dem offensichtlich dominanten *Dosha* zuzuordnen. Besteht allerdings die Vorherrschaft von zwei der *Doshas*, so mischen sich die Eigenschaften und Körpermerkmale. So kann z.B. ein *Vata-Kapha*-Typ einen *Kapha*-Körperbau und eine *Vata*-Haut aufweisen. Sein Stoffwechsel kann ebenfalls von *Vata* geprägt sein, wohingegen die allgemeinen Vorlieben der *Kapha*-Persönlichkeit entsprechen.

Wir sehen also, es ist nicht so einfach, eine Konstitution in ihrer Komplexität zu erkennen, da die Erscheinungsformen und Kombinationen der verschiedenen *Dosha*-Konstellationen unendlich sind. Sehr hilfreich ist es deshalb, die Eigenschaften und Qualitäten der einzelnen *Doshas* (siehe erstes Kapitel ab Seite 8) genau zu kennen. Dann können wir wie bei einem Mosaik die verschiedenen Teilchen benennen und zuordnen.

Einzel- und Mischtypen

Mit den folgenden Konstitutionsbeschreibungen möchte ich zum einen wiedergeben, was die klassischen Schriften zu den einzelnen Konstitutionstypen sagen. Für die einzelnen Doshas *Vata*, *Pitta* und *Kapha* gibt es ausführliche Konstitutionsbeschreibungen in den klassischen Schriften des Ayurveda. Die hier aufgeführten Texte basieren auf den Quellentexten der berühmten Schriften von *Charaka*, *Susrutha* und der *Astanga Hrdayam*. Die sogenannten Mischtypen werden dort nicht einzeln erläutert. In den kurzen Persönlichkeitsprofilen möchte ich typische Eigenschaften und Persönlichkeitsmerkmale dieser Konstitutionstypen aufführen. Diese sind aber lediglich Beispiele für eine mögliche Erscheinung eines Mischtypus und erheben keinen Anspruch auf Vollständigkeit.

Die Vata-Konstitution

Menschen mit einer *Vata*-Konstitution sind von Natur aus sehr feingliedrige und sensible Persönlichkeitstypen, die sich durch einen schmalen Körperbau, trockene Haut und künstlerische und sensitive Fähigkeiten auszeichnen.

Da *Vata* das beweglichste Prinzip darstellt, erzeugt seine Vorherrschaft Schnelligkeit, Instabilität und eine facettenreiche Persönlichkeit mit vielen verschiedenen Interessen und Talenten. *Vata*-Menschen sind körperlich und geistig immer aktiv, neugierig und haben ein starkes Bedürfnis, sich zu bewegen. Sie können nur schwer zur Ruhe kommen und werden bereits als Kind gerne »Zappelphilipp« genannt.

Eine sehr sensible Körperfunktion stellt ihre Verdauung dar. *Vata*-Typen haben von Natur aus einen unregelmäßigen Appetit und reagieren auf Stress, falsche Nahrung und innere Anspannung unmittelbar mit Blähungen und Verstopfung. Das Nervensystem ist empfindsam und ihre Körperstärke und Widerstandsfähigkeit gegen Krankheiten eher gering. So sind *Vata*-Menschen besonders empfindlich gegenüber Kälte und Wind. In der kalten Jahreszeit sehnen sie sich nach Licht und Wärme. So flüchten sie in der Regel, wann immer nur möglich, aus dem tristen nordeuropäischen Herbst und Winter.

Eine große Stärke von *Vata* liegt in der Kommunikation. *Vata*-Typen haben ein offenes Wesen, können gut Kontakte aufbauen und sind normalerweise redselig. Leider neigen sie aufgrund ihres schnellen und flexiblen Geistes zu widersprüchlichen Aussagen und wechseln im Gespräch schnell von einem Thema zum anderen. Der Ideenreichtum und die Kreativität von *Vata* sind bemerkenswert und ihre große Begeisterungsfähigkeit lässt sie Tätigkeiten stets zügig beginnen. Es macht ihnen große Freude, neue Dinge zu lernen und ihr Leben mit Veränderungen zu bereichern. Leider haben sie keine ausgeprägte Ausdauer und verfolgen oft mehrere Projekte gleichzeitig, ohne sich auf eins voll zu konzentrieren. Dies führt schnell zu einer Überlastung, schützt aber vor Langeweile und Routine.

Der hohe Äther-Anteil im *Vata* schenkt ihnen einen sehr guten Zugang zu den spirituellen und feinstofflichen Aspekten des Lebens. Dies lässt sie gut meditieren und ermöglicht eine feine Wahrnehmung und sichere Intuition. Auf fremde Kulturen, Gebräuche und Religionen können sie sich sehr gut einlassen.

Generell neigen *Vata*-Menschen zu mentalen und psychosomatischen Erkrankungen. Ihr Bewegungsapparat ist störungsempfindlich. Der Stoffwechsel reagiert leicht mit Blähungen, Verdauungsbeschwerden und Energiemangel. Ohrgeräusche, Tinnitus, Herzerkrankungen und neuralgische Schmerzen treten bei einer körperlichen und geistigen Überlastung, Stress und im Alter vermehrt auf.

In Phasen der Besorgnis sind typische *Vata*-Symptome Nägelkauen, Zuckungen, Nervosität und Schlafstörungen. Ihr Schlaf ist auch in unbelasteten Situationen eher schlecht, und während des Schlafes knirschen sie häufig mit den Zähnen oder spannen den Unterkiefer an. Das Einschlafen ist oft etwas erschwert, und die eigentliche Regeneration im Schlaf beginnt erst in den Morgenstunden. *Vata*-Konstitutionen verfügen über eine exzellente Vorstellungskraft und hervorragende Auffassungsgabe. Sie leben in einer Fantasiewelt, die sie zu Dichtern und Künstlern macht.

Die Pitta-Konstitution

Pitta-Menschen sind sehr dynamische, erfolgreiche und eindrucksvolle Persönlichkeiten. Sie verfügen über ein außerordentliches Energiepotenzial und sind körperlich und geistig sehr leistungsstark. Das feurige Prinzip von *Pitta* steht für Hitze, Schärfe, Brillanz und Egoismus in der Persönlichkeit. So sind *Pitta*-Menschen oft sehr zielgerichtet und handlungsorientiert, aber auch selbstbezogen und egozentrisch. Sie haben eine gute Verdauung und einen guten Stoffwechselumsatz, daher ist ihr Körper mittelmäßig entwickelt. Er schwitzt viel, und die Haut ist normalerweise feucht, warm und gut durchblutet. Die Haut weist einen rötlichen Schimmer auf, hat oft Sommersprossen und neigt zu Rötungen, Hautunreinheiten oder Reizungen. Ebenso zeigt die *Pitta*-Haut die Tendenz zur Faltenbildung, und die Haare können zu früh ergrauen oder ausfallen.

Die Körperkraft von *Pitta*-Konstitutionen ist mittelmäßig ausgeprägt. Aufgrund ihres starken Willens und großen Ehrgeizes sind sie jedoch schwer zu bezwingen. Sie lieben sportliche Aktivitäten und finden einen entspannenden Ausgleich ihres oft angespannten Gemüts durch körperliche Bewegung.

Pitta verleiht der Stimme Schärfe sowie eine flüssige, klare Sprache. Diese Menschen verfügen über eine gute Argumentationsfähigkeit, mit der sie andere überzeugen können. Sie sind gute Redner und nehmen in Versammlungen, Diskussionen und Seminaren normalerweise einen besonderen Platz ein. Sie lieben das Debattieren und Diskutieren. Ihre Dominanz und Durchsetzungsfähigkeit kann von anderen auch als Verbissenheit empfunden werden. Der Wunsch, immer recht zu behalten, zieht sich wie ein roter Faden durch ihre privaten und geschäftlichen Gespräche und Aktionen im Laufe ihres Lebens.

Auf der körperlichen Ebene neigen sie zu Hautbeschwerden, Übersäuerung, Entzündungen sowie Problemen mit der Leber und anderen Verdauungsorganen. Ihr Schlaf ist mittelmäßig mit häufigen Träumen von Feuer und roten Objekten. Oft schwitzen sie nachts stark und empfinden bereits am Morgen eine innere Anspannung und Tatkraft.

Pitta-Typen sind wetteifernd und schätzen Herausforderungen. Auch in stressvollen und überfordernden Situationen fühlen sie sich kraftvoll und sicher. Nach einer getroffenen Entscheidung stehen sie zu ihr und tragen die vollen Konsequenzen. Aufgrund dieser Charaktereigenschaften besitzen sie gute Führungsqualitäten. Sie sind freundlich zu ihren Untergebenen, fordern aber gleichzeitig Anerkennung, Achtung gegenüber ihrer Autorität und sind streng gegenüber Ungehorsam. Sie können sehr aggressiv sein, beruhigen sich jedoch schnell, nachdem sie sich über jemanden geärgert haben, und vergessen den Grund des Ärgers genauso rasch. Ihre scharfe Intelligenz, schnelles Auffassungsvermögen und brillanten intellektuellen Fähigkeiten lassen sie bei allem, was sie tun, glänzen. Dass andere Menschen weniger schnell oder begabt sein können, führt leicht zu Unverständnis, Intoleranz und Ungeduld. So entstehen leicht Konfliktsituationen, die meist für die anderen Menschen belastender sind als für die *Pitta*-Konstitution selbst.

Die Kapha-Konstitution

Kapha-Menschen zeichnen sich durch ihre innere Stärke und Stabilität aus. Sie sind kräftig gebaut, verfügen über ein gutes Immunsystem und sind äußerst ruhevoll im Umgang mit anderen Menschen und sich selbst. *Kapha* ist ein wässriges und erdiges Prinzip, welches strukturelle Kompaktheit, Stabilität, Langsamkeit, Sicherheit, Zufriedenheit und eine tolerante Persönlichkeit bietet.

Der Körper einer *Kapha*-Person ist gut entwickelt mit runden Konturen. *Kapha*-Menschen zeigen, obwohl sie wenig essen, eine Tendenz zur Gewichtsansammlung. Sie haben eine schöne glatte Haut, große ausdrucksvolle Augen und kräftige Haare. Ihre Körperstärke ist bemerkenswert, und sie besitzen eine gute Widerstandsfähigkeit gegen Krankheiten. Sie können jedoch an Diabetes, Beschwerden im Lungen-, Bronchial- und Nasennebenhöhlenbereich leiden sowie an Fettleibigkeit und an Krankheiten, die im Zusammenhang mit überschüssigem Fett stehen. Von allen Konstitutionstypen besitzen sie die geringste Neigung zu mentalen Störungen. Dafür neigen sie aber sehr zu Bequemlichkeit und innerem Phlegma. Ihre körperliche und geistige Antriebskraft ist gering, und sie benötigen oft viel Zeit für sich selbst und die zu verrichtenden Aufgaben.

In der Regel verfügen sie über eine gute Intelligenz mit der exzellenten Fähigkeit, Dinge im Gedächtnis zu behalten. Sie erfreuen sich an gutem und tiefem Schlaf mit häufigen Träumen von kalten und wässrigen Objekten.

Kapha-Menschen sind stets würdevoll und in ihren Aktivitäten langsam und gründlich. Sie sprechen langsam, wohlüberlegt und vermeiden unnötige Worte. Ihr Umgang mit anderen Menschen ist von Fürsorglichkeit und Hilfsbereitschaft geprägt, sie sind freundlich und unkompliziert. Wenn notwendig, können sie sehr gut Entscheidungen treffen und diese auch diplomatisch und konsequent vertreten. Eine begonnene Aufgabe beenden sie stets zuverlässig und pünktlich, auch wenn sie bei der Arbeit oft langsam wirken.

Das Wesen eines *Kapha*-Menschen ist geduldig, tolerant und zufrieden. Seine ruhige und ernste Art schenkt Sicherheit, Vertrauen und emotionale Beständigkeit im menschlichen

Umgang. Ihre ausgeprägte Loyalität, Zuverlässigkeit und Treue werden im Allgemeinen sehr geschätzt.

Die Vata-Pitta-Konstitution

Menschen mit einer *Vata-Pitta*-Konstitution sind wie geschaffen für den Lifestyle unserer modernen Zeit. Sie sind attraktiv und lebenslustig, besitzen einen wachen Geist und können sehr gut kommunizieren. Im Idealfall paaren sich die positiven Eigenschaften des *Vata* mit seiner Bewegungsfreude, Kreativität und schnellen Auffassungsgabe mit der Zielstrebigkeit, Intelligenz und Führungsqualität des *Pitta*.

Der Körper ist schlank und kraftvoll, die Haare fein und weich, und die ganze Persönlichkeit strahlt eine vitale Kraft und positive Dynamik aus.

Leider mischen sich in den meisten Fällen aber nicht nur die positiven Eigenschaften der *Doshas*. Viele Menschen mit einer *Vata-Pitta*-Konstitution leiden im Störungsfall unter der Disharmonie beider Körperenergien, was sich häufig in Nervosität und Unruhe *(Vata)*, innerer Anspannung und Reizbarkeit *(Pitta)*, Schlafstörungen, Kopfschmerzen, Hautunreinheiten und einem empfindlichen Magen äußert. Häufig haben sie intelligente Gesichtszüge und feines Haar, welches bereits in frühen Jahren immer schütterer wird.

Oftmals setzt sich der *Vata-Pitta*-Typ mit seinen persönlichen Verhaltensstrukturen im täglichen Leben selbst unter Druck: Durch den *Vata*-Anteil ist er sehr innovativ und sprüht vor neuen Ideen und Veränderungswünschen. Nun will der *Pitta*-Anteil all diese neuen Ansätze auch perfekt und erfolgreich umsetzen. Und dies führt auf Dauer unweigerlich zu Stress – der Hauptursache für alle *Vata-Pitta*-Probleme!

Auf der körperlichen Ebene steht bei einer *Vata-Pitta*-Konstitution die Bewegung im Vordergrund, denn sowohl *Vata* als auch *Pitta* sind sehr dynamische *Doshas*. Menschen mit dieser Konstitution sind in der Regel sehr sportlich und verfügen über einen guten Stoffwechsel. Ihr Körperbau ist feingliedrig und doch energievoll. Die Haut ist oft sensibel und reagiert empfindlich auf chemische Substanzen. Der Genuss von süßen Speisen wird in der Regel bereits in der Kindheit sehr geschätzt, hinzu kommt eine Vorliebe für Musik, Malerei und andere bildende Künste. Der Wunsch nach einer gesunden und spirituell ausgerichteten Lebensweise kann ebenfalls sehr ausgeprägt sein. Die kosmische Verbindung des *Vata* mit den spirituellen Lebensaspekten und die Disziplin und Klarheit des *Pitta* sind die optimale Grundlage, um eine regelmäßige Meditation umzusetzen.

Die Vata-Kapha-Konstitution

Menschen mit einer *Vata-Kapha*-Konstitution sind äußerst interessante Persönlichkeiten, die immer wieder für neue Überraschungen gut sind. Die ausgeprägte Dominanz der gegensätzlichen Elemente Luft, Erde und Wasser zeigt sich in vielschichtigen Eigenschaften auf der körperlichen und psychischen Ebene. Zum einen schenkt der *Vata*-Anteil die Leichtigkeit, Kreativität und Unbeständigkeit. Das kann sich z. B. in einem schlanken Körperbau, schneller Sprechweise und innerer Unruhe zeigen. Der *Kapha*-Anteil hingegen zeigt sich als Antriebslosigkeit, Stabilität und Feuchtigkeit. So kann beispielsweise die Haut großporig sein, zu Wasseransammlungen und Cellulitis neigen, oder die Person ist stark auf Sicherheit und Traditionen bedacht. Die Varianten, wie sich *Vata* und *Kapha* äußern, sind unbegrenzt und schenken vielseitige Interessen und Fähigkeiten.

Menschen mit einer *Vata-Kapha*-Konstitution sind gesellig, beliebt und kommunikativ. Denn der *Vata*-Anteil ist offen, neugierig und liebt das Gespräch, während der *Kapha*-Anteil sehr fürsorglich, sozial und einladend ist. Die *Vata*-

Kapha-Konstitution ist eine ideale Mischung für ein spannendes Gespräch und gute Freundschaft. Am liebsten werden Beziehungen bei einem guten Essen gepflegt und Gespräche mit dem Genuss von leckeren Speisen und Getränken verbunden. So ist Essen weitaus mehr als die Einnahme von Nahrung. Vielmehr ist es ein energetisches Bindeglied zwischen Menschen und eine Brücke zur Kommunikation.

Leider neigen *Vata-Kapha*-Typen zu einem schwachen Stoffwechsel, und oftmals rächt sich die Freude an gutem und reichhaltigem Essen auch in Form von Verdauungsproblematiken. Viele *Vata-Kapha*-Typen, deren *Kapha* sich vor allem auf körperlicher Ebene manifestiert, leiden unter zu viel Gewicht und versuchen immer, die mentale *Vata*-Erhöhung durch eine Extraportion der Lieblingsspeise auszugleichen. Durch den Mangel am Feuer-Element leidet der *Vata-Kapha*-Typ nicht nur unter einem Mangel an Ehrgeiz, sondern ist auch kalt und benötigt anregende Wärme für seinen Stoffwechsel, seine Verdauung und das seelisch-geistige Wohlbefinden. Dies schlägt sich auch in seinen Ernährungsgewohnheiten nieder.

Die Pitta-Kapha-Konstitution

Wenn es eine Power-Konstitution gibt, dann ist es die *Pitta-Kapha*-Konstitution.

Der Körper ist robust und kräftig gebaut, das Immunsystem stabil, und die Ausdauer und Beharrlichkeit bei allen Aktivitäten sind hervorragend. Mit einer schier unerschöpflichen Energie verfolgen die Menschen dieser Konstitution unbeirrt ihre Ziele und lassen sich durch (fast) nichts aufhalten. Der Körper erfreut sich einer sehr guten Gesundheit und Ausdauer. Belastungen durch zu viel Arbeit, falsches Essen und Stress machen sich erst nach vielen Jahren Raubbau bemerkbar. Und der Geist ist ebenfalls von Klarheit und Ruhe, Scharfsinn und Geduld, Zielstrebigkeit und Gelassenheit geprägt.

So besitzen sehr viele charismatische Persönlichkeiten aus dem politischen und wirtschaftlichen Leben eine *Pitta-Kapha*-Konstitution, was ihnen hilft, das anstrengende Leben eines in der Öffentlichkeit stehenden Menschen mit vielen Reisen, unregelmäßigen Mahlzeiten, anstrengendem Konkurrenzkampf und oftmals fehlenden Ruhezeiten heil zu überstehen.

Leider fehlt es Menschen mit einer *Pitta-Kapha*-Konstitution in vielen Fällen an Einfühlungsvermögen und Feingefühl im Umgang mit sich selbst und anderen. Entsprechend ihrer eigenen Rossnatur neigen sie dazu, die eigenen Grenzen zu überwinden, und erwarten dies auch von den Menschen in ihrer näheren Umgebung. Das heißt, dass sie auf Mitarbeiter, Familienmitglieder und Partner einschüchternd oder dominant wirken können und oftmals Erwartungen stellen, die sich bei genauerem Hinsehen als überzogen erweisen.

Die Vata-Pitta-Kapha-Konstitution

Sollten Sie eine sogenannte *Sama-Dosha*-Konstitution besitzen, die sich aus den nahezu gleichen Anteilen aller Elemente zusammensetzt, so gehören Sie zu den wenigen Auserwählten, die mit einem großen natürlichen Gleichgewicht in Körper und Geist geboren wurden.

Die meisten Menschen entwickeln im Laufe ihres Lebens Störungen aus einem Ungleichgewicht der drei *Doshas*, wie z. B. die Schlafstörungen des *Vata*, die Reizbarkeit des *Pitta* und die Wasseransammlungen des *Kapha*. Doch nur wenige Menschen haben von Grund auf alle *Doshas* im Positiven gleichmäßig verteilt, was zu einer sehr stabilen und vorteilhaften Persönlichkeitsstruktur führt.

Eine Konstitution, in der alle drei Doshas ausgewogen sind, macht sich dadurch bemerkbar, dass ihr extreme Eigenschaften fehlen. Körper, Geist und Seele sind wirklich im Gleichgewicht und alle Eigenschaften und Funktionsweisen in ausreichendem Maße vorhanden. So besitzen die meisten *Vata-Pitta-Kapha*-Typen einen mittleren Körperbau, eine normale, unkomplizierte Haut und einen guten Stoffwechsel. Auf der psychischen Ebene haben sie die Kreativität und schnelle Auffassungsgabe von *Vata*, die charismatische Ausstrahlung und Zielstrebigkeit von *Pitta* und die Sanftheit und Gelassenheit von *Kapha*.

Es kann aber auch sein, dass der Körperbau beispielsweise stark von *Vata* und *Kapha* geprägt ist und die psycho-mentalen Konstitutionseigenschaften viel *Pitta* aufweisen.

Grundsätzlich gilt für die *Tridosha*-Konstitution: Je stärker sich die persönliche Lebensweise an den natürlichen Regeln zum Ausgleich der Jahreszeiten und Lebensphasen ausrichtet, umso gesünder und glücklicher ist der jeweilige Mensch mit so einer Konstitution.

Die mentale Konstitution

Eine weitere Unterscheidung bei der Konstitutionsbetrachtung wird im traditionellen Ayurveda in Bezug auf die mentale Konstitution vorgenommen: Während die physische Konstitution *(Deha Prakriti)* den Körperbau, die Charakteristik und die individuellen Persönlichkeitsanlagen eines Menschen klassifiziert (siehe Seite 11), beschreibt die mentale Konstitution *(Manasa)* die tiefsten Prägungen und Anlagen auf der seelisch-geistigen Ebene.

Diese weitere Unterscheidung ermöglicht einen äußerst differenzierten Zugang zu den unterschiedlichen Persönlichkeitsschichten und einen gezielten Einsatz von rationalen, psychologischen und spirituellen Therapieformen. So kann z. B. bei einer Ayurveda-Ernährungsberatung ein individueller Menüplan für die physische Konstitution *(Deha Prakriti)* erstellt werden, aber spezielle Therapieempfehlungen – wie der Verzicht auf bestimmte Gewürze und Nahrungsmittel – werden auf die Bedürfnisse der mentalen Konstitution *(Manas Prakriti)* abgestimmt.

Unter dem Begriff »Konstitutionsbestimmung« wird im Ayurveda in der Regel die physische *Dosha*-Konstitution mithilfe von Tabellen, Typbeschreibungen und Wahrnehmungsübungen ermittelt. Die mentale Konstitution *Manasa* hingegen basiert auf der Dominanz der *Gunas Tamas, Rajas* und *Sattva.* Diese haben einen starken Einfluss auf die Ausprägung unserer mentalen Konstitution, die durch spirituelle Gemütszustände und geistige Qualitäten ihren Ausdruck findet, und sie beschreiben den geistigen Entwicklungsstand und die grundlegende Gemütsverfassung des jeweiligen Menschen.

So wie die *Doshas* dem interaktiven Austausch der körperlichen und geistigen Aspekte des Menschen dienen, so kommunizieren die *Gunas* auf der feinstofflichen Ebene zwischen der Seele und dem Geist. Sie prägen fundamentale Charaktereigenschaften und Persönlichkeitsanteile, wie z. B. künstlerische Neigungen, die intellektuellen Fähigkeiten des Geistes oder tief spirituelle Neigungen, die bereits während der Kindheit hervortreten.

Nach der Philosophie des Veda kommt jeder Mensch entsprechend seinen geistigen Anlagen mit einem in ihm verankerten Bewusstsein auf die Welt. Diesem entspringen unsere tiefsten Überzeugungen und mentalen Anlagen, die einen großen Einfluss auf unseren Lebensweg und unsere Verhaltensweisen haben. Sie entscheiden, ob wir bereits in der Kindheit über eine reife Persönlichkeit verfügen, welche Ethik und Lebensphilosophie uns besonders erstrebenswert erscheinen und ob wir Neigungen und Qualitäten haben, die uns Priester, Künstler oder Metzger werden lassen. Auch das persönliche Wertesystem mit seinen Überzeugungen ist Ausdruck der mentalen *Guna*-Qualitäten.

Klassische Einteilung

Jede mentale Konstitution *(Manas Prakriti)* zeichnet sich durch besondere Eigenschaften aus, die in den alten Schriften so charakterisiert werden:

- *Sattvika* – die *sattvische* Konstitution zeigt sich durch die Eigenschaften freundlich, großzügig, vergebend, wahrheitssagend, wahrheitsliebend, in der Spiritualität verwurzelt, intelligent, gutes Gedächtnis, Wissen, geduldig, nicht verhaftet sein.
- *Rajasa* – die *rajasische* Konstitution zeigt sich durch die Eigenschaften aktiv, geschäftstüchtig, ungeduldig, stolz, unehrlich, grausam, heuchlerisch, begierig nach Respekt, sehr leidenschaftlich, ärgerlich, gierig, eifersüchtig.
- *Tamasa* – die *tamasische* Konstitution zeigt sich durch die Eigenschaften sehr ängstlich, unreligiös, extrem schlafbedürftig, Mangel an Intelligenz und Wissen, antriebslos, faul.

Geistige Weiterentwicklung

Als eines der höchsten Ziele des menschlichen Daseins wird die geistige Weiterentwicklung angesehen. Jeder Mensch strebt auf der Seelenebene nach Selbsterfüllung, die er durch ein *sattvisches* Gleichgewicht erfährt. Dieses wird erlangt, indem die *tamasischen* und *rajasischen* Anteile im positiven Ausgleich sind und das *Sattva-Guna* grundsätzlich durch eine gesunde, positive und an den übergeordneten Naturgesetzen ausgerichtete Lebens- und Denkweise gestärkt werden.

So dienen im vedischen Sinn die meisten Religionen, spirituellen Praktiken und Meditationstechniken der Reinigung des Geistes und der Läuterung der Seele. Damit wirken sie voll im Bereich der *Gunas*, fördern das *sattvische* Bewusstsein und stellen wertvolle Therapieformen für die mentale Konstitution dar.

Ziel dieser Techniken und Lebensphilosophien ist es, einen *tamasischen* oder *rajasischen* Bewusstseinszustand zu überwinden, um einen *sattvischen* Geist zu entwickeln. Wichtig hierbei ist es jedoch, dass wir uns immer von *Tamas* zu *Rajas* und von *Rajas* zu *Sattva* entwickeln müssen. So ist es z. B. für einen depressiven und drogenabhängigen Menschen, der in einem *tamasischen* Geist verhaftet ist, nicht möglich, direkt ein ausgeglichenes und selbsterfülltes *Sattva*-Gemüt zu entwickeln. Dies geschieht, indem er zuerst aus dem trägen *Tamas* in das aktive *Rajas* wächst, das ihn durch engagierte Aktivitäten, zielstrebige Anstrengungen und das Streben nach Wunscherfüllung so lange läutert, bis daraus ein *sattvischer* Zustand erwachsen kann. Diese erstrebenswerte Entwicklung kann nicht nur durch spirituelle Übungen gemeistert werden, sondern muss durch praktische Lebenserfahrungen integrativ erfahren und gefestigt werden.

Einfluss der Ernährung

Die Ernährung nimmt großen Einfluss auf die Ausprägung der mentalen Konstitution. Entsprechend der Qualität, Herkunft, Auswahl und Zubereitung der Nahrungsmittel können die *Gunas* unterschiedlich gestärkt oder reduziert werden. Alles, was im Übermaß genossen wird, bildet entweder zu viel *Rajas* oder *Tamas*. Speziell der Genuss von Fleisch, Alkohol, Kaffee und die mit Geschmacksverstärkern oder Konservierungsmitteln hergestellten Ferrtiggerichte wirken sich unmittelbar auf unser Bewusstsein und unsere psychische Verfassung aus. Natürliche, frisch zubereitete, überwiegend pflanzliche Nahrung ist hingegen *sattvisch*. Eine *sattvisch* ausgerichtete Ernährungsweise ist ein wichtiger Aspekt im ganzheitlichen Therapieprozess und wird speziell in der Psychotherapie als eine der wichtigsten Behandlungsstrategien betrachtet. Hierzu gehört auch das Training, die täglichen Mahlzeiten auf liebevolle Weise zuzubereiten und in Ruhe und Achtsamkeit einzunehmen.

Sattvika – die sattvische Konstitution

In der ayurvedischen Betrachtung wird es als sehr erstrebenswert angesehen, eine *sattvische* Konstitution zu entwickeln. Viele Meditationstechniken, Ernährungsregeln und Verhaltensweisen fördern das *sattvische* Bewusstsein und schenken innere Harmonie, Gelassenheit und Freude.

Sattvische Menschen besitzen exzellentes Wissen, einen ausgeprägten Intellekt, gutes Gedächtnis, Geduld, gute Toleranz, Wahrhaftigkeit und Reinheit. Sie haben ein gutes Selbstwertgefühl und sind sehr autonome, unabhängige Persönlichkeiten. Dadurch empfinden sie ihr Leben als ausgeglichen, glücklich und befriedigend.

Sattva versorgt den Menschen mit Anpassungsfähigkeit und innerer Sicherheit in jeder Situation. Es schenkt die Kraft und Zentrierung, jede Situation vernünftig und positiv zu analysieren, um anschließend eine für alle Lebewesen geeignete Lösung zu finden. Menschen mit einem *sattvischen* Gemüt sind großzügig, liebevoll und hilfsbereit im Umgang mit ihrer Umwelt. Sie nehmen gerne Rücksicht auf die Bedürfnisse und Gefühle anderer und stehen nur ungern im Mittelpunkt. Ihre weniger ausgeprägte Tatkraft gleichen sie durch ihr ganzheitliches Verständnis der Dinge wieder aus.

Unabhängig von der körperlichen Konstitution äußern sich die *sattvischen* Qualitäten auf der mentalen Ebene durch eine grundlegend positive Persönlichkeitsstruktur, in der Gefühle wie Liebe, Mitleid, Wahrhaftigkeit und Vergebung besonders stark ausgeprägt sind. Alle Menschen, die über die wertvollen Eigenschaften wie Vertrauen, Bewusstsein, Ehrlichkeit, Bescheidenheit, Selbstdisziplin und ein Gefühl von unbeeinträchtigter Objektivität verfügen, können sich ihrer *sattvischen* Konstitution glücklich schätzen.

Die traditionelle Ayurveda-Lehre beschreibt sieben verschiedene *Sattva*-Konstitutionen im Detail. Diese klassifizieren die bereits beschriebenen Konstitutionsausprägungen und zeigen die Entwicklungsstufen des geistigen Reifeprozesses. Diese stehen in direktem Bezug zu unserem Wirken in der Welt: So beschreiben die klassischen Schriften *sattvische* Menschen oft als Priester, Mönche, Nonnen und Personen in sozialen Berufen, in denen sie anderen Menschen helfen.

Rajasa – die rajasische Konstitution

Menschen mit einer *rajasischen* Konstitution sind sehr starke und von sich selbst eingenommene Persönlichkeiten. Sie haben viele Wünsche, werden schnell ungeduldig und fühlen sich oft unzufrieden und unglücklich. Die *Rajas*-Qualität schenkt ihnen Tatkraft und Handlungsenergie, fördert aber auch die exzessive emotionale Erregung. So sind sie sehr fleißig und aktiv, machen aber oft die Persönlichkeitsqualitäten von *Rajas* wie Neid, Gier, Besorgnis, Aggressionen und Intoleranz zum Antrieb ihrer Handlungen. Es fällt ihnen schwer, Situationen auf eine positive Weise zu analysieren, da sie sich leicht angegriffen fühlen und unvernünftig reagieren. Sie leiden häufig unter starken Ängsten, Erfolgsdruck und an den mentalen Problemen, die mit der heutigen Zeit einhergehen.

Unabhängig von der körperlichen Konstitution äußern sich die *rajasischen* Qualitäten durch die Eigenschaften Vitalität, Leidenschaft, Ungeduld und Furcht. Menschen, die ehrgeizig sind und berühmt werden möchten, extreme Liebe und Hass in sich tragen, von ihren Begierden beherrscht werden und unter emotionalen Schwankungen leiden, ordnet man der *rajasischen* Konstitution zu.

Die mentale *Rajas*-Konstitution wird in den klassischen Schriften in sechs Untertypen gegliedert, in denen sich die oben beschriebenen Eigenschaften mehr oder weniger stark ausgeprägt manifestieren. Je weiter sich das *Rajas*-

Bewusstsein entwickelt, umso mehr positive Einflüsse von *Sattva* können in den Persönlichkeitsstrukturen und Verhaltensweisen wirksam werden. Wenn jedoch schädliche Einflüsse und Lebensgewohnheiten die negative Gesinnung des *Rajas*-Menschen verstärken, so tendiert er immer weiter in Richtung *Tamas*.

Tamasa – die tamasische Konstitution

Tamasische Menschen sind in der Regel durch ihre Schwere und Passivität gekennzeichnet. Mit einer *tamasischen* Konstitution besitzen sie eine eher schwache Intelligenz, und sie haben wenig Interesse an Wachstum, Weiterentwicklung oder Veränderung. *Tamas* verstärkt ihre Antriebslosigkeit, Lustlosigkeit und damit ihre Unwissenheit. Häufig leiden *tamasische* Menschen unter Depressionen, Gedächtnisverlust und werden von eher niederen Wünschen und Begierden getrieben.

Unabhängig von ihrer körperlichen Grundkonstitution sind *tamasische* Menschen durch Dumpfheit, schwere Trägheit, mangelndes Vertrauen, Unwissenheit, Apathie und Lethargie charakterisiert. Sie bevorzugen das Dunkle, sind anhaftend allem Besitz gegenüber, emotional verhaftet und leiden an Stagnation und geistigem Aufgewühltsein. Oftmals leben sie in sehr niedrigen sozialen Gesellschaftsschichten, in denen eine schlechte Schulbildung, Gewalt, Drogen und mangelnde Ethik die *tamasischen* Eigenschaften hervorbringen bzw. verstärken.

Die *tamasische* Konstitution wird in drei Unterarten unterteilt. Durch diszipliniertes Bemühen und eine aktive Lebensweise können *tamasische* Menschen mehr *Rajas*- und *Sattva*-Eigenschaften wie Antriebskraft, Mut und Selbstbewusstsein entwickeln und damit ihre Lebensqualität und psychische Gesundheit verbessern.

Die klassischen Diagnosetechniken

Um eine Konstitutionsbestimmung vorzunehmen, bedienen wir uns im Ayurveda vor allem der ausführlichen Betrachtung und Befragung unserer selbst oder des anderen. Um jedoch den individuellen Gesundheitszustand ganz genau festzustellen und eine ständige und aktuelle Überwachung der Wechselwirkung verschiedener Aspekte der individuellen Persönlichkeit vorzunehmen, werden viele weitere Diagnoseverfahren verwendet. Dabei ist das Ziel aller ayurvedischen Medizin-Diagnosen, die Entstehung und Entwicklung einer Krankheit möglichst früh zu erkennen und deren Ursache zu beseitigen. Dies sagt auch die wörtliche Übersetzung des Begriffs »Diagnose« *(Vyadhivijana)* aus: »etwas über die Krankheit in Erfahrung bringen, an der ein Individuum leidet«.

Drei Wege des Wissenserwerbs

Mithilfe verschiedener Diagnosemethoden können der körperliche und geistige Zustand eines Menschen möglichst vollständig erfasst werden. Klassisch existieren dafür drei Wege des Wissenserwerbs, die als *Aptopadesha*, *Pratyaksha* und *Anumana* bezeichnet werden. Diese werden primär angewandt, um etwas über eine Krankheit herauszufinden.

Aptopadesha

Mit dem Begriff *Aptopadesha* bezeichnet Ayurveda einen Menschen, der einen kritischen Geist, präzises Wissen sowie ein hervorragendes Gedächtnis besitzt, der unvoreingenommen und frei von Vorurteilen ist. Die Äußerungen eines solchen Menschen sind von Wahrhaftigkeit geprägt und werden nicht angezweifelt. Wenn ein solcher Mensch eine Krankheit bei jemandem diagnostiziert und sein Urteil darüber abgibt, so wird dieses als endgültig akzeptiert.

Der weise Arzt sollte sich stets, wann immer er einen Patienten untersucht, auf die klassischen Schriften und die mit seinen Lehrern gemachten Erfahrungen stützen. *Aptopadesha* ist ein Teil der ayurvedischen Diagnose, in der sich der behandelnde Arzt auf dieses alte Wissen beruft und dabei in seinem eigenen Leben nach den Eigenschaften einer authentischen und weisen Persönlichkeit strebt.

Pratyaksha

Die zweite Voraussetzung einer ayurvedischen Diagnose, *Pratyaksha,* liegt in der direkten Beobachtung. Ayurveda definiert sie als Informationen, die durch den Kontakt von Bewusstsein, Geist und Sinnen mit den Objekten gewonnen werden. Hierbei wird zwischen der Beobachtung von äußeren Symptomen und der Beobachtung des Gemütszustandes unterschieden.

Anumana

Wenn nun durch das Gespräch, die eigene Wahrnehmung und durch die Anwendung verschiedener Diagnosetechniken ein möglichst vollständiges Bild von der körperlichen, geistigen und seelischen Verfassung des Patienten entstanden ist, so kommt der dritte Aspekt der ayurvedischen Diagnose zum Tragen: *Anumana* – die systematische Schlussfolgerung. *Anumana* stellt eine sehr wichtige Untersuchungsmethode dar, um interne Komplikationen zu begreifen. Die auf Logik basierenden Schlussfolgerungen werden angewendet, nachdem Informationen durch direkte Wahrnehmungen erlangt wurden.

Die Diagnosemethoden

Aufbauend auf diesen klassischen Wegen des Erkenntnisgewinns werden verschiedene Diagnosemethoden praktiziert. Am bekanntesten sind die sechsfache und die achtfache Untersuchung, die im Folgenden erläutert werden.

Sechsfache Untersuchung

Die sechsfache Untersuchung *(Shadvidha Pariksha)* basiert vor allem auf der Wahrnehmung der fünf Sinne und wird von jedem Ayurveda-Arzt und medizinisch orientierten Ayurveda-Therapeuten regelmäßig im Umgang mit seinen Patienten angewendet. Sie umfasst die Komponenten der Befragung *(Prashna),* der Beobachtung *(Darshana),* der Berührung *(Sparshana),* des Hörens *(Shravana),* des Riechens *(Ghrana)* und des Schmeckens *(Rasana).*

Die achtfache Untersuchung

Die achtfache Untersuchung *(Asthavidha Pariksha)* beinhaltet auch die sehr populären und bekannten Diagnosetechniken von dem Puls *Nadi* und der Zunge *Jivha.* Ebenso besitzt die Betrachtung der Augen und des Gesichts eine etwas größere Bedeutung.

Der Puls Von der ayurvedischen Pulsdiagnose haben bereits viele meiner Klienten gehört und möchten diese gerne für ihre Konstitutionsbestimmung nutzen. Bei deren Anwendung ist jedoch zu beachten, dass es, um die Pulsdiagnose in Perfektion zu beherrschen, außerordentlich viel Übung und Zeit bedarf. Viele indische Pulsdiagnostiker praktizieren die Technik bereits seit ihrer Kindheit und haben diese Kunst von vorangegangenen Ayurveda-*Vaidyas* aus ihrer Familie erlernt.

Durch die Pulsdiagnose offenbart sich der aktuelle Zustand der *Doshas.* Dieser ist äußerst labil und kann durch Nahrung und bestimmte Aktivitäten leicht beeinflusst werden. Daher wird die Pulsdiagnose im klassischen Sinne vor allem im klinischen Bereich eingesetzt, wo sicherzustellen ist, dass alle fremden Einflüsse während der Untersuchung so weit wie möglich ausgeschlossen sind. Wird die Pulsdiagnose in der ambulanten Ayurveda-Praxis angewendet, so sollte ihr Untersuchungsergebnis immer nochmals infrage gestellt werden. Denn das Verhalten des Patienten vor dem Untersuchungstermin (z.B. Kaffee trinken, schnelles Laufen, Stress bei der Anreise) kann das gesamte Ergebnis maßgeblich verändern.

Die Untersuchung der Zunge gehört ebenfalls zu den signifikanten Diagnoseverfahren des Ayurveda. Sie ist ein wichtiges Sinnesorgan, und offenbart bei der diagnostischen Betrachtung viel über die Vorgänge im Verdauungstrakt des Körpers. Die Beschaffenheit und Farbe der Zunge und ihres Belages geben uns Aufschluss über Störungen der *Doshas* und des *Agni*. Der genaue Ort des Zungenbelags oder von Zungenfurchen zeigt an, welche Verdauungsorgane bei einer *Dosha*-Störung mit betroffen sind und wie der Körper die aufgenommenen Nahrungsmittel verwerten kann. Ebenso offenbart die Betrachtung der Zunge sehr viel über die Struktur des Körpers und seine Belastungen. Damit spielt die Zungendiagnose in jeder ayurvedischen Ernährungs- und Gesundheitsberatung eine zentrale Rolle und dient dem qualifizierten Berater als wichtigstes Erkenntnisinstrument.

Die Merkmale einer gesunden Zunge sind:

- Die Form ist gleichmäßig, unter Berücksichtigung der *Doshas* weder extrem dick noch dünn.
- Die Farbe ist blass/rot oder rosig und gleichmäßig.
- Die Feuchtigkeit ist normal gut.
- Die Struktur ist eben, glatt, beweglich und nicht schlapp.
- Der Geruch ist unauffällig und hat eine leicht süßliche Note.
- Der Belag ist abhängig von der Konstitution. Falls ein typgerechter Belag vorhanden sein sollte, so sollte er sehr dünn und geruchsarm sein sowie keine Körner, Fetzen oder Zacken aufweisen.
- Die Unterzungenvenen sollten fast nicht sichtbar und keinesfalls blau oder dunkel sein.

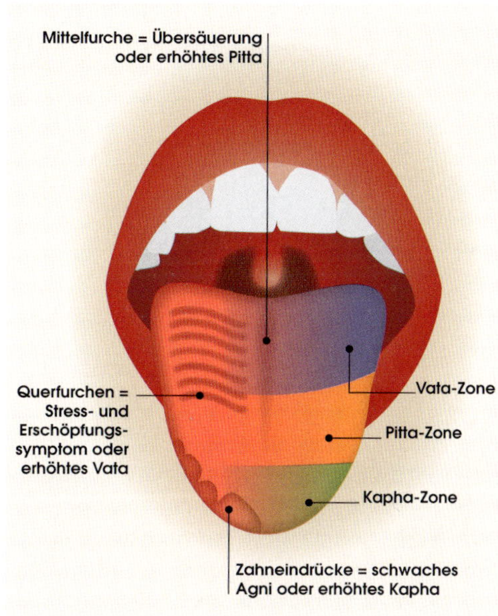

Entsprechend der individuellen Konstitution zeigt auch die Zunge typgemäße Eigenschaften: So haben *Vata*-Konstitutionen normalerweise eine recht kleine, schmale und raue Zunge. Die *Pitta*-Zunge ist mittelgroß, rot und feucht, und *Kapha*-Menschen verfügen über eine große, breite, hellere Zunge. Doch wie immer können Ausnahmen auch die Regel bestätigen. So habe ich es häufig in Beratungen erlebt, dass mir eine sehr zarte *Vata*-Frau eine knallrote *Pitta*-Zunge entgegengestreckt hat oder ein ausgeprägter *Pitta*-Typ mit einer schmalen, blassen *Vata*-Zunge daherkam. Das ist dann immer sehr interessant, denn wir sehen dadurch neue Konstitutionsaspekte, die einen tiefen Zugang zu weiteren Persönlichkeitsanteilen schaffen können. Sind die *Doshas* hingegen bereits aus dem Gleichgewicht geraten, so zeigt sich dies durch typische Merkmale auf der Zunge, anhand deren wir eine *Dosha*-Störung bereits im frühen Stadium erkennen können:

- *Vata*-Störungen zeigen sich auf der Zunge durch die Eigenschaften trocken, rau, rissig, kalt.
- *Pitta*-Störungen zeigen sich auf der Zunge durch die Eigenschaften gelb, rötlich, heiß und brennend.
- *Kapha*-Störungen zeigen sich auf der Zunge durch die Eigenschaften belegt, feucht, schleimig und weiß.

Der eigenen Konstitution auf der Spur

Die Konstitution eines Menschen zu bestimmen, ist eine der elementarsten, aber auch schwierigsten Aufgaben im Ayurveda.

Unsere *Doshas* manifestieren sich über dynamische Prinzipien und sich ständig wandelnde Ausdrucksformen. So können wir mit den üblichen Instrumenten der Konstitutionsbestimmung immer nur eine Momentaufnahme unseres *Vikriti*-Jetzt-Zustandes erlangen und ein Gespür für die dahinterliegenden, grundlegenden *Prakriti*-Konstitutionsanlagen entwickeln. Der folgende Fragenkatalog soll Sie anregen, sich über Ihre eigenen *Dosha*-Anteile bewusst zu werden und deren Ausprägungen in Bezug auf Ihre körperliche Erscheinung, persönliche Verhaltensweisen, Ernährungsgewohnheiten und Krankheitsanfälligkeiten zu bestimmen. Durch die Unterteilung der Fragen können Sie Ihre unterschiedlichen *Dosha*-Ausprägungen besser unterscheiden und klassifizieren. Sie beziehen sich auf:

- die körperliche Ausprägung,
- die emotionale und geistige Ausprägung,
- die Ernährungsgewohnheiten und -vorlieben
- und die Krankheitsanfälligkeiten.

Fragenkatalog zur Erkennung der eigenen Dosha-Ausprägungen

Wenn auf eine Frage auch zwei Antworten passen, können Sie beide ankreuzen. Zählen Sie am Ende alle Punkte – *Vata, Pitta, Kapha* – zusammen und bestimmen Sie damit differenziert Ihre einzelnen Konstitutionsaspekte. Auf Seite 51 finden Sie dann passende Ernährungsempfehlungen.

A Fragen zur körperlichen Ausprägung der Doshas

	Vata	Pitta	Kapha
1	o Mein Körperbau ist von jeher eher schmal, feingliedrig und knochig gebaut.	o Ich bin athletisch gebaut und sportlich.	o Ich bin kräftig gebaut, und mein Körper ist eher schwer.
2	o Meine Haut ist oft trocken und zeigt auch raue, schuppige Stellen.	o Meine Haut reagiert sehr empfindlich, rötet sich leicht und neigt auch zu Hautunreinheiten.	o Meine Haut ist dick und unempfindlich, manchmal etwas ölig.

	Vata	Pitta	Kapha
3	o Kaltes und windiges Wetter kann ich überhaupt nicht leiden und ich friere leicht.	o Bei heißem Wetter fühle ich mich oft unwohl und komme sehr schnell ins Schwitzen.	o Auf Regen und Kälte reagiere ich mit Müdigkeit, Hungergefühl und Trägheit.
4	o Meine Hände sind schmal und fühlen sich oft kalt und rau an.	o Meine Hände sind warm, weich und geschickt.	o Meine Hände sind kräftig, gut gepolstert und mit eher kurzen Fingern.
5	o Ich bin sehr wandlungsfähig und kann meinen Typ mit meinem Outfit und einer anderen Frisur total verwandeln.	o Ich liebe kräftige Farben und habe eine charismatische Persönlichkeit mit ausdrucksvollem Gesicht bzw. Charakterkopf.	o Meine runde und weiche Gesichtsform mit ausdrucksvollen Augen erweckt in vielen Menschen Sympathie und Vertrauen.
6	o Ich schlafe oft schlecht ein und wache nachts häufig auf.	o Ich schwitze oft beim Schlafen und träume intensiv.	o Ich schlafe gut und gerne und brauche mindestens acht Stunden Schlaf, um mich am folgenden Tag wohlzufühlen.
7	o Ich bin groß und schlank bzw. klein und dünn.	o Ich habe eine mittlere Körpergröße und bin muskulös gebaut.	o Ich bin groß und kräftig bzw. klein und mollig.

B Fragen zur emotionalen und geistigen Ausprägung der Doshas

	Vata	Pitta	Kapha
8	o In meinen Handlungen bin ich schnell und spontan, manchmal auch hektisch oder chaotisch.	o Bei allem, was ich tue, bin ich sehr genau, effizient und ordentlich.	o Von Natur aus bin ich ruhig und gesetzt, gewöhnlich handle ich langsam und ohne Hektik.
9	o Ich bin sehr naturverbunden, und mein Interesse an Musik, Kunst, Kultur und/oder spirituellen Themen ist groß.	o Auch in meiner Freizeit möchte ich mich weiterbilden und meine Interessen verfolgen. Besonders interessiere ich mich für technische Dinge, Sport oder Aktivitäten in der Politik.	o In meinem Privatleben bin ich ein gemütlicher und häuslicher Mensch. Ich liebe gutes Essen, ein schönes Zuhause und die Zeit für mich selbst, meine Familie und gute Freunde.
10	o Nichts ist mir so verhasst wie Langeweile und stupide Routine.	o Mit Chaos und Misserfolgen kann ich überhaupt nicht umgehen.	o Ich kann es nicht leiden, wenn man mich hetzt oder bedrängt.

	Vata	Pitta	Kapha
11	o Wenn es mir nicht gut geht, mache ich mir oft unnötig Sorgen und bin überängstlich.	o Ich werde leicht wütend und habe ein aufbrausendes Temperament.	o Ich streite mich nicht gerne, kann aber äußerst stur sein.
12	o Ich bin sehr kommunikativ und verliere beim Reden manchmal den roten Faden.	o Ich kann mich verbal gut ausdrücken und andere von meiner Meinung überzeugen.	o Ich bin ein guter Zuhörer und sage selbst nur so viel wie notwendig.
13	o Am liebsten habe ich es, wenn etwas los ist – ich liebe die Abwechslung, das Neue und das Unerwartete.	o Chaos kann ich nicht leiden, und ich plane meine Unternehmungen immer bis ins Detail.	o Ich mag keine Überraschungen, sehe den Dingen aber eher gelassen entgegen.
14	o In meinem Beruf suche ich Erfüllung und den Ausdruck meiner Persönlichkeit.	o Meine Karriere und mein beruflicher Erfolg sind mir sehr wichtig.	o Ich bin nicht besonders ehrgeizig und bevorzuge eine feste Anstellung mit nettem Umfeld.

C Fragen zu Dosha-typischen Ernährungsgewohnheiten und -vorlieben

	Vata	Pitta	Kapha
15	o Ich habe keine gute Verdauung und leide häufig unter Blähungen oder Verstopfung.	o Mein Appetit und meine Verdauung sind sehr gut, manchmal neige ich zu Sodbrennen oder Durchfall.	o Meine Verdauung ist etwas träge, und nach dem Essen fühle ich mich häufig müde und schwer.
16	o Auf mich selbst gestellt, neige ich zu unregelmäßigen Ess- und Schlafgewohnheiten.	o Ich lebe nach einem klar strukturierten Tagesplan und plane auch meine Mahlzeiten mit ein.	o Ich futtere gerne auch einmal was zwischendurch und mache es mir dabei bequem.
17	o Egal, was ich esse, mein Körper ist relativ dünn, und ich muss aufpassen, dass ich nicht an Gewicht verliere.	o Ich habe mein Normalgewicht und mache mir über meine Figur keine Gedanken.	o Mein Körper ist schwer, und ich nehme leicht zu und nur schwer wieder ab.
18	o Wenn ich viel zu tun habe, vergesse ich manchmal das Essen.	o Ich habe einen guten Appetit, und wenn sich die Essenszeit verzögert, fühle ich mich unwohl und gereizt.	o Auch wenn ich eigentlich keinen Hunger habe, könnte ich den ganzen Tag essen, weil es so gut schmeckt.
19	o Süßigkeiten und Kuchen kann ich nur schwer widerstehen.	o Es fällt mir schwer, auf Fleisch zu verzichten.	o Für ein deftiges Käse- oder Wurstbrot würde ich jeden Kuchen stehen lassen.

	Vata	Pitta	Kapha
20	o Ich bevorzuge gekochte Speisen und liebe Suppen und Eintöpfe.	o Ohne regelmäßig einen großen Salat zu essen, fehlt mir etwas.	o Ich brauche etwas zu beißen und bevorzuge gebratene und ordentlich gewürzte Speisen.
21	o Mein Appetit ist recht unregelmäßig, aber ich achte auf die hochwertige Qualität meiner Speisen.	o Ich habe einen starken Appetit und brauche meine festen Mahlzeiten.	o Ich habe am Morgen nur wenig Appetit und kann problemlos auch mal eine Mahlzeit ausfallen lassen.

D Fragen zu Dosha-typischen Krankheitsanfälligkeiten

	Vata	Pitta	Kapha
22	o Meine Gesundheit ist eher empfindlich, und bei Überlastung reagieren mein Immun- und mein Nervensystem mit Beschwerden.	o Ich bin belastungsfähig, doch ich neige zu brennenden und entzündlichen Beschwerden im Körper.	o In der Regel bin ich sehr gesund und widerstandsfähig, mein Immunsystem ist verlässlich und stark.
23	o Mentale und körperliche Anstrengungen erschöpfen mich schnell, und ich bin nicht besonders ausdauernd.	o Ich liebe Herausforderungen und funktioniere körperlich und mental unter Druck häufig am besten.	o Wenn es darauf ankommt, bin ich sehr zäh, ausdauernd und belastungsfähig.
24	o Ich fühle mich oft nervös und erschöpft, dann schlafe ich nachts auch sehr unruhig.	o Ich bin häufig angespannt und kann nur schwer abschalten und »runterfahren«.	o Ich kann mich gut entspannen und schlafe am Abend bereits auf dem Sofa vor dem Fernsehgerät ein.
25	o Meine Ohren sind sehr empfindlich, ich neige zu Ohrschmerzen, -geräuschen oder Tinnitus.	o Meine Augen sind sehr empfindlich, sie brennen leicht bzw. ich habe eine Sehschwäche.	o Meine Nase reagiert sensibel auf unangenehme Gerüche und ich neige zu Erkältungen und Verschleimung.
26	o Ich neige zu oder leide unter folgenden Beschwerden: Blähungen, Verstopfung, Krämpfen wie z. B. Menstruationsschmerzen oder Störungen des Bewegungsapparats.	o Ich neige zu oder leide unter folgenden Beschwerden: Fieber, Durchfall, Entzündungen, Kopfschmerzen oder Hautkrankheiten.	o Ich neige zu oder leide unter folgenden Beschwerden: Übergewicht, Wasseransammlungen, Stirn- oder Nebenhöhlenproblematiken oder Diabetes.

Auflösung – auf der Suche nach der eigenen Dosha-Konstitution

In der ayurvedischen Diätetik und Heilkunde können alle gesundheitsfördernden Maßnahmen differenziert auf die konstitutionsbezogenen Eigenschaften und Bedürfnisse ausgerichtet werden. Die vorangegangenen Fragen lassen uns neue Aspekte der individuellen *Dosha*-Ausprägung erkennen und eröffnen damit einen Zugang zu den typgerechten diätetischen Ernährungsempfehlungen des Ayurveda.

Bitte Punkte eintragen:

	A: Dosha-typische Aspekte (körperlich)	B: Dosha-typische Aspekte (geistig/emotional)	C: Dosha-typische Ernährungsgewohnheiten und -vorlieben	D: Dosha-typische Krankheitsanfälligkeiten
Vata				
Pitta				
Kapha				
Punktzahl				

Entsprechend der höchsten *Dosha*-Punktzahl können Sie auf der folgenden Seite nachlesen, welche Ernährungsempfehlungen und Rezepte für Ihr körperliches und emotionales Gleichgewicht optimal sind, um auch den Stoffwechsel in ein gutes Gleichgewicht zu bringen bzw. *Dosha*-typische Erkrankungen auszugleichen.

Ernährungsempfehlungen

Die in dieser Tabelle aufgeführten Rezepte für jeden *Dosha*-Typ sind nur ein paar typische Beispiele. Ab Seite 151 finden Sie weitere Rezepte, deren Beschreibungen so ausgerichtet sind, dass sie individuell den persönlichen *Dosha*-Ausprägungen angepasst werden können.

	Grundlegende Empfehlungen für den körperlichen und mentalen Konstitutionsausgleich	Therapeutische und kurative Empfehlungen bei akuten oder chronischen *Dosha*-Störungen
Bei höchster *Vata*-Punktzahl	Typgerechte *Vata*-Ernährung *Rasayana*-Ernährung **Rezeptempfehlungen** Geschmorter Kürbis Seite 166 Couscous Seite 194 Dattelchutney Seite 235 Roter Rohkostsalat Seite 218 Reispudding mit Safran und Kardamom Seite 236	Siehe Kapitel 4, Seite 78 Siehe Kapitel 5, Seite 100 **Rezeptempfehlungen** Grundrezept *Khichari* Seite 208 Reis mit Roter Bete Seite 186 *Rawa Upma* – Pikanter Gemüsegrieß Seite 196
Bei höchster *Pitta*-Punktzahl	Typgerechte *Pitta*-Ernährung *Sattvische*-Ernährung **Rezeptempfehlungen** Blumenkohl im Kokosmantel Seite 160 Spinat mit Panir Seite 178 Dal aus roten Linsen Seite 200 Minz-Koriander-Chutney Seite 231 Gurkensalat Seite 222 Kokospudding Seite 242	Siehe Kapitel 4, Seite 85 Siehe Kapitel 5, Seite 96 **Rezeptempfehlungen** Grundrezept *Khichari* Seite 208 Ayurvedische Minestrone Seite 210 Gemüsereis Seite 193 Mungbohnen mit Spinat Seite 206
Bei höchster *Kapha*-Punktzahl	Typgerechte *Kapha*-Ernährung *Panchakarma*-Ernährung **Rezeptempfehlungen** Gedünsteter Chicorée Seite 164 Hirsebällchen Seite 192 Mungbohnen mit Spinat Seite 206 Wassermelonenchutney Seite 234	Siehe Kapitel 4, Seite 91 Siehe Kapitel 5, Seite 118 **Rezeptempfehlungen** Grundrezept *Khichari* Seite 208 Klassischer *Mung-Dal* Seite 199

Die ayurvedische Ernährung

Die richtige Ernährung besitzt im Ayurveda einen elementaren Stellenwert. Sie ist für uns eine unerschöpfliche Quelle der körperlichen Gesundheit und emotionalen Zufriedenheit. Bei Krankheiten wird sie als Heilmittel eingesetzt. Mit dem, was wir essen und wie wir es essen, entscheiden wir immer wieder neu über die Qualität und Ausprägung unserer Konstitution, Leistungsfähigkeit und Lebensfreude. Damit werden die täglichen Mahlzeiten zum Kompass für Selbstverantwortung und die persönliche Lebensausrichtung.

Entsprechend unserer individuellen Konstitution und den individuellen Belastungsfaktoren entwickeln wir unterschiedliche Ernährungsgewohnheiten und -vorlieben, die sich in unserem Lebensstil und den daraus resultierenden Beschwerden widerspiegeln. Diese richtig zu interpretieren – und wenn notwendig zu korrigieren –, ist das Ziel der ganzheitlichen Ayurveda-Ernährungslehre.

Mit guten Lebensmitteln und den richtig zubereiteten Mahlzeiten geben wir dem Körper alles, was er braucht. Die gesunde Nahrung nährt unsere Körpergewebe und liefert grundlegendes Baumaterial für ihre Instandsetzung und Regeneration. Ebenso verhindert eine auf den ayurvedischen Prinzipien basierende Ernährung die Ansammlung von Abfallprodukten in den Geweben, die für das Altern verantwortlich sind. Somit stellt die ayurvedische Ernährung ein ganzheitliches und individuelles Ernährungssystem dar, in dem Körper, Geist und Seele gleichermaßen mit allen Nähr- und Vitalstoffen versorgt werden.

Die allgemeinen Ernährungsregeln des Ayurveda basieren auf den grundlegenden Stoffwechselprinzipien und gewährleisten, dass alle Speisen auf optimale Weise verdaut werden. Die Auswahl und Zusammenstellung der Nahrungsmittel sollten unter Berücksichtigung der individuellen Konstitution geschehen. Ebenso wichtig für die Verwertbarkeit der Nahrung ist es, dass sie den Essgewohnheiten unseres Kulturkreises, dem Klima, der Umgebung und der Jahreszeit entspricht.

Eine solche Ernährung hält den Körper gesund, vital und widerstandsfähig und ist auch geeignet, im Krankheitsfall ausgleichend, heilend und stärkend zu wirken. Sie hilft dem Körper, sich zu reinigen, indem sie einerseits keine weiteren Schlacken oder Giftstoffe zuführt und andererseits die Ausscheidung durch eine Aktivierung des Stoffwechsels fördert.

Die klassischen Ayurveda-Schriften lehren, dass eine schöne, klare Haut, geistige Klarheit, Konzentrationsfähigkeit und ein genialer Verstand, Körperkraft und Ausdauer die Merkmale einer reinen und aufbauenden Ernährung sind. Zusätzlich zeichnet sich reine Nahrung durch eine für die Sinne angenehme Farbe, einen guten Geschmack, guten Geruch und Berührung aus.

Ein bekömmliches und wohltuendes Essen wird schnell in die Körpergewebe *(Dhatus)* umgesetzt und stört die *Doshas* nicht. Alle Pflanzen und Nahrungsmittel, welche die *Doshas* stören oder von ihrem Platz vertreiben, sind unbekömmlich. Die Gewebe werden geschwächt, und toxische Substanzen sammeln sich an.

Darüber hinaus ist die Ernährungslehre des Ayurveda ein universelles ganzheitliches System, das die alten ayurvedischen Lehren mit den neuesten wissenschaftlichen Erkenntnissen verbindet und sie für den hiesigen Kulturkreis in leicht praktizierbarer Weise umsetzt. Es berücksichtigt die Funktionsprinzipien unseres Körpers und hilft ihm zudem, die in der Nahrung enthaltene Lebensenergie *(Prana)* freizusetzen und für den Zellaufbau und die Vitalisierung des gesamten Organismus zugänglich zu machen.

Allgemeine Regeln der ayurvedischen Ernährung für eine gute Bekömmlichkeit:

- Gesunde Nahrung zeichnet sich durch appetitanregenden Duft, attraktives Aussehen, angenehmen Geschmack und frische Zubereitung aus.
- Maßvoll essen, je nach Konstitution sind zwei bis drei Mahlzeiten pro Tag ideal, ohne Zwischenmahlzeiten.

Das Besondere der Ayurveda-Ernährung

Die ayurvedische Ernährung

- **ist typgerecht** Entsprechend der individuellen Konstitution und ihren Störungen werden spezielle Empfehlungen ausgesprochen.
- **berücksichtigt die zyklischen Dynamiken des Lebens** Entsprechend den Lebensphasen, Jahres- und Tageszeiten werden die Auswahl und Zubereitung von Nahrungsmitteln angepasst.
- **unterscheidet zwischen körperlichen, emotionalen und geistigen Wirkungsweisen** Entsprechend den individuellen Bedürfnissen wird die Ernährung auf die Erneuerung der Körpergewebe, auf die Heilung, auf das Glücklichsein oder auf die spirituelle Entwicklung abgestimmt.
- **ist undogmatisch und kreativ** Entsprechend dem individuellen Geschmack und Kulturkreis wird die Nahrung auf wohlschmeckende und sinnlich erfüllende Weise zubereitet.
- **ist alltagsgerecht** Entsprechend dem Lebensstil werden die Regeln und einfache Kochrezepte individuell angepasst.
- **ist Medizin** Entsprechend dem Gesundheitszustand können spezielle Diäten und Kuren den Heilungsprozess fördern.

- Zu den Mahlzeiten nur wenig trinken, ein Zuviel schwächt die Verdauungskraft. Auch kalte Getränke sollten gemieden werden.
- Schwer verdauliche Speisen wie Rohkost, Fleisch, Kohlgemüse oder Hülsenfrüchte sollten zur Mittagszeit verzehrt werden.

Ernährung für Körper, Geist und Seele

Die ayurvedische Ernährungslehre vermittelt ein umfassendes Wissen über die differenzierte Wirkung der Nahrung auf der körperlichen, geistigen und seelischen Ebene. Dabei sind die Zielsetzungen der Ernährungsregeln und -empfehlungen unterschiedlich ausgeprägt: Was für den körperlichen Substanzgewinn förderlich ist, kann für einen therapeutischen Reinigungsprozess oder das psycho-mentale Gleichgewicht eher hinderlich sein. In diesem Sinne ist die ayurvedische Ernährung nicht als einheitliche Diät zu verstehen, in der beispielsweise immer nur Reis, Linsen und Gemüse gegessen werden, sondern eine intelligente Sammlung von verschiedenen, oftmals sehr unterschiedlichen und sich teilweise widersprechenden Diätkonzepten, in denen wir Nahrung als Werkzeug für die körperliche Erneuerung, emotionale Befriedigung, als Unterstützung für die spirituelle Entwicklung oder zur ganzheitlichen Reinigung und Heilung einsetzen können. Diese unterschiedlichen Ernährungsausrichtungen fasst Ayurveda zusammen in:

- die konstitutionsbezogene Ernährung
- die *sattvische* Ernährung
- die *Rasayana*-Ernährung
- die *Panchakarma*-Ernährung

Die Ernährungsstile

Der bekannteste Ernährungsstil des Ayurveda ist sicherlich die konstitutionsbezogene Ernährung, in der viele Empfehlungen dem individuellen *Dosha*-Ausgleich dienen und jeder Typ seine tägliche Ernährung auf seine Konstitution *(Prakriti* und *Vikriti)* ausrichtet.

Doch auch die *sattvische* Ernährung findet weite Verbreitung, speziell in Verbindung mit dem Yoga, denn sie ist eine auf das geistige Wohl ausgerichtete Diät, welche die klassische Ernährungsform der Yogis und Mönche darstellt, mit der sie Unterstützung für ihre spirituelle Entwicklung finden. Die einfache, reine Ernährung mit naturbelassenen Lebensmitteln ist frei von allen Anhaftungen des Geistes und versorgt den Körper auf gesunde Weise mit allem, was er für seinen Fortbestand benötigt. *Ahimsa,* das Prinzip der Gewaltlosigkeit, hat höchste Priorität für die Reinheit des Geistes, was sich in einer streng vegetarischen Kost widerspiegelt.

Die *Rasayana*-Ernährung ist hingegen in manchem gegensätzlich zur *sattvischen* Ernährung: Es ist eine sehr nährende, aufbauende und üppige Kost, die den Organismus verjüngt und dem energetischen und substanziellen Aufbau dient. Mit der Verabreichung von kleinen Mengen an Milch und Milchprodukten sowie Eiern, Fisch oder Fleisch wird die *Rasayana*-Ernährung zur Regeneration nach schwerer Krankheit und Auszehrung, Verjüngung im hohen Alter oder als Aphrodisiakum zur Vermehrung der Fortpflanzungsgewebe in der Kinderwunschbehandlung eingesetzt.

Als *Panchakarma*-Ernährung bezeichnen wir die kurative Heildiät, die im Rahmen von Reinigungskuren und medizinischen Behandlungen verabreicht wird.

Im täglichen Umgang

Die verschiedenen Ayurveda-Ernährungsstile werden im Alltag oft nicht benannt oder voneinander unterschieden. Dies kann für Verwirrung sorgen, wie ich anhand von unzähligen Fragen merke, mit denen ich konfrontiert werde, wenn ich mit meinen Schülern und Kurpatienten spreche:

- »Warum ist in dem einen Ayurveda-Buch Knoblauch strengstens verboten und ein anderes verwendet es in vielen Gerichten?«
  Antwort: Im ersten Buch scheint die *sattvische* Ernährung forciert worden zu sein, in der Knoblauch gemieden wird, da ihm eine negative Wirkung auf den Geist und die Selbstdisziplin nachgesagt wird. In der *Rasayana*-Ernährung hingegen, worauf sich das zweite Kochbuch zu beziehen scheint, wird der Knoblauch wegen seiner verjüngenden, aufbauenden und aphrodisierenden Qualitäten sehr geschätzt.
- »Warum habe ich während meiner Ayurveda-Kur nur gekochte Speisen erhalten und für meinen Speiseplan zu Hause täglich einen großen Salat empfohlen bekommen?«
  Antwort: Weil im Rahmen der *Panchakarma*-Ernährung alle ungekochten Speisen verboten sind, aber in der konstitutionsbezogenen Ernährung ein Salat am Mittag ideal dem *Pitta*-Ausgleich dient.
- »Während meines Indienaufenthalts habe ich in dem Ayurveda-Resort eine rein vegetarische Kost erhalten, und nun lese ich, dass für Schwangere oder Menschen mit schwachem Immunsystem eine Hühnersuppe diätetisch empfohlen wird. Wie soll ich das verstehen?«
  Antwort: Im Rahmen der *Rasayana*-Ernährung wird der Genuss von Geflügel, Eiern und hellem Fleisch aus therapeutischen Gründen empfohlen, denn gerade für Menschen mit Erschöpfungszuständen, Schwangere, Gestresste und ältere Menschen stellt dies eine ideale Aufbaukost dar.

Verstehen wir die ganzheitlichen Konzepte der ayurvedischen Ernährungslehre, so können wir die täglichen Speisen als fein gestimmtes Instrument für die differenzierten Wirkungsfelder im Körper, im Geist und in der Seele einsetzen. Eine tiefergehende Erläuterung über die Praxis und Feinheiten der verschiedenen Ernährungsstile und der individuellen Abstimmung steht in den Kapiteln 4 (ab Seite 78) und 5 (ab Seite 105).

Wie Nahrung wirkt

Der Ayurveda-Gelehrte *Charaka* zählt acht Faktoren auf, welche die Wirkung unserer Nahrung bestimmen. Sie entscheiden über die individuelle Auswahl und den therapeutischen Einsatz der Nahrung:

Desha Herkunft der Nahrung

Kala Zeit in Bezug auf Nahrung und Esser

Karana Art der Zubereitung

Prakriti Beschaffenheit der Nahrung

Rashi Quantität der Nahrung

Samyoga Ungünstige Kombination von Nahrungsmitteln

Upayogasamstha Verschiedene Regeln zur Nahrungsaufnahme

Upayoktrin Zustand und Gewohnheiten desjenigen, der die Nahrung verzehrt

Ayurveda-Ernährung für den Körper

Entsprechend der ayurvedischen Anatomie ist unsere körperliche Gesundheit vom Zustand der *Dhatus* (Gewebe), *Srotas* (Zirkulationsgewebe, Transportkanäle), *Malas* (Ausscheidungsprodukte) und *Doshas* (Funktionsprinzipien) abhängig.

Daran orientiert richten sich die ayurvedischen Ernährungsempfehlungen stark nach den folgenden Kriterien. Nahrungsmittel werden entsprechend ihrer aufbauenden oder abbauenden Wirkung auf die verschiedenen *Dhatus* und *Doshas* ausgewählt.

Die richtige Zubereitung und Kombination der Nahrung entscheidet über die störungsfreie Verwertung und Ausscheidung der Nahrung sowie die volle Funktionstüchtigkeit der *Srotas*. Viele Ayurveda-Empfehlungen zur konstitutionsgerechten Ernährung sowie zur *Rasayana*- und *Panchakarma*-Ernährung sind auf das körperliche Wohlergehen ausgerichtet.

Für die körperliche Erneuerung, vitale Regeneration und den substanziellen Gewebeaufbau sollten viele warme, gekochte Speisen gegessen werden. Besonders wichtig sind süße Nahrungsmittel wie Getreide, Wurzelgemüse, Hülsenfrüchte, Nüsse, Milch und Butter.

Um Gewebe abzubauen – wie in einem Reinigungsprozess oder einer Schlankheitskur –, ist es förderlich, die süßen und stärkenden Speisen wie Getreide und Fette zu reduzieren und stattdessen eine eiweißreiche Diät mit viel Hülsenfrüchten und bitteren Nahrungsmitteln wie Blattgemüse, Artischocken und frische Kräuter zu bevorzugen.

Die richtigen Kombinationen sind ebenso entscheidend für den Stoffwechsel: Essen wir beispielsweise saure Früchte zusammen mit Milchprodukten, so blockieren wir die *Srotas*, was zu vielen Erkrankungen und *Ama*-Ansammlungen führt. Genießen wir Eiweiße und Kohlenhydrate zusammen in einem Menü, so führt dies zu mehr Masse und Gewicht.

Wenn wir unsere Ernährungsweise auf die individuellen Bedürfnisse unseres Organismus abstimmen wollen, so bietet uns die konstitutionsbezogene Ernährung einen guten Leitfaden. Ergänzend dazu können wir die aufbauende *Rasayana*-Ernährung zur Regeneration oder die reinigende *Panchakarma*-Ernährung als kurative Heildiät einsetzen.

Geschmack gleicht Dosha-Eigenschaften aus

Konstitution	Empfehlenswerte Eigenschaften	Empfehlenswerter Geschmack
Vata	nährend, leicht verdaulich, warm, weich, feucht, beruhigend	süß, salzig, sauer
Pitta	kühl, mild, weniger gekocht, sättigend, schwer	süß, bitter, zusammenziehend
Kapha	leicht verdaulich, warm, trocken, anregend	scharf, bitter, zusammenziehend

Ayurveda-Ernährung für die Psyche

Für das mentale Gleichgewicht sind alle Empfehlungen der *sattvischen* Ernährung besonders wirkungsvoll. In der streng vegetarisch ausgelegten Bio-Kost schenken uns frische Gemüse, Früchte, Nüsse, Milch und Getreide innere Zufriedenheit und Selbsterfüllung. Die *sattvische* Ernährung ist frei von allen Reizstoffen und beinhaltet viele Ernährungsregeln, die weit über das Essen hinausgehen, wie z. B. das Gebet vor dem Essen, die Liebe beim Kochen oder das Ernten im Rhythmus der Natur. Häufig ist es für einen zufriedenen und naturverbundenen Menschen eine Selbstverständlichkeit, die *sattvischen* Ernährungsregeln zu befolgen (auch ohne Ayurveda-Kenntnisse) und damit den Prinzipien der Ganzheitlichkeit und Nachhaltigkeit zu folgen.

Konstitutionsbezogene Ernährung

In der ayurvedischen Gesundheitslehre dreht sich alles um die drei *Doshas*: *Vata*, *Pitta* und *Kapha*.

Die dynamischen Funktionsprinzipien, die unsere körperliche Erscheinung und psychische Verfassung bestimmen, werden direkt von dem, was wir essen und wie wir essen, beeinflusst. Mit jeder Mahlzeit »füttern« wir unsere *Dosha*-Anteile, und durch die gezielte Auswahl von Nahrungsmitteln und die Anwendung spezieller Ernährungsregeln können wir ihre Qualität und Quantität unmittelbar bestimmen.

Das Wissen um die Steuerung der *Doshas* mittels Ernährung ist die Grundlage der konstitutionsbezogenen Ernährung und der individuellen Ernährungstherapie. Dabei dient die konstitutionsbezogene Ernährung als Leitfaden für ein gesundes und langes Leben entsprechend der eigenen Konstitution *(Prakriti)*, und die *Dosha*-ausgleichende Ernährung ist eine symptombezogene Diät, um im Störungs- und Krankheitsfall vermittelnd einzuwirken.

Das grundlegende Prinzip der konstitutionsgerechten Ayurveda-Ernährung ist der Ausgleich der übermäßigen Eigenschaften: Jedes *Dosha* manifestiert sich im Organismus durch bezeichnete Eigenschaften wie leicht, schwer, kalt, warm, trocken, feucht usw. Die tägliche Ernährung dient nun zum Ausgleich dessen und führt dem Körper all das zu, was er für seine natürliche Harmonie benötigt. Dabei ist es bei der konstitutionsbestimmten Ernährung unerheblich, ob ein *Dosha* von Natur aus ständig erhöht ist oder nur kurzzeitig durch eine Störung aus dem Gleichgewicht geraten ist. Die spezielle *Dosha*-ausgleichende Kost sollte so lange praktiziert werden, bis die entsprechenden Symptome verschwunden sind. Die konstitutionsgerechten Ernährungsempfehlungen des Ayurveda helfen uns, immer wieder das eigene Gleichgewicht der *Doshas* herzustellen, indem die weniger ausgeprägten *Doshas* gestärkt und die dominanten gemindert werden. Wenn wir hingegen Nahrungsmittel zu uns nehmen, die unsere stark ausgeprägten *Doshas* noch weiter erhöhen, so wird dies eine Störung und Krankheit dieser *Doshas* herbeiführen. In diesem Sinne können die konstitutionsbezogenen Empfehlungen auch als Diät eingesetzt werden: Leidet z. B. ein *Vata-Kapha*-Typ unter einer *Pitta*-Störung, so sollte er so lange eine *Pitta*-ausgleichende Ernährung praktizieren, bis die Beschwerden abgeklungen sind, um dann anschließend wieder zur typbezogenen Kost zurückkehren.

Typgerechte Ernährung

Eine typgerechte Ernährung wird im Ayurveda auf die körperliche Konstitutionsausprägung *(Deha Prakriti)*, die psychische Konstitutionsausprägung *(Manas Prakriti)* sowie die individuelle Funktionsweise des Stoffwechsels abgestimmt. Ebenso spielen die persönliche Lebensweise und Belastungssituationen im Alltag eine große Rolle, um die optimale Ernährungsweise zusammenzustellen. Ist die Konstitution eindeutig einem ausgeprägten *Dosha* zuzuordnen, so sind die Ernährungsregeln klar und einleuchtend. Komplizierter wird es bei Mischkonstitutionen besonders dann, wenn sich unterschiedliche Bedürfnisse in einer Person manifestieren. In vielen Menschen mischen sich die *Doshas* in ihrer körperlichen und psychischen Manifestation auf die vielfältigste Weise: So konsultieren mich z.B. häufig Klienten, die unter Stress und Schlafstörungen *(Vata)* sowie Übergewicht *(Kapha)* leiden. Worauf soll nun der Ernährungsplan primär abgestimmt werden, auf die *Vata-* oder die *Kapha*-Störung? Oder viele Frauen leiden in den Wechseljahren gleichzeitig unter Hitzewallungen *(Pitta)*, trockenen Schleimhäuten *(Vata)* und Depressionen *(Kapha)*. Welche Interventionen helfen nun, die *Doshas* wieder ins Lot zu bringen?

Grundsätzlich gilt, dass mit einer typgerechten Ernährung immer die gemeinsamen Eigenschaften der verschiedenen *Doshas* genährt werden sollten:

- Für die *Vata-Pitta*-Balance bevorzugen wir süße Nahrungsmittel, zum *Vata-Kapha*-Ausgleich alles Warme und Gekochte, und *Pitta-Kapha* darf viel bitteres Essen zu sich nehmen.
- Ist ein erhöhtes *Vata* an dem *Dosha*-Mix beteiligt, so achten wir immer zuerst auf den Ausgleich des Luft- und Äther-Elements, denn ein gestörtes *Vata-Dosha* wirkt auch als Verstärker für alle anderen Problematiken und Befindlichkeitsstörungen.
  Noch komplexer wird es, wenn sich die körperlichen und mentalen Konstitutionseigenschaften oder -störungen voneinander unterscheiden:
- Auf der körperlichen Ebene verfügen wir über ganz viele *Pitta*-Eigenschaften, und mental herrscht das *Vata* vor? Dann brauchen wir für die körperliche Gesundheit alle *Pitta*-reduzierenden Nahrungsmittel, um die Hauterneuerung und den Säure-Basen-Haushalt zu regulieren. Zur Entspannung und Stabilisierung der feinfühligen *Vata*-Psyche benötigen wir hingegen viele allgemeine Anti-*Vata*-Gesundheitsempfehlungen, wie beispielsweise Ruhe, Rhythmus und Regelmäßigkeit – auch beim Essen.
- Körperlich outen uns die großen Hände, dicken Haare und kräftige Statur eindeutig als *Kapha*-Typ, und mental verfügen wir über die feurige Dynamik des *Pittas*? Dann benötigen wir stimulierende Empfehlungen für unser körperliches Gleichgewicht und zum *Kapha*-Ausgleich viel Bewegung, leichte Nahrung und bittere Kräuter. Kombinieren wir dies mit besänftigenden Gewürzen wie Fenchel, Kardamom, Koriander und Kurkuma sowie mit intellektuellen Herausforderungen und einem strukturierten Ordnungssystem, so harmonisieren wir auch die *Pitta*-Psyche.

Gesundheit – vom Geschmack beeinflusst

Die moderne Ernährungswissenschaft leitet die Wirksamkeit der Nahrung aus ihren Inhaltsstoffen ab. Kalorien, Vitamine, Enzyme, gute und schlechte Fette und vieles mehr entscheiden darüber, ob etwas ein gesundes oder ungesundes Lebensmittel ist. All dies ist aus ayurvedischer Sicht zwar interessant, aber gar nicht so wichtig ... Viel entscheidender, um die Wirksamkeit und den Einsatz von Nahrungsmitteln oder Heilkräutern zu bestimmen, sind ihr Geschmack und ihre Eigenschaften. Mit dem Geschmack üben sie einen direkten Einfluss

Fallbeispiel Martina

Martina, eine alleinerziehende Mutter von zwei Kindern, ist Krankenschwester. Ihre Konstitution ist nicht leicht zu bestimmen. Einerseits ist sie mit 97 Kilogramm bei 1,68 Meter Größe krankhaft übergewichtig – was für eine *Kapha-Vikriti* spricht. Anderseits leidet sie unter sehr trockener Haut, Verstopfung, Blähungen und teilweise schlechtem Schlaf – was *Vata*-Symptome sind. Doch auch an *Pitta* fehlt es ihr nicht: Trotz der Körperfülle ist sie ausgesprochen aktiv, managt ihr Leben mit Kindern und Beruf, kann sich gut durchsetzen. Und ihre rötlich-braunen Naturlocken, ihre Sommersprossen, ihre warmen, weichen Hände sowie eine ausgeprägte Neigung zu Entzündungen zeugen von ihrem konstitutionsbezogenen *Pitta*-Anteil.

Als Martina mich für eine Ayurveda-Ernährungsberatung konsultierte, formulierte sie ihr Anliegen sehr klar: in den nächsten Monaten mindestens 15 Kilogramm abnehmen, dabei aber keine Mahlzeiten auslassen.

Während meiner Erstanamnese versuchte ich, mit gezielten Fragen zur Kindheit und den ayurvedischen Diagnosetechniken etwas Ordnung in Martinas *Dosha*-Chaos zu bringen. Bald wurde klar, dass Martina als Kind eine *Pitta-Kapha-Prakriti* hatte und jetzt unter einer *Vata-Kapha-Vikriti* litt. Die jetzigen *Vata*-Störungen hatten erst nach der Trennung von ihrem Mann begonnen und wurden durch den Schichtdienst und den Stress im Krankenhaus verstärkt. Besonders interessant war für Martina die Erkenntnis, dass ihre *Vata*-Problematiken auch das *Kapha* nach oben treiben: Je mehr sie unter Stress und Schlaflosigkeit litt, umso mehr nahm sie zu.

Mit einem ausgewogenen Speiseplan gelang es uns, Martinas *Vata* zu stabilisieren und gleichzeitig das *Kapha* zu reduzieren. Dazu war es notwendig, dass Martina drei regelmäßige Mahlzeiten einnahm und Zwischenmahlzeiten mied. Mittags nahm sie immer in Ruhe eine vollwertige Hauptmahlzeit zu sich und abends aß sie nur eine Mungbohnen- oder Linsensuppe. Alle süßen, bitteren und leichten Gemüsearten wie Fenchel, Spinat, Artischocken, Gemüsezwiebeln und Zucchini sowie Gerste, Mais und Hirse sollten den Speiseplan dominieren, Salat sollte sie meiden. Für den Heißhunger zwischendurch empfahl ich ihr frische Früchte, Trockenfrüchte und einen Teelöffel Honig.

Martina war begeistert: Sie startete den Tag mit einem Ingwertee mit Honig, nahm sich immer heißes Wasser mit in die Arbeit und stellte ihre Ernährung und Lebensweise um. Endlich konnte sie ohne schlechtes Gewissen ihre Mahlzeiten genießen. Die stoffwechselanregenden Gewürze schmeckten ihr gut, die Verdauung wurde besser und die leckere Suppe am Abend machte sie satt und zufrieden. Sie konnte besser entspannen, und die Pfunde schmolzen langsam, aber kontinuierlich dahin. Nachdem sie die ersten 5 Kilogramm abgenommen hatte, begann Martina zusätzlich mit einem leichten Sportprogramm. Dies gab den Ausschlag – ihr *Pitta* wurde immer stärker, und sie gewann an Selbstdisziplin, Ausdauer und Dynamik.

Heute ist Martina mit knapp 80 Kilogramm immer noch kräftig – aber gesund, glücklich und frei von jeglichen Beschwerden. Mit ihrem jetzigen Gewicht fühlt sie sich allen Anstrengungen gewachsen.

Ernährungsempfehlungen für jede Konstitution

Stadien	Zu bevorzugende Ernährungsempfehlungen	Zu vermeidende Ernährungsfaktoren	Spezielle Tipps
Vata	Nährende, warme und gekochte Speisen bevorzugen	Zu viel Rohkost, bittere Gemüse und trockene Nahrungsmittel meiden	Milch und Gewürze wie Ingwer, Nelke, Zimt und Safran täglich genießen
Pitta	Wurzel- und Blattgemüse, Salat und Rohkost bevorzugen	Zitrusfrüchte, Tomaten, Milchprodukte, Fleisch und Alkohol meiden	Mittags die Hauptmahlzeit essen und Gewürze wie Kurkuma, Koriander und Kardamom bevorzugen
Kapha	Scharf gewürzte, leichte und gekochte Nahrung bevorzugen	Fettiges, frittiertes, süßes und salziges Essen meiden	Viele Gewürze und Kräuter verwenden, kein Frühstück essen
Vata-Pitta	Alle süßen Gemüse, Getreide, Nüsse und Öle bevorzugen	Scharfe und mental anregende Speisen und Gewürze meiden	Ohne Stress und täglich süße Früchte als Zwischenmahlzeit essen
Vata-Kapha	Warme, gekochte und leicht verdauliche Speisen bevorzugen	Zu viel Salat, Rohkost und schwere Speisen meiden	Maßvoll essen und ein warmes Abendessen einnehmen
Pitta-Kapha	Grüne Gemüsearten, Salate und Blattgemüse bevorzugen	Nur wenig Salz essen und Milchprodukte meiden	Mit vielen Gewürzen wie Kurkuma, *Methi* (Bockshornkleesamen) und allen frischen Kräutern kochen
Vata-Pitta-Kapha	Vielseitig essen und die Mahlzeiten tageszeitengerecht zubereiten	Einseitige Ernährungsformen meiden	Täglich ein Chutney und die sechs Geschmacksrichtungen einnehmen

auf die *Doshas*, *Dhatus*, *Srotas* und das *Agni* im Körper aus. Ebenso wirken die Auswahl und Zubereitung der Nahrungsmittel auf die Stoffwechselprozesse und Bioverfügbarkeit sowie die psychische Gestimmtheit ein. Somit kann jede Mahlzeit mit dem Einsatz der richtigen Geschmacksrichtung *(Rasa)* individuell auf die Konstitution und die persönlichen Bedürfnisse abgestimmt werden. Die typgerechte Ayurveda-Küche wählt Gewürze, Gemüse und Früchte nach ihrem spezifischen Geschmack aus und bereitet sie auf individuelle Weise zu. Auf diese Weise nutzen wir die tägliche Ernährung als Heilmittel und Ausgleichtherapie für die körperliche und geistige Gesundheit.

Sechs Geschmacksrichtungen

Im Ayurveda werden sechs Geschmacksrichtungen *(Rasa)* unterschieden, die sich in jeder Mahlzeit in einem ausgewogenen Verhältnis wiederfinden sollten. Jeder Geschmack verfügt über spezielle Qualitäten und Heilwirkungen, welche direkt auf die *Doshas* und das Verdauungssystem einwirken. All unsere Nahrungsmittel können den Geschmacksrichtungen zugeordnet werden:

süß süße Gemüsearten wie Fenchel, Gurken, Kürbisse, Möhren, Rote Bete, Kartoffeln; süße Früchte wie Bananen, Datteln, Feigen, Mangos, Melonen, Trauben; Getreide, Hülsenfrüchte, Nüsse, Samen, Fette, Milch, Zucker, Fleisch

sauer Zitrusfrüchte, Tomaten, Ananas, fermentierte Milchprodukte, Essig

salzig Meersalz, Steinsalz, salzige Würzmittel wie Soja- oder Tamarisauce

scharf Chili, Ingwer, Meerrettich, Pfeffer

bitter Blattgemüse, Blattsalate, Artischocken, Chicorée, Radicchio, frische Kräuter

herb Sehr bittere Nahrungsmittel mit zusammenziehender Komponente wie Winterspinat oder Rucola und Gewürze wie Kurkuma.

Grundsätzlich sollten alle Geschmacksrichtungen innerhalb einer ayurvedischen Mahlzeit vertreten sein, um den Körper nicht ungleichmäßig zu belasten. Durch die Wahrnehmung aller Geschmacksrichtungen werden die Sinne geschärft, die Organe angeregt und der Körper befriedigt. Dies gilt vor allem für die Mittagsmahlzeit. Bei Krankheiten, *Dosha*-Störungen und Fastenkuren können die Geschmacksrichtungen auch einzeln oder therapeutisch eingesetzt werden.

Dosha-Wirkung des Geschmacks

Die einzelnen Geschmacksrichtungen können jeweils die *Doshas* erhöhen oder senken sowie das *Agni* anregen oder schwächen.

Geschmack (Rasa)	Element (Mahabhuta)	Eigenschaft (Guna)	Wirkung auf die Doshas	Wirkung auf Agni
süß	Erde, Wasser	schwer, feucht, kalt	V ↓ P ↓ K ↑	↓
sauer	Feuer, Erde	heiß, feucht, leicht	V ↓ P ↑ K ↑	↑
salzig	Feuer, Wasser	schwer, heiß, ölig	V ↓ P ↑ K ↑	↑
scharf	Feuer, Luft	leicht, heiß, trocken	V ↑ P ↑ K ↓	↑
bitter	Äther, Luft	leicht, kalt, trocken	V ↑ P ↓ K ↓	↑
herb/zusammenziehend	Äther, Erde	schwer, kalt, trocken	V ↑ P ↓ K ↓	↓

V = *Vata*, P = *Pitta*, K = *Kapha* ↑ erhöhend ↓ vermindernd

Agni – das Verdauungsfeuer

Ein Grundsatz der ayurvedischen Ernährungslehre lautet: »Du bist das, was du verdaust.« So entscheiden die verschiedenen Funktionsweisen des Verdauungsfeuers *(Agni)* über die Verträglichkeit und Verwertung der einzelnen Speisen.

Durch *Agni* stehen den verschiedenen Körpergeweben alle Nährstoffe zur Verfügung, Toxine werden ausgeschieden, der Geist wird klar und diszipliniert. Ein ausgeglichenes Verdauungsfeuer verleiht dem gesamten Körper eine frische, vitale Ausstrahlung und Schönheit von innen. Damit *Agni* aber in einem angemessenen Maß entstehen kann, ist wiederum ein Gleichgewicht zwischen den *Doshas* erforderlich. Ist dieses Gleichgewicht nicht vorhanden, wird entweder zu wenig *Agni* erzeugt, und selbst die edelsten Speisen passieren den Verdauungstrakt nahezu ungenutzt, oder es entsteht zu viel *Agni*, was ständigen Hunger und Unausgeglichenheit zur Folge hat. All dies bringt ernährungsbedingte Erkrankungen hervor.

Die Beschaffenheit unserer Verdauungskraft ist häufig konstitutionsabhängig, denn die Dominanz der *Doshas* nimmt auch Einfluss auf unseren Stoffwechsel: So verfügen Menschen mit einem hohen *Vata*-Anteil meist über ein schwankendes und labiles Verdauungsfeuer *(Vishmagni)*, *Kapha*-Menschen haben einen stabilen, aber langsamen Stoffwechsel *(Mandagni)* und *Pitta*-Typen ein recht starkes und oft überhitztes Verdauungsfeuer *(Tikshnagni)*. Viele Empfehlungen der ayurvedischen Ernährung sind auf diese speziellen Stoffwechselbedürfnisse abgestimmt, und diese werden mit einer konstitutionsgerechten Ernährung ausgeglichen.

Befinden sich die *Doshas* für längere Zeit in Disharmonie, so resultiert daraus immer eine Schwäche von *Agni*. Die Verdauungseffizienz ist stark vermindert, die Aufnahme von Nahrung und die Energiegewinnung sind eingeschränkt, und toxische Ablagerungen werden in den Körpergeweben gespeichert. Um unverdaute Stoffwechsel-Zwischenprodukte *(Ama)* abzubauen, wird der Stoffwechsel durch anregende, bittere und heiße Substanzen wie Chili, Ingwer, Kurkuma oder Pfeffer verstärkt. Dadurch findet eine intensive Entschlackung des Verdauungstrakts und der Körpergewebe statt. Ebenso wirkungsvoll sind Schwitzkuren und kurzzeitiges Fasten. Um *Agni* grundlegend zu stärken, helfen vor allem enzymreiche Nahrungsmittel wie bittere Blattgemüse und Salate, scharfe Gewürze und ein verdauungsfördernder Trunk aus starkem Ingwerwasser mit Kreuzkümmel, Salz und etwas Honig. Auch die harmonische Zusammenstellung der Speisen und das Einhalten der nötigen Verdauungszeiten sind für ein schwaches *Agni* wesentliche Voraussetzungen, um die Nahrung ausreichend zu verwerten.

Die Ausscheidung

Man unterscheidet zwischen voll verdauter Nahrung *(Pakva)* und nicht voll verdauter Nahrung *(Ama)*. Die Ausscheidung ist ein Indikator für unsere Verdauung.

Pakva schwimmt, nicht schleimig, normal schlechter Geruch

Ama sinkt im Wasser, übermäßig schleimig, anormal schlechter Geruch

Auch die *Doshas* manifestieren sich mit ihrem Einfluss auf *Agni* in den Ausscheidungen des Verdauungstraktes:

Vata bläulich, braun, schwarz, trocken

Pitta grün, gelb, rot, fauliger Geruch

Kapha weiß oder blass, schleimig, ölig

Wissenswertes zum Agni

- *Samagni* steht für ein ausgeglichenes *Agni.* Das *Agni* arbeitet normal, ist weder zu stark noch zu schwach. Gesunde, konstitutionsgerechte und unter Beachtung der Regeln verzehrte Nahrung wird in der normalen Zeit problemlos verdaut.
- *Vismagni* bezeichnet ein unregelmäßiges *Agni*, wie es durch zu viel *Vata* hervorgerufen wird. Trotz beständiger und regelmäßiger Nahrungszufuhr werden die Speisen manchmal gut und manchmal schlecht verdaut. Symptome wie aufgedunsener Bauch, kolikartige Schmerzen und Blähungen können auftreten.
- *Tikshnagni* bedeutet ein starkes *Agni*, wie es durch zu viel *Pitta* hervorgerufen wird. Heftiges Aufstoßen, starkes Schwitzen, Hautausschläge, Durchfall, Übererregbarkeit, übermäßiges Reden, Heißhunger und ein brennendes Gefühl im Verdauungstrakt, Reizbarkeit und Zorn sind typische Symptome dieser *Agni*-Überfunktion.
- *Mandagni* ist ein zu schwaches *Agni*, wie es durch zu viel *Kapha* hervorgerufen wird. Obwohl die Ernährung ausgewogen und regelgerecht ist, kann die Nahrung nicht verdaut werden. Es folgen Schweregefühl, Appetitlosigkeit oder Aufstoßen.

Auch der Geschmack unserer Nahrung übt eine starke Wirkung auf *Agni* aus:

- Süß verringert *Agni.*
- Sauer ist heiß und leicht, es facht *Agni* an.
- Salzig verflüssigt Ansammlungen, mit Feuer erhöht es *Agni.*
- Scharf entfacht *Agni* stark.
- Bitter erhöht *Agni* durch seine austrocknende, Feuchtigkeit absorbierende Qualität.
- Herb verringert *Agni.*

Empfehlungen zum Ausgleich von Agni

- Vorwiegend gekochte Nahrung einnehmen und auf kalte und schwere Nahrungsmittel verzichten.
- *Agni*-anregende Gewürze wie Ingwer, Kreuzkümmel, Pfeffer, Chili u. a. mit den Speisen einnehmen.
- Den Magen nicht überlasten. Optimal ist es, wenn Sie ihn zu einer Mahlzeit nur zu drei Viertel seines Volumens füllen und ein Viertel frei bleibt für eine aktive Verdauung.
- Die Nahrung gründlich kauen und einspeicheln.
- Während des Essens keine kalten Getränke trinken.
- Kurzzeitiges Fasten (z. B. eine Mahlzeit ausfallen lassen oder einen Fastentag einlegen) stärkt *Agni.*
- Am Morgen ein bis zwei Tassen Ingwerwasser trinken.
- Im regelmäßigen Rhythmus essen und die Verdauungszeiten beachten.
- Das vermehrte Schlucken von Speichel vor dem Essen verstärkt die Bildung von Verdauungsenzymen.
- Atemübungen und ein anregendes Bewegungsprogramm vor dem Essen.
- Sauna und Schwitzkur zur Entspannung.

Ayurvedische Nahrungsergänzungen

Um *Agni* in seinen Funktionen zu stärken, werden auch spezielle Nahrungsergänzungen eingesetzt:

- *Triphala* (Dreifrucht) ist mild entgiftend, führt zu Bewegung im Darm, erhöht *Agni* und öffnet die *Srotas*. Es wirkt nicht direkt *Ama*-ausleitend, unterstützt jedoch die gesamte Ausleitung. Die milde Nahrungsergänzung besteht aus den Früchten *Amalaki*, *Bibitaki* und *Haritaki* und wird zur Reinigung und Verdauungsförderung empfohlen.
- *Hingvashtaka Churna* Die Mischung aus *Hing*, *Ajwain*, Kreuzkümmel, Salz, trockenem Ingwer und Pfeffer ist optimal zum Ausgleich von *Vata*-bedingten *Agni*-Störungen. Mit Ghee erhitzen, mit Wasser verrühren und vor dem Essen einnehmen.
- *Trikatu* ist eine Gewürzmischung aus *Pippali*, Pfeffer, Chili und Ingwer, die man mit Honig einnehmen soll. Bereits eine kleine Menge über kurze Zeit kann helfen, ein schwaches *Agni* wieder neu anzufachen.

Leben und Essen im Rhythmus der Natur

Viele Prinzipien der ayurvedischen Ernährung orientieren sich direkt an den Zyklen unserer Natur. Das Wissen, wie die Rhythmen des Mondes und der Sonne auf unsere individuelle Konstitution und den Stoffwechsel einwirken, kennzeichnet viele Ayurveda-Ernährungsregeln für die verschiedenen Tages- und Jahreszeiten. Denn unser Wohlbefinden ist den ständigen Bewegungen der uns beeinflussenden Zyklen wie Tagesrhythmus, Jahreszeiten, hormoneller Zyklus, Mond- und Lebensphasen unterworfen. Jeden Tag werden wir erneut mit ungünstigen äußeren Faktoren konfrontiert, die unsere *Doshas* negativ beeinflussen und zu Krankheiten führen können. Entsprechend unserer Konstitution und deren ausgeprägter *Dosha*-Dominanz, reagieren wir in bestimmten Lebensphasen, Jahreszeiten und Belastungssituationen besonders empfindlich und benötigen nun eine ausgleichende Ernährung und ergänzende Maßnahmen zur Gesundheitsförderung *(Dinacharya)*. Ohne diese gerät unser inneres *Dosha*-Gleichgewicht aus dem Lot, und die daraus resultierenden Beschwerdebilder können das innere und äußere Wohlbefinden belasten.

Essen nach der Dosha-Tagesuhr

Unser Tageszyklus ist von unterschiedlichen *Dosha*- und Stoffwechselphasen geprägt: Im vierstündigen Rhythmus wechseln sich *Vata*, *Pitta* und *Kapha* mit ihrer Regentschaft über die funktionalen Prozesse in unserem Organismus ab. Demzufolge verfügen wir zu bestimmten Uhrzeiten über mehr oder weniger ausgeprägte Verdauungskräfte, die in direktem Kontakt mit unserer individuellen *Dosha*-Konstitution stehen. Das kann dazu führen, dass z.B. eine *Kapha*-Konstitution am Abend um 21:00 Uhr sehr müde ist, während der *Vata*-Typ jetzt erst so richtig munter wird.

Die ayurvedische Ernährungslehre beschreibt die einzelnen Verdauungsphasen des Stoffwechselfeuers *Agni* sehr präzise und gibt uns damit einen wirkungsvollen Fahrplan für einen reibungslosen Verdauungsprozess. Insgesamt verfügen wir über einen täglichen Verdauungsrhythmus mit sechs verschiedenen Phasen, in denen unsere verschiedenen Körperfunktionen und Stoffwechselprozesse besonders gut zum Ausdruck kommen. Je nach der Stunde von Sonnenaufgang und Sonnenuntergang ist der Zyklus der *Dosha*-Phasen entsprechend der Jahreszeit etwas unterschiedlich ausgeprägt. Die erste *Kapha*-Phase des Tages steigt mit dem Sonnenaufgang an, zur Mittagszeit, wenn die Sonne am Zenit steht, hat auch *Pitta* seinen Höchststand,

Dosha- und Agni-Phasen des Tages

Uhrzeit	Dosha-Ausprägung	Verdauungskraft	Funktion	Klassische Routineempfehlung
06:00–10:00	*Kapha*	Schwaches *Agni*	Ausscheidung von *Malas*	Den Körper reinigen, bewegen und entschlacken
10:00–14:00	*Pitta*	Starkes *Agni*	Aufnahme und Verdauung	Dem Körper Nährstoffe zuführen (Hauptmahlzeit) und seine Leistungsstärke nutzen
14:00–18:00	*Vata*	Wechselhaftes *Agni*	Kreativität/Bewegung	Die Leichtigkeit des *Vatas* für geistige und körperliche Aktivitäten nutzen, Nervensystem entspannen/stabilisieren
18:00–22:00	*Kapha*	Schwaches *Agni*	Regeneration/Sammlung	Keine übermäßigen Aktivitäten oder schweren Speisen
22:00–02:00	*Pitta*	Starkes *Agni*	Energiegewinnung und Gewebsaufbau	Zur Ruhe kommen und früh schlafen gehen
02:00–06:00	*Vata*	Wechselhaftes *Agni*	Geistige Klärung und Energieverteilung	Frühes Aufstehen und Meditation

mit dem Sonnenuntergang endet auch die *Vata*-Kraft des Tages.

Ayurvedisch frühstücken

Der Tag beginnt aus ayurvedischer Sicht mit einer inneren Reinigungsphase in den frühen Morgenstunden vor Sonnenaufgang. Von 02:00 Uhr bis 06:00 Uhr ist das *Vata-Dosha* besonders ausgeprägt und unsere Resorptions- und Ausscheidungsorgane sehr aktiv. Im Organismus werden Nährstoffe in die notwendigen Gewebe und Organe transportiert und Abfallstoffe *(Malas)* verdichtet und in den Ausscheidungsorganen manifestiert. Das starke *Vata* in den frühen Morgenstunden schenkt uns einen meditativen und spirituell nährenden Start in den Tag. Unser Geist ist offen und nimmt die Elemente Äther und Luft in sich auf. Die Leben spendenden Kräfte der Natur sind in den frühen Morgenstunden intensiv erlebbar – besonders in der Meditation – und schenken Ruhe, Klarheit und Kraft.

Leiden wir unter einem überhöhten *Vata*, so können auch Schlafstörungen, Albträume und Angstzustände zu dieser Uhrzeit auftreten. Um dies abzuwenden, sind warme Ölbäder, eine Fußmassage mit Ghee oder am Abend ein Schlummertrunk aus warmer Milch mit Vollrohrzucker, Muskatnuss und Kardamom zu empfehlen. Um den optimalen Zeitpunkt zum

Aufstehen nicht zu verpassen, sollten wir keinesfalls später als um 06:00 Uhr das gemütliche Bett verlassen, sonst entgeht uns die morgendliche Dynamik und Leichtigkeit der *Vata*-Phase. Direkt nach dem Aufstehen trinken wir ein Glas heißes Wasser und unterstützen den Körper dadurch bei seinem Ausscheidungsprozess. Das heißt, jeder Morgen beginnt mit einem Gang auf die Toilette, um Darm und Blase zu entleeren. Anschließend kann die ayurvedische Morgenroutine mit ihrem Reinigungsritual (siehe nebenstehenden Kasten) folgen.

Jetzt wird endlich gefrühstückt: Aus ayurvedischer Sicht sollte die Morgenmahlzeit nur ein kleiner Snack sein, denn bis 10:00 Uhr sind unsere Verdauungssäfte recht schwach. Jedoch gilt: Je später der Morgen, umso mehr steuern wir auf *Pitta* zu, und entsprechend reichhaltiger kann das Frühstück sein.

Traditionell ist das ayurvedische Frühstück eine leichte und warme Mahlzeit, bestehend aus Milch, leichten Getreideprodukten, gedünsteten Früchten, Honig und stoffwechselanregenden Gewürzen. Und dazu gehört natürlich auch das obligatorische heiße Wasser oder Ingwerwasser (Zubereitung siehe Seite 135). All dies

Das morgendliche Reinigungsritual

Es setzt sich zusammen aus dem Einölen des Körpers *(Abhyanga)*, dem Reinigen der Zunge mit einem Zungenschaber und dem Ölziehen *(Gandusha)*. Bei *Gandusha* spülen wir die Mundhöhle mit 1 Esslöffel Sesamöl aus und ziehen das Öl für 2 bis 3 Minuten zwischen den Zähnen hin und her. Bei Bedarf kann das Morgenritual noch durch eine Nasenspülung *(Nasya)* erweitert werden: Hier wird die Nase mit einem speziellen *Nasya*-Kännchen zuerst durch das linke und dann durch das rechte Nasenloch mit warmem Salzwasser ausgespült.

Das gibt's zum Ayurveda-Frühstück

Das ayurvedische Frühstück ist eine leichte, warme, anregende und nährende Mahlzeit, die *Kapha* abbauen und *Agni* anregen soll. Empfehlenswert sind:

- Heißes Wasser, Ingwerwasser oder Kräutertee
- Heiße Milch mit etwas Safran, Kardamom, Ingwer und Kurkuma
- Gekochter Getreidebrei aus Reis-, Gerste-, Hirse-, Dinkel- oder Haferflocken, auch Amaranth, Quinoa oder Buchweizen sind empfehlenswert (je nach Konstitution)
- Gedünstete Früchte – wie Bananen, Äpfel, Trauben oder Birnen – und Trockenfrüchte (je nach Konstitution), dann aber keine Milch damit kombinieren
- Honig, Butter, Ghee
- Süße oder salzige Brotaufstriche (vegetarisch)
- Vollkornbrot, Reiswaffeln oder Knäckebrot

Zum Brunch ab 10:00 Uhr darf es auch »normales« Brot, gedünstetes oder rohes Gemüse, Joghurt und Nüsse oder mal ein Frühstücksei (mit schwarzem Pfeffer gewürzt) sein.

hilft dem Körper in seiner natürlichen Ausscheidungsphase und unterstützt die tägliche Entschlackung. Alle *Kapha*-erhöhenden Nahrungsmittel werden gemieden oder nur in sehr kleinen Mengen als Ausnahme genossen.

Mittagzeit ist Pitta-Zeit

Steht die Sonne im Zenit am Himmel, so hat auch unser inneres Feuer seinen Höhepunkt erreicht. Zur *Pitta*-Zeit am Mittag ist die Aufnahme- und Resorptionsfähigkeit unseres *Agni*s besonders gut und wir können ein nährendes, vollwertiges und vielseitiges Mittagessen genießen. Die starken Verdauungssäfte lassen uns selbst schwere und kalte Nahrungsmittel gut verdauen und schenken viel Energie für den restlichen Tag.

Aus diesem Grund sollte, ayurvedisch gesehen, mittags immer die Hauptmahlzeit eingenommen werden. Besonders wichtig sind nun die Eiweiß- und Rohkostanteile der Nahrung, den wir aus Hülsenfrüchten oder tierischen Eiweißen, Salat, Sprossen und rohem Gemüse gewinnen können. Das starke *Agni* entfacht einen guten Appetit zur Mittagzeit, und viele *Pitta*-Typen verspüren bereits ab dem späten Vormittag einen brennenden Hunger und warten ungeduldig auf ihr Essen. Verspätet sich dies, reagiert *Pitta* sehr ungehalten, und die nun aufsteigende Aggressivität kann durch etwas Essbares besänftigt werden.

Ein ayurvedisches Mittagsmenü sollte immer alle sechs Geschmacksrichtungen enthalten und mit einem sauren Geschmack beginnen, denn dies besänftigt die Sinne und stärkt das *Agni*. Am Ende der Mahlzeit ist es optimal, etwas Bitteres zu essen, um Leichtigkeit und eine gute Verwertung der Kost zu gewährleisten.

Typische Verdauungsstörungen nach dem Mittagessen – wie Müdigkeit, Völlegefühl oder Blähungen – entstehen durch zu viel Essen und die falsche Kombination der Nahrungsmittel. Entspannen wir uns nach dem Mittagessen für einige Minuten, so können wir die Verdauungssäfte kräftigen und zentrieren. Auch wird empfohlen, dem Magen nach der Hauptmahlzeit eine mindestens vierstündige Pause zu gönnen, damit er die Mahlzeit vollständig verdauen und weiterleiten kann. Das Einhalten der Verdauungszeiten (circa fünf Stunden bei Hauptmahlzeiten und zwei bis drei Stunden bei Frühstück und Snacks) wird im Ayurveda als eine der Hauptregeln gegen *Ama*-Bildung und Verdauungsstörungen angesehen.

Leider ist es vielen Berufstätigen nicht möglich, ein hochwertiges Mittagessen nach ayurvedischen Prinzipien einzunehmen. In diesem Fall kann die Hauptmahlzeit auf den Abend verlegt werden, und wir sollten versuchen, für mittags möglichst gesundheitsunschädliche Alternativen zu finden: Mit frischen Salaten, Brot und vegetarischem Aufstrich oder mitgebrachten »Resten« vom häuslichen Abendessen können wir uns unabhängig von Kantine und Restaurants machen. Oder wir finden dort Speisen ohne Zusatzstoffe und Geschmacksverstärker.

Entspannen und gut essen am Abend

Wenn uns am Nachmittag der Heißhunger nach einem Stückchen Kuchen überfällt, zeigt dies, dass wir uns auf dem Höhepunkt der täglichen *Vata*-Phase befinden. Gegen 16:00 Uhr erlebt unser Organismus seinen *Vata*-Zenit, in dem wir oft mit Mattigkeit, Nervosität und Essgelüsten reagieren und die innere Leere des *Vata* in Körper und Geist spüren. Die Verdauungskraft ist in dieser Zeit sehr schwankend und kann Energie nur schlecht speichern. Deshalb reagieren wir besonders anfällig auf übermäßigen Stress und können uns schlecht konzentrieren.

Um das *Vata* am Nachmittag positiv zu stärken, ist es sehr ratsam, einen wärmenden und süßen Tee zu trinken. Traditionell bereitet man einen *Masala-Chai* zu, einen Gewürztee mit Ing-

Das gibt's zum Ayurveda-Mittagessen

Das ayurvedische Mittagessen besteht immer aus Getreide, Gemüse und einem Eiweißträger (Hülsenfrüchte oder für Nicht-Vegetarier auch mal Geflügel, Eier oder Fisch). Ein Dessert, ein Chutney und etwas Salat runden das vollständige Mittagsmenü ab. Es sollten immer alle sechs Geschmacksrichtungen enthalten und der tägliche Bedarf an Eiweiß und Rohkost sollte abgedeckt sein.

Geschmack	Lebensmittel
süß	Getreide, vor allem Reis, Weizen oder Dinkel (z. B. in Form von Pasta, Brot/Chapati) Hülsenfrüchte, vor allem Mungbohnen sowie alle anderen Linsen und Erbsen als hochwertige Eiweißquellen. Ein Muss für Vegetarier! Süße Gemüse wie Möhren, Rote Bete, Fenchel, Kürbisse, Spargel, Kohl und viele andere
sauer	Chutney mit sauren Früchten wie Ananas oder Tomaten Joghurt-Sauce mit Gewürzen *(Raita)* Zitrussaft oder Essig in der Salatsauce
salzig	Gerade Hülsenfrüchte und Gemüsegerichte dürfen mit genügend Salz gewürzt sein.
scharf	Ein Gemüsegericht sollte immer auch schärfer gewürzt werden, etwa mit Ingwer, Chili oder Pfeffer. Für Menschen mit viel *Kapha* oder einem schwachen *Agni* gibt es zusätzlich vor dem Essen noch einen *Agni*-Trunk (siehe Seite 153).
bitter und herb	Blattgemüse oder frische Kräuter sollten bei keinem Mittagessen fehlen. Nach dem Essen kurbelt ein bitterer Tee (oder auch Kaffee) die vitalen Verdauungskräfte ordentlich an.

Das gibt's zum Ayurveda-Abendessen

Das ayurvedische Abendessen ist eine leichte, warme, beruhigende und nährende Mahlzeit, die dem Ausgleich von *Vata* und *Kapha* dienen soll. Empfehlenswert sind:

- eine warme Suppe aus Gemüse und Getreide; wer mittags kein Eiweiß hatte, kann auch ein paar Hülsenfrüchte zufügen
- Leichte Getreideprodukte wie Couscous, Bulgur oder Polenta
- Frisches Gemüse jeglicher Art
- Etwas Brot und Brotaufstriche

wer, Nelke, Kardamom und Zimt, verfeinert mit Milch und Palmzucker. Als Energie-Push kann auch noch etwas schwarzer Tee zugefügt werden. Wer den *Masala-Chai* nicht mag, der kann als Ersatz auch einen beruhigenden Kräutertee mit Johanniskraut, Melisse, *Tulsi* (Indisches Basilikum), Fenchel und Süßholz einnehmen. Mit eingeweichten Trockenfrüchten, Nüssen oder einem gesunden Keks können wir zusätzlich einen Energiekick für den Rest des Tages aufnehmen. Alternativ ist auch ein Nachmittagssnack mit frischen süßen Früchten wie Mango, Apfel, Birne, Traube oder Datteln zu empfehlen.

Das Abendessen ist eine besonders wichtige Mahlzeit, um den Körper in einen entspannten Ruhezustand zu führen. Normalerweise nehmen wir unser Abendessen während der *Kapha*-Phase zwischen 18:00 Uhr und 22:00 Uhr ein. Da jetzt unsere Verdauungskraft rapide sinkt, sollten wir stets ein frühes Abendessen bevorzugen. Grundsätzlich gilt: Je früher das Abendessen, umso leichter ist es verdaulich, und alles, was nach 21:00 Uhr eingenommen wird, bildet *Ama*.

Besonders gut verdaulich sind alle leichten und wärmenden Speisen: So ist eine warme, cremige Suppe immer einem kalten Salat vorzuziehen, und leichte Getreide (wie z.B. Reis, Hirse, Quinoa) und mild gewürztes Gemüse runden die nährende Abendmahlzeit ab.

Ernährungsfehler

Die größten Ernährungsfehler geschehen bei vielen meiner Klienten am Abend: Lässt erst einmal die Anspannung des Tages nach, melden sich die substanziellen und energetischen Defizite mit Heißhunger und Gelüsten. Ab abends um 21:00 Uhr futtern wir munter Süßigkeiten, salziges Gebäck und Käsewürfel zu Wein oder Bier. Damit behindern wir einen reibungslosen Stoffwechsel zur körperlichen Erneuerung und den Gewebsaufbau.

Oftmals resultiert dieses Verhalten aus dem Ungleichgewicht der *Doshas* auf körperlicher und emotionaler Ebene: Nach einem langen und anstrengenden Tag kommen wir mit einem körperlichen *Vata*-Überschuss bzw. *Kapha*-Mangel nach Hause, und auf der mentalen Ebene rutschen wir nach dem aktiven *Rajas*-Tag ins geistige *Tamas*. Diese Mischung ist geradezu prädestiniert, um uns ungesunde Nahrungsmittel unkontrolliert konsumieren zu lassen. Gelingt es uns jedoch, den überaktiven und erschöpften *Rajas*-Zustand unseres Geistes mithilfe von ausgleichender Bewegung in einen ruhevollen, entspannten und zufriedenen *Sattva*-Zustand zu transformieren, so können wir gesunde und nachhaltige Energie für Körper, Geist und Seele gewinnen.

Die Kunst der gesunden Ernährung liegt also darin, die mentalen Bedürfnisse nicht mit Fast Food, sondern mit echter Entspannung und Regeneration zu befriedigen. Genießen wir ein körperliches Workout zum Ausklang der aktiven *Vata*-Zeit am Nachmittag, um die abendliche *Kapha*-Zeit mit einem guten Buch auf unserem Sofa, mit einem heißen Ölbad oder einem entspannenden Spaziergang zu genießen, so beugen wir damit den Heißhungerattacken vor. In der *sattvischen Kapha*-Entspannung bringen wir dann unser Vata wieder ins Gleichgewicht und bereiten den Stoffwechsel auf die nächtliche Regenerations- und Verdauungsphase vor.

Das Essen und Naschen am späten Abend ist auch deshalb besonders schädlich, da es das Verdauungssystem belastet und die *Agni*-Kraft in der mitternächtlichen *Pitta*-Phase schwächt. Ab 22:00 Uhr werden wir wieder von einer *Pitta*-aktiven Zeit bestimmt, die besonders für die Zellerneuerung und den Gewebeaufbau von größter Wichtigkeit ist. Wie auch zur Mittagszeit ist unser *Agni* während der *Pitta*-Zeit stark und leistungsfähig. Ein Anzeichen dafür ist der ansteigende Appetit am späteren Abend. Doch die ayurvedischen Regeln raten von dem Genuss von Nahrungsmitteln während der nächtlichen *Pitta*-Phase unbedingt ab! Denn dies würde die natürlichen Funktionen des *Dhatu-Agnis* schwächen und die Zellerneuerung und Energiegewinnung behindern. Damit der Stoffwechsel diesen mitternächtlichen Aufbauprozess leisten kann, ist es notwendig, den Verdauungstrakt nicht durch gerade eingenommene Spei-

Tipps gegen Heißhunger

Wenn wir ein unstillbares Verlangen nach süßen oder salzigen Speisen empfinden, so signalisiert der Organismus damit körperliche Mangelerscheinungen, mentalen Frust und Erschöpfungszustände. Doch statt Schokolade, Chips und Käsewürfeln helfen hochwertige Lebensmittel, um die verbrauchte Lebensenergie wieder aufzufüllen:

- Mandeln, Nüsse und Trockenfrüchte schenken dem Körper substanzielle Aufbaustoffe und vitale Lebenskraft.
- Eine heiße Milch mit Honig, Safran und Muskatnuss stoppt den Heißhunger am Abend und lässt uns gut schlafen.
- Alternativ zum Glückshormon-Push, wie wir ihn durch Schokolade erhalten, können wir auch Chili und Honig einnehmen, denn auch Chili macht happy.
- Entspannung durch Bewegung, Massage, Musik oder Stille nährt unsere Psyche, stillt den wahren Hunger aus dem Selbst heraus.

sen zu belasten. Lieber sollten wir früher zu Bett gehen, denn als optimale Zeit, sich zur Ruhe zu begeben, wird im Ayurveda das Ende der *Kapha*-Phase, also gegen 22:00 Uhr, genannt. Jetzt hat der Körper noch eine gute Bettschwere, und im Schlaf vor Mitternacht findet er ein Höchstmaß an erneuernder Kraft. Ebenso können die aufbauenden Stoffwechselprozesse in den Gewebefeuern am besten während eines völlig entspannten Zustands ablaufen.

Der tägliche *Dosha*-Kreislauf schließt sich wieder mit der frühmorgendlichen *Vata*-Phase von 2:00 Uhr bis 6:00 Uhr, in der die gewonnene Lebensenergie in den einzelnen Körperregionen verteilt wird und die entstandenen Abfallprodukte verdichtet und entsorgt werden. Und wenn es Ihnen gelingt, zu der im Ayurveda empfohlenen Zeit schlafen zu gehen, so wird das frühe Aufstehen während der *Vata*-Zeit sicherlich auch kein Problem mehr sein.

Im Einklang der Jahreszeiten

Die Jahreszeiten haben einen großen Einfluss auf unser körperliches und psychisches Wohlbefinden. Entsprechend der persönlichen Konstitution reagieren wir unterschiedlich auf die veränderten Witterungsverhältnisse und entwickeln typentsprechende Störungen. So erlebt z. B. eine *Vata-Pitta*-Konstitution den Spätherbst als eine ungünstige Jahreszeit, da hier einerseits noch viel Hitze im Körper gespeichert ist *(Pitta)*, und andererseits das kalte, raue und windige Wetter *Vata* erhöht.

Um solche Reaktionen auszugleichen und den daraus resultierenden Befindlichkeitsstörungen vorzubeugen, gibt die ayurvedische Heilkunde viele Tipps für die unterschiedlichen Jahreszeiten. Diese werden im klassischen Ayurveda in sechs Phasen aufgeteilt, die nach den astrologischen und astronomischen Gesetzmäßigkeiten ausgerichtet sind und die durch das Klima hervorgerufenen *Dosha*-Einflüsse sehr präzise beschreiben. Für jede dieser Jahreszeiten gibt es spezielle Empfehlungen für die Ernährung sowie für geeignete und ungeeignete Reinigungs- und Behandlungsformen.

Will man die ayurvedische Ernährung in unseren Breitengraden erfolgreich anwenden, so ist eine Anpassung an eigene heimische Klimata unbedingt erforderlich. So ist es z. B. ein Unterschied, ob Sie an der rauen Nordseeküste oder im milden Bodenseeklima leben. Generell kann man sagen, dass das windige und raue Klima des Nordens *Vata*-erhöhend wirkt und milde Klimaregionen *Vata*-senkend sind.

Jahreszeiten können von Ort zu Ort entsprechend den geografischen Unterschieden variieren. Übertragen wir das alte Wissen in die westeuropäische Jahreszeiteneinteilung, so würde man aus ayurvedischer Sicht sagen, dass *Kapha* zur nasskalten Zeit besonders ausgeprägt ist, also im späten Winter und Frühjahr, *Pitta* im heißen Sommer und warmen Frühherbst. Das *Vata* steigt in den trockenen, windigen und kalten Jahreszeiten wie Spätherbst und Winter an.

Mit den täglichen Speisen können wir nun einen Ausgleich zu den äußeren Umständen schaffen und den Körper in seinem inneren Gleichgewicht halten: Sind die klimatischen Verhältnisse z.B. trocken und kalt, wirken saftige und süße Speisen harmonisierend. Die klassischen Ayurveda-Schriften empfehlen jene Lebensmittel, die nachfolgend erwähnt werden.

Der frühe und der späte Winter

Der frühe Winter *(Hemanta Ritu)* beginnt im Oktober und endet im Dezember. Während des frühen Winters ist unser Stoffwechsel *(Agni)* stark, denn er wird durch den Kontakt mit kaltem Wind in Gang gehalten. Selbst ein normalerweise eher schwaches Verdauungssystem ist nun in der Lage, schwere Nahrung zu verdauen. Daher ist es nun besonders wichtig, auf die gute Qualität der Nahrung zu achten. Essen wir zu wenig oder zu leichte Nahrung, so laufen wir Gefahr, unsere Kraftreserven durch den außerordentlich aktiven Stoffwechsel zu verbrennen. Um dies zu vermeiden, dürfen in der Vorweihnachtszeit auch einmal fettig-ölige Speisen sowie saure, salzige und süße Nahrungsmittel aufgenommen werden.

Es wird empfohlen, nun kleine Mengen Milchprodukte, Reis, Geflügel oder Wild und Vollrohrzucker in den Speiseplan zu integrieren. Es sei denn, Sie möchten ein wenig an Gewicht verlieren. Dann ist der frühe Winter eine gute Jahreszeit, und die Pfunde purzeln mit einer *Kapha*-reduzierenden Diät fast wie von allein.

Im späten Winter *(Shishima Ritu)* ist der Abbau von Körpergewebe gestoppt. Ab der letzten Dezemberwoche baut der Körper *Kapha* auf, um sich vor Kälte und Auszehrung zu schützen. Auch das Immunsystem erfährt eine Stärkung durch das vermehrte *Kapha*. Unser Stoffwechsel ist noch aktiv, doch er baut nun Körpergewebe auf, um Stabilität zu schaffen. So sollten Sie eine Diät zum Abnehmen nicht nach den Weihnachtsfesttagen beginnen, wie es so oft üblich ist. Viel vernünftiger und erfolgreicher ist es, bis Ende Februar zu warten. Dann beginnt die offizielle »Fastenzeit«, die sich hervorragend zu Detox und Gewichtsreduktion eignet.

Für die innere Wärme und Stabilität im Winter ist es sehr wohltuend, über den Tag verteilt heißes Wasser zu trinken. Doch auch ein oder zwei Gläser Wein sind in dieser Jahresperiode erlaubt bzw. ausdrücklich empfohlen. Leider kann in der kalten und rauen Jahreszeit des Winters auch unser *Vata* leicht aus dem Gleichgewicht geraten. Mit regelmäßigen Ölmassagen, warmer Kleidung und dem Verzicht auf kalte Nahrung und Getränke können wir dies vermeiden oder wenigstens eindämmen.

Empfohlene Nahrungsmittel im Winter: Nüsse, Samen, Trockenfrüchte und alle Fette (Butter, Öl, Ghee usw.) sind eine ideale Grundlage für einen stabilen Stoffwechsel im Winter und sollten mit Getreide wie Buchweizen, Hirse und Weizen in vielen Mahlzeiten enthalten sein. Erbsen, Hülsenfrüchte, Kartoffeln, Möhren, Pilze, Rote Bete, Sojabohnen, Spinat, Stangenbohnen, weiße Rüben und Zwiebeln, Eier, Milch und Käse sind ebenfalls zu empfehlen. An Kräutern und Gewürzen sind Bockshornkleesamen, *Hing*, Kardamom, Knoblauch, Kurkuma, Lorbeerblätter, Muskatnuss, Nelken, schwarzer Pfeffer und Zimt sehr zu empfehlen. Sie stärken nicht nur die Abwehrkraft, sondern fördern auch das Verdauungsfeuer.

Der Frühling

Der Frühling *(Vasanta Ritu)* beginnt aus ayurvedischer Sicht ab Ende Februar. So wie der gefrorene Winterschnee im Frühling zu schmelzen beginnt, lässt sich nun auch das im späten Winter angesammelte *Kapha* aus dem Organismus leiten. Um diesen Reinigungsprozess zu unterstützen, sind alle *Kapha*-reduzierenden Ernährungsregeln empfehlenswert. Als intensive Entschlackungskur werden kurze Fastenzeiten oder (im klinischen Kontext) medizinisches Erbrechen durchgeführt. Für die körperliche Reinigung ist eine *Panchakarma*-Kur im Frühling das optimale Detox, um verdauungsbedingte und metabolische Beschwerden sowie Autoimmunerkrankungen zu behandeln.

Das Schlafen am Mittag oder Tag sollte unter allen Umständen vermieden werden. Stattdessen sind zur Anregung des Stoffwechsels häufige Körperübungen, trockene Massagen und der regelmäßige Genuss von Gerste, Weizen und warmem Wasser ratsam. Auch die maßvolle Einnahme von alkoholischen Getränken (bis 100 Milliliter) dient der Stimulierung der Körperenergien.

Empfohlene Nahrungsmittel im Frühling: Buchweizen, Gerste, Weizen, Auberginen, reife Gurken, Kürbisse, Rettich, Spargel, Zucchini, Kichererbsen, Linsen, Äpfel, Bananen, Birnen, Erdbeeren, Mangos, Bockshornklee, *Hing*, Ingwer, Kreuzkümmel (Cumin), Kurkuma, Safran, Senfkörner und Honig. Sie alle haben in dieser Zeit eine anregende Wirkung auf den Stoffwechsel.

Sehr süße, saure, ölige und schwere Speisen sowie Joghurt sollten gemieden werden. Auch Salz, Kartoffeln und Urad-Bohnen sollte man sparsam verwenden, da sie den natürlichen Reinigungsprozess behindern können und nun die Ansammlung von *Ama* fördern. Bitterstoffe z. B. in grünem Gemüse wie Spinat, Mangold, Chicorée, Artischocken und in vielen frischen Gartenkräutern, helfen nun besonders gut, die saisonal bedingte Schwere von Körper und Stoffwechsel abzubauen.

Der frühe und der späte Sommer

Der frühe Sommer *(Grishma Ritu)* beginnt Ende April und ist durch Wärme und Trockenheit gekennzeichnet. So wie die Sonne in dieser Zeit strahlender wird und der Natur Feuchtigkeit entzieht, reagieren auch unsere inneren Körperfunktionen. Zum Ausgleich ist der Genuss von süßen, kalten, flüssigen und leicht öligen Speisen und Getränken empfehlenswert. Saure, salzige, scharfe und heiße Nahrungsmittel und alkoholische Getränke sollten eher gemieden werden.

Ab Ende Juni beginnt der späte Sommer *(Varsha Ritu)*, und nun arbeitet die Verdauung vergleichsweise schwach. Wir haben zwar ein hohes *Pitta*, doch nur wenig *Agni* zur Verfügung. Zudem ist aufgrund der Trockenheit in der Atmosphäre *Vata* erhöht. All dies macht den Körper sehr empfindlich und reduziert Leistungs- und Abwehrkraft. Zur inneren Stärkung empfiehlt es sich, Honig, leichte Gemüsearten, frische Salate, Kräuter und kalt gepresste Öle zu essen.

Empfohlene Nahrungsmittel im Sommer: Alle Arten von Beeren, Ananas, Aprikosen, Birnen, Melonen, Pfirsiche, Pflaumen, Trauben, Zitrusfrüchte und andere saftige Obstsorten. Gurken, Joghurt und Minze helfen dem Körper, sich zu kühlen. Anis, Kreuzkümmel, Koriander und Rosenwasser sind ebenfalls hilfreich in dieser Jahreszeit.

Alle sauren, bitteren, zusammenziehenden und beißend scharf schmeckenden Nahrungsmittel sollten während des Sommers weitgehend gemieden werden. Trockene und heiße Nahrungsmittel wie Auberginen, Kichererbsen, Senfkörner, Knoblauch und Gewürze wie Muskatnuss, Lorbeerblätter, Zimt, Ingwer und Kurkuma können das *Agni* schwächen und das mentale Gleichgewicht im Sommer negativ beeinflussen.

Der Herbst

Ab Ende August beginnt der Herbst *(Sharada Ritu)* und damit eine der besten Jahreszeiten aus ayurvedischer Sicht. Nun ist unser *Pitta* stark und wir haben viel innere Hitze angesammelt, was uns viel Energie und Tatkraft schenkt. Leider können nun auch die Haut und die Verdauungsorgane mit typischen *Pitta*-Störungen wie Brennen, Rötungen oder Entzündungen reagieren. Daher sind natürlich süße, leichte, kalte und bittere Nahrungsmittel und Getränke zusammen mit Reis, Gerste, Weizen und Ghee empfehlenswert. Therapeutisches Abführen ist nützlich, um das erhöhte *Pitta* auszuleiten, Sonne, Öl, Joghurt und Tagesschlaf sollten vermieden werden.

Empfohlene Nahrungsmittel im Herbst: Süße, bittere und zusammenziehende Gewürze und Speisen wie Bockshornklee, *Hing,* Ingwer, Knoblauch, Muskatnuss, Auberginen, Blumenkohl, Stangenbohnen, Erbsen, Hülsenfrüchte, alle Kohlgemüsearten und Zucchini beruhigen die Verdauung. Gerste, Mais und Reis helfen, Wärme zu speichern und sind sehr empfehlenswerte Getreide im Herbst. Geringe Mengen von Milchprodukten, süßen Früchten und Trockenobst geben dem Körper Kraft und Ausdauer und sollten regelmäßig verzehrt werden.

Im Verlauf eines Jahres

Im Jahresverlauf folgt eine konstitutionsbezogene Ernährung im Ayurveda den Empfehlungen der alten Schriften, die besagen, dass sich ein nahezu reiner Konstitutionstyp ungeachtet der klimatischen Bedingungen an die für sein *Dosha* empfohlenen Ernährungs- und Verhaltensregeln halten kann. Darüber hinaus gilt:

- Ein *Vata-Pitta*-Typus sollte im Herbst und Winter eine *Vata*-betonte und im Frühjahr und Sommer eine *Pitta*-betonte Ernährungsweise bevorzugen. Starke Gewürze sollten generell nur in Maßen genossen werden.
- Ein *Pitta-Kapha*-Typus sollte vom späten Frühjahr bis in den Herbst eine *Pitta*-betonte Ernährung und von Spätherbst bis Frühjahr eine *Kapha*-betonte Ernährung bevorzugen.
- Ein *Vata-Kapha*-Typus sollte im Sommer und Herbst eine *Vata*-Ernährung und im Winter und Frühjahr eine *Kapha*-Ernährung praktizieren.

Die Jahreszeiten

	Jahreszeiten	Dauer
Hemanta Ritu	Früher Winter	22. Oktober – 21. Dezember
Shishima Ritu	Später Winter	22. Dezember – 21. Februar
Vasanta Ritu	Frühling	22. Februar – 21. April
Grishma Ritu	Früher Sommer	22. April – 21. Juni
Varsha Ritu	Später Sommer	22. Juni – 21. August
Sharada Ritu	Herbst	22. August – 21. Oktober

Richtig essen – ein Leben lang

Als Wissen vom Leben kennt Ayurveda viele gute Empfehlungen für jede Lebensphase: Bereits vor der Zeugung erhalten beide Eltern wertvolle Empfehlungen und kurative Maßnahmen zur Optimierung der Fortpflanzungsgewebe, und nach der Empfängnis begleiten spezielle Massagen, Kräuterrezepturen und aufbauende *Rasayanas* die werdende Mutter durch die ganze Schwangerschaft.

Und ist ein Kind erst einmal geboren, so kann es vom Lebensbeginn bis in das hohe Alter aus dem reichen Wissensschatz der ayurvedischen Heil- und Lebenskunst schöpfen, um in allen Lebensphasen körperliches und psychisches Wohlbefinden zu erfahren.

So ist die ayurvedische Gesundheitslehre geprägt von den Zyklen des Lebens, und alle Ernährungsempfehlungen werden auch auf das Lebensalter abgestimmt. Dabei werden die Lebensphasen eines Menschen entsprechend der *Doshas* in drei große Abschnitte eingeteilt: In der Kindheit herrscht *Kapha* vor, in der mittleren Lebensphase *Pitta* und im Alter *Vata*. Entsprechend dieser zyklischen Dominanz werden das individuelle *Dosha*-Gleichgewicht und auch dessen Störungen stark von den übergeordneten Lebensphasen geprägt: So neigen wir in der Kindheit häufig zu *Kapha*-Erhöhungen, was sich z.B. in einer vermehrten Schleimbildung oder Asthma zeigt, in der Lebensmitte zeugen die Funktionen unserer Hormone und Herz-Kreislauf-Aktivitäten von einem hohen *Pitta*, und die geriatrischen Erkrankungen im Alter sind von *Vata* geprägt.

In der individuellen Ernährungslehre des Ayurveda finden diese altersbedingten *Dosha*-Bedürfnisse ergänzend zur konstitutionsbezogenen Ernährung – sowie im Rahmen der Kinderheilkunde und Geriatrie mit vielen praktischen Empfehlungen und Rezepten – Beachtung.

Kindheit

In der Kindheit ist das *Kapha-Dosha* besonders ausgeprägt. Das Kind hat eine gute körperliche Substanz und verfügt über ausreichende Reserven, um zu wachsen und zu reifen. Bei Kleinkindern können wir das Kinder-*Kapha* in Form von Babyspeck, den großen Augen, der feuchten Haut und der Neigung zu Erkältungserkrankungen sehr deutlich erkennen. Die körperlichen *Kapha*-Anteile der frühen Lebensjahre schenken Stabilität, Immunkraft und Schutz für die individuelle Entwicklung von Körper und Geist. Auch auf der emotionalen Ebene wirkt sich das *Kapha* positiv aus, da es die innere Zufriedenheit, Zuversicht und Kompensationsfähigkeit fördert. Spätestens ab dem neunten Lebensjahr steigt das *Pitta* an und wird nach dem *Kapha* das zweitstärkste *Dosha*. Das Kind streckt sich, nimmt sich und seine Umwelt auf neue Weise wahr und sucht sich seinen selbstständigen und anerkannten Platz im Sozialgefüge von Familie und Gesellschaft. Die intellektuellen *Pitta*-Fähigkeiten nehmen immer mehr Raum ein und unterstützen den Lern- und Erfahrungsprozess der ersten Schuljahre. Je älter das Kind wird, umso stärker werden die Feuer-Elemente, und ab der Pubertät ist der natürliche *Pitta*-Anteil mindestens so stark wie das *Kapha*. Von diesem Zeitpunkt an baut sich das *Kapha* der Kindheit ab, und damit beginnt aus ayurvedischer Sicht bereits der erste Alterungsprozess.

Lebensmitte

Ab einem Lebensalter von 25 Jahren benötigt der Organismus immer dringender von außen zugeführte Vitalstoffe für seine Erneuerung, und die inneren Reserveenergien und Immunkräfte sind auf Unterstützung durch eine gesunde Ernährungs- und Lebensweise angewiesen.

In der folgenden zweiten großen Lebensphase zwischen dem 20. und dem 40. Lebensjahr ist das *Pitta-Dosha* die stärkste Kraft und schenkt

Dosha-Dominanz im Verlauf des Lebens

Die Lebensphasen eines Menschen werden entsprechend den *Doshas* in Kindheit, Lebensmitte und Alter eingeteilt. Innerhalb dieser Einteilung werden unterschiedliche Altersstufen berücksichtigt.

Alter	Dosha-Dominanz	Eigenschaften	Ernährungsempfehlungen
0 bis 10 (Kindheit)	*Kapha*	In den ersten Lebensjahren verfügt der Organismus über ein Maximum an Vital- und Immunkraft.	Aufbauende Nahrungsmittel sind wichtig, doch Vorsicht mit allem Verschleimenden, wie Sahne, Käse und Joghurt.
9 bis 12	*Kapha, Pitta* steigt an	Der Körper streckt sich, wird athletischer und benötigt viel Bewegung.	*Rasayana*-Ernährung fördert das Wachstum und die Entwicklung.
12 bis 16 (Pubertät)	*Kapha, Pitta*	Während der Pubertät hat das *Pitta* einen Höhepunkt erreicht. Dies zeigt sich häufig in übermäßiger Hitze auf körperlicher und psychischer Ebene.	Viele Blattgemüse und bittere Kräuter zum *Pitta-Kapha*-Ausgleich. Trauben, Kurkuma, Mandeln und Koriander sind nun besonders wertvoll.
20 bis 40 (Lebensmitte)	*Pitta*	Höhepunkt der *Pitta*-Kraft ist zwischen 34 und 38 Jahren. Während dieser sehr aktiven Lebensphase finden häufig elementare Lebensveränderungen statt.	Vorsicht mit allen sauren und scharfen Speisen. Sehr gut sind nun Wurzelgemüse, Blattgemüse, viele Hülsenfrüchte und circa ein Drittel Rohkostanteil in der Ernährung.
40 bis 50	*Pitta, Vata* steigt an	Die *Pitta*-Kraft lässt nach, und das ansteigende *Vata* bringt häufig Erschöpfung, aber auch Kreativität und Lust zur Veränderung mit sich.	Alle erhitzenden Speisen wie rotes Fleisch, scharfe Gewürze, Alkohol, Kaffee oder Salz sollten nur in geringen Mengen aufgenommen werden.
50 bis 60 (Meno-/ Andropause)	*Vata, Pitta* wird abgebaut	Während der Wechseljahre übernimmt *Vata* die Führung, und überschüssiges *Pitta* wird abgebaut (z. B. Hitzewallungen).	Energiespendende Mahlzeiten mit viel Gemüse, Früchten, Nüssen, Hülsenfrüchten und Gewürzen wie Muskatnuss, Kardamom, Zimt, Nelke und Safran.
Ab 60 (Alter)	*Vata*	Das *Vata* des Alters macht den Geist weit, offen und klar. Gleichzeitig wird der Körper empfindlicher und labiler.	Eine *Vata*-ausgleichende Ernährung mit viel warmen, saftigen und gekochten Speisen, Knoblauch, Safran, Datteln, Milch und Ghee.

Dynamik, Entschlossenheit aber auch Erfolgswillen für alle privaten und beruflichen Unternehmungen.

Alter
Hat die *Pitta*-Sonne ihren Zenit erreicht, so steigt nach dem 40. Lebensjahr das *Vata* beständig an. Die vermehrte *Vata*-Dominanz macht den Körper und die Psyche feinfühliger, schwächt aber auch die Ausdauer und die Immun- und Leistungskraft. Psychosomatische und vegetative Störungen, Ängste und Sorgen können nun unter dem Einfluss von *Vata* zunehmen.
Mit den Wechseljahren der Frau bzw. der Androphase des Mannes erobert das *Vata-Dosha* die Vorherrschaft und läutet die dritte Lebensphase ein. Nun werden die *Vata*-Eigenschaften wie Trockenheit, Kälte, Unruhe und Labilität beständig mehr und können durch ayurvedische *Rasayanas* ausgeglichen werden. Dazu zählen nicht nur Verjüngungstherapien wie Ölmassagen und Entspannungsübungen, sondern auch spezielle Nahrungsmittel und viele Kräuter in den Speisen.

»Erlischt dieses Agni, so stirbt man, arbeitet es richtig, so lebt man lange frei von Krankheit, ist es gestört, so erkrankt man – daher wird Agni als die Wurzel (von allem) bezeichnet.«

Quelle: Charaka Samhita, Ci.XV.3f.

Allgemeine Ernährungsregeln im Ayurveda

1. Die richtige Menge. Essen Sie in Maßen, denn sowohl zu viel als auch zu wenig Nahrung führt zu Störungen. Dazu vierteln Sie das Fassungsvermögen Ihres Magens in Ihrer Vorstellung: Zwei Teile sind für feste und ein Teil für flüssige Nahrung (wie Getränke oder Suppen) gedacht; der vierte Teil sollte frei bleiben, damit die Verdauungsfunktionen nicht gestört werden.
2. Zu den Mahlzeiten nicht trinken. Um das Verdauungsfeuer nicht zu löschen, sollte man eine bis anderthalb Stunden vor und nach dem Essen nichts trinken. Zum Essen hat sich das schluckweise Trinken von einem Glas heißen Wassers jedoch als verdauungsfördernd erwiesen. Ausnahmen vor dem Essen bilden auch verdauungsanregende Tees. Für die allgemeine Flüssigkeitsaufnahme sind warmes Leitungs- oder stilles Mineralwasser und Kräutertees ideal.
3. Hochwertige Nahrungsmittel essen. Ihre Nahrung sollte stets rein sein, das heißt hochwertig, frisch und mit Liebe zubereitet. Die beste Qualität bieten Eigenanbau und Bioläden, da hier die Produkte so wenig wie möglich mit Düngemitteln, Insektiziden, Konservierungsmitteln und Schadstoffen belastet sind. Zudem sollte man Nahrung aus der näheren Umgebung und Waren der Saison bevorzugen.
4. Gekochte und eigene Kost bevorzugen. Kochen Sie möglichst selbst und essen Sie warme Mahlzeiten. Warme Speisen regen die Verdauung und den Stoffwechsel *(Agni)* an. Selbst Schwerverdauliches kann dann besser aufgespaltet und verwertet werden. Mindestens sollten die Hauptmahlzeiten (Mittag- und Abendessen) warm zubereitet sein.
5. Individualität bei Einkauf und Zubereitung. Berücksichtigen Sie bei der Wahl der Nahrungsmittel Ihre persönlichen Vorlieben und Verträglichkeiten, das heißt Ihre Konstitution *(Prakriti)* sowie Ihre gegenwärtigen Gesundheitsstörungen *(Vikriti)*.
6. In Ruhe essen und gut kauen. Essen Sie in Ruhe, jedoch nicht zu langsam. Widmen Sie dem Genuss beim Essen die volle Aufmerksamkeit. Kauen Sie die Nahrung gut durch (20- bis

30-mal). Sie nehmen dadurch Magen und Darm eine Menge Arbeit ab.

7. In angenehmer Atmosphäre essen. Essen Sie an einem geeigneten Ort, der mit Dingen versehen ist, die bei Ihnen Wohlbefinden hervorrufen. Die psychische Komponente ist bei der Nahrungsaufnahme sehr wichtig. Genießen Sie das Essen und widmen Sie ihm die volle Aufmerksamkeit. Wenn Sie viel reden oder lachen, nebenbei lesen oder fernsehen, bringen Sie sich um einen großen Genuss, beeinträchtigen die Verdauung und auf lange Sicht Ihre Gesundheit.

8. Regelmäßig essen, ohne Zwischenmahlzeiten. Essen Sie regelmäßig und meiden Sie unkontrollierte Zwischenmahlzeiten. Kaum etwas ist der Verdauung zuträglicher. Am besten ist es, erst wieder zu essen, wenn die vorangegangene Mahlzeit verdaut ist. Nur so werden die Verdauungs- und Stoffwechselprozesse nicht behindert. Deswegen sollten Sie viele Mahlzeiten und häufige Snacks sein lassen. Drei Mahlzeiten pro Tag sind die Regel. Die Nahrung, die Sie morgens und mittags zu sich nehmen, sollte am Abend verdaut sein und das Abendessen am nächsten Morgen. Deshalb:

- Morgens ein kleines und leichtes Frühstück verzehren, denn wir haben zu diesem Zeitpunkt eine träge Verdauungsfunktion.
- Mittags die Hauptmahlzeit essen, denn jetzt ist die Verdauungskraft am stärksten.
- Abends eine leichte, warme Mahlzeit genießen, etwa drei Stunden vor dem Schlafengehen. Auf keinen Fall abends noch Nahrungsmittel verzehren, die die Funktionen der Transportkanäle *(Srotas)* beeinträchtigen, wie Käse, Joghurt und säuerliche Speisen.

9. Auf einen ausgewogenen Geschmack achten. Im Ayurveda gilt eine Mahlzeit als ausgewogen, die alle sechs Geschmacksrichtungen enthält. Im Idealfall nimmt man diese in folgender Reihenfolge zu sich: süß, sauer, salzig, scharf, bitter und herb/zusammenziehend. Laut den klassischen Schriften entspricht dies den Phasen der Verdauung. Das Kochen mit Ghee (geklärtes Butterfett) intensiviert zudem den Geschmack und fördert die Verdauung.

10. Auf die richtigen Kombinationen achten. Die lange Erfahrung des Ayurveda hat gezeigt, dass gewisse Nahrungsmittel nicht kombiniert werden sollten. Im Ayurveda werden diese »falschen Kombinationen« immer wieder als Ursachen verschiedenster Erkrankungen angesehen. Sie behindern die Transportfunktionen und »verunreinigen« das Blut, was z. B. die Hauptursache vieler Hautkrankheiten ist (nähere Erläuterungen siehe Kasten).

Falsche Kombinationen von Nahrungsmitteln

- Milch: niemals gemeinsam (also in derselben Mahlzeit) mit Saurem und Salzigem, Fleisch, Fisch, Knoblauch, Rettich, Granatäpfeln, Blattgemüse, Senf, Sesamsamen, Basilikum oder Bananen aufnehmen.
- Milchfreundlich sind hingegen: Mangos, Honig, Ghee, Butter, Ingwer, Pfeffer, Zucker, Reisflocken, Gerste und *Amla*.
- Fleisch von gezüchteten Tieren und von solchen, die in Feuchtgebieten leben, sollte nicht mit Honig, Sesam, Milch, Rettich, Zuckerrohrprodukten oder Sprossen kombiniert werden, denn dies würde zu verschiedenen Nervenstörungen führen.
- Fisch nicht mit Bananen, Joghurt und Buttermilch kombinieren.
- Honig und Ghee oder Honig und Wasser nie zu gleichen Teilen mischen.
- Frische Früchte am besten nicht mit gekochten Speisen kombinieren.
- Tierische Eiweiße untereinander nicht mischen.

Ernährung für jeden Konstitutionstyp

Vata, Pitta, Kapha ... Hilfe, was soll ich nun essen? So geht es vielen zu Beginn, wenn sie ihre Ernährung auf ayurvedische Weise typgerecht umstellen wollen. Kennen wir jedoch die Grundregeln der konstitutionsbezogenen Ernährung und wissen, was uns guttut und was uns schadet, dann ist eine auf die persönlichen Bedürfnisse abgestimmte Ernährung ganz einfach.

Das Wissen um die eigene Konstitution ist der beste Navigator, der uns durch die Stürme des Lebens führt und über eine optimale Ernährungs- und Lebensweise bestimmt. Je nachdem, ob unser Jetzt-Zustand durch zu viel *Vata, Pitta* oder *Kapha* aus dem Gleichgewicht geraten ist – mit der richtigen Auswahl von *Dosha*-regulierenden Nahrungsmitteln und Gewürzen können wir dies auf einfache Weise ausgleichen. Dazu bedienen wir uns altüberlieferter Empfehlungen zur *Dosha*-Reduktion.

Diese Aufzählungen sind klar in *Vata, Pitta* und *Kapha* unterteilt. Abgestimmt auf die individuelle Konstitution, werden die Regeln in der Speiseplangestaltung typgerecht zusammengesetzt und bunt gemischt. Die Aufgabe eines Ayurveda-Arztes, -Beraters oder -Therapeuten ist es nun, aus dieser großen Vielfalt an guten Tipps die richtigen auszuwählen und alltagsgerecht zu integrieren. Dabei können die Prioritäten und Konsultationsziele auch unterschiedlich sein: So ist der Diätplan eines Ayurveda-Arztes meist stärker auf die Erkrankungen und die Störungen der *Dhatus* und *Srotas* des Patienten abgestimmt, während sich ein Ayurveda-Ernährungsberater primär auf *Agni* und die *Doshas* konzentriert und einen Ernährungsplan zum Ausgleich des Stoffwechsels, der Konstitution sowie des emotionalen Gleichgewichts erstellt.

Empfehlungen zum Vata-Ausgleich

Als Luft- und Äther-dominierten Menschen ist vielen *Vata*-Typen das Essen nicht so wichtig. Viel stärker fühlen sie sich mit den feinstofflichen Energien und dynamischen Prozessen des

Lebens verbunden. Wie bereits beschrieben, sind *Vata*-Menschen kreativ und sensibel, lieben die Natur und beschäftigen sich gerne mit Psychologie, Kunst, Kultur und den Geisteswissenschaften. Ebenso zeichnen sie sich durch einen starken Bewegungsdrang aus – alles in ihrem Leben ist ständig in Bewegung. Und wie Blätter im Wind werden der Körper und der Geist von wechselhaften Dynamiken beeinflusst: So fühlen sich *Vata*-Menschen häufig unruhig und getrieben, sind erfüllt vom Wunsch nach Veränderung und gleichzeitiger Angst vor Verlust. Das Immun- und das Nervensystem sind stark gefordert, und auch das Verdauungsfeuer ist von wechselhaften Phasen betroffen und reagiert mit Schwanken, mit Ungleichgewicht. Oft leiden *Vata*-Typen unter einem unregelmäßigen Appetit und sind von einer tiefgreifenden Abneigung gegen Routine in ihren Ernährungs- und Lebensgewohnheiten erfüllt. Manchmal ist das *Agni* stark und die Speisen können gut resorbiert werden, doch oft ist die Verdauungskraft auch sehr schwach. Blähungen und Koliken, ein aufgedunsener Bauch oder Verstopfung sind nun die Folgen eines erhöhten *Vatas*. Die Verdauung ist schlecht, der Stuhl ist dunkel, trocken und schwer. Sie fühlen sich unwohl und ausgelaugt, frieren leicht, haben keine Kraft, sind unruhig, zerfahren und nervös.

Immer dann, wenn unser *Vata* aus dem Gleichgewicht gerät, reagiert der Körper auf Witterungseinflüsse, schwere Nahrung und Stresssituationen sehr empfindlich mit Verdauungsstörungen, trockener Haut und Gewichtsverlust. Auf der psychischen Ebene machen sich *Vata*-Störungen durch große Unsicherheit, Ängste und Nervosität bemerkbar. Das Gefühl von Leere und Verlust dominiert die gesamte Wahrnehmung, auch wenn es keinen realen Hintergrund für diese Ängste gibt. Trotz großer Erschöpfung fällt es schwer, sich zu entspannen, und Symptomatiken wie Schlafstörungen, Krämpfe, Ohrgeräusche und Hyperaktivität belasten den Organismus zusätzlich.

Verhalten beachten Um das *Vata* wieder ins Gleichgewicht zu bringen, ist es wichtig, alle *Vata*-erhöhenden Verhaltensweisen erst einmal strikt zu meiden. Besonders die körperlich und geistig auszehrenden Gewohnheiten, wie übermäßiger sexueller Verkehr mit wechselnden Partnern, anstrengende Reisen, Fast Food und eine unregelmäßige Lebens- und Ernährungsweise sollten gemieden werden. Ebenso ist der Verzehr von kalten, ungekochten und schweren Nahrungsmitteln der Gesundheit von *Vata* abträglich. Statt Salat, Rohkostplatten, Müsli und Vollkornbrot schenken eine warme Gemüsesuppe, gekochte Eintöpfe und nährende Süßspeisen mit Grieß, Milch und gemahlenen Mandeln dem Organismus neue Lebensenergie und Stabilität. Hilfreich sind alle Nahrungsmittel mit süßer, saurer und salziger Geschmacksrichtung.

Behandlungen mit Öl Zum therapeutischen *Vata*-Ausgleich empfiehlt Ayurveda innere und äußere Ölbehandlungen. Die sanften Ölmassagen von *Snehana* mit einem anschließenden Schwitzbad *(Svedana)* beruhigen unmittelbar das Nervensystem und schenken Ruhe, Wärme, Feuchtigkeit und angenehme Schwere. Um das sensible Verdauungssystem zu unterstützen, sind die inneren Ölungen, Einläufe *(Basti)* und die milden Ausleitungsverfahren *(Shodhana)* als hauptsächliche therapeutische Maßnahmen zu empfehlen. Je nach Bedarf und Möglichkeit können verschiedene Formen der Ölung ausgewählt werden. Ein tägliches Ölbad oder Massage mit warmem Sesam-, Rizinus- oder Mandelöl am Morgen und ein kleiner Nähreinlauf *(Anuvasana Basti)* mit etwas warmem Sesamöl am Abend können reine Wunder wirken. Weitere Ölbehandlungen wie *Gandusha* (Ölziehen), *Karna Purana* (Ohreinlauf), *Nasya* mit Öl (Ölung der Nase), *Akshitarpana* (Augenbehandlung), *Shirodhara* (Stirnguss mit Öl) und *Shirobasti* (Kopfbehandlung mit medizinierten Anti-*Vata*-Ölen) sind bewährte Maßnahmen, um *Vata* zu kontrollieren. Diese werden vor allem im Rahmen von Ayurveda-Kuren oder typgerecht abgestimmten Behandlungen in ambulanten Praxen angeboten. Je regelmäßiger diese Maßnahmen angewendet werden, umso stabiler ist das *Vata,* um inneren und äußeren Belastungen standzuhalten.

Yoga und Meditation Neben all diesen gesunden Interventionen ist eine ruhige und ausgeglichene Lebensweise unabdingbar. Eine *Vata*-belastete Persönlichkeit benötigt ein spezielles Programm, um körperlich und geistig zu entspannen und zu regenerieren: Mit Yoga, Meditation, Musik, liebevollen Begegnungen und einer angenehmen Umgebung findet sie besonders gut zu innerem Frieden. Harte Arbeit, übermäßiges Sprechen, ausschweifende körperliche Übungen, zu viel Sex und Nachtwachen sollten hingegen vermieden werden.

Ernährung Bei einer *Vata*-ausgleichenden Ernährung lassen sich die wichtigsten Eigenschaften mit den Begriffen »warm«, »schwer«, »befeuchtend«, »nährend«, »beruhigend«, »befriedigend« und »erdend« beschreiben. Warme Speisen, Gemüsesuppen und einfache, schwach gewürzte Mahlzeiten wirken besonders wohltuend. Ist das *Vata* durch eine Störung oder konstitutionsbedingt erhöht, sollte sich der Körper stabilisieren und mit nährstoffreicher Kost unterstützt werden. Dazu ist eine eiweiß- und stärkehaltige Nahrung erforderlich. Um eine langfristige Verbesserung des Gesamtzustandes zu gewährleisten, müssen zusätzlich auch Stress, innere Anspannung und Ängste abgebaut werden.

Ein *Vata*-Typ leidet oft unter einem schwachen *Agni,* und die Lebensenergie der Speisen *(Prana)* entscheidet über die Verdaulichkeit. Aus diesem Grunde sollten die Speisen immer frisch zubereitet werden, einfach sein und nicht aufgewärmt werden. Eine ausgewogene Mahlzeit zum *Vata*-Ausgleich besteht überwiegend aus saftig gekochtem Gemüse, Getreide und einem Eiweißträger wie Linsen, Geflügel oder Milchprodukte, die mit milden Gewürzen und ausreichend Ghee oder Öl zubereitet werden. Alle schwer verdaulichen Nahrungsmittel wie z. B. Kohl, Pilze, Paprikaschoten, Nüsse, Fleisch und alle sehr anregenden Speisen wie z. B. rohe Zwiebeln, bittere Salate, Knoblauch und scharfe Gewürze sollten nur wenig und wenn, dann zur Mittagszeit gegessen werden. Sehr trockene Speisen, wie Hirse, Bohnen und Brot sowie alle bitteren Speisen und Gewürze wirken *Vata*-erhöhend und sollten ebenfalls gemieden wer-

Faktoren, die das Vata vermehren

Lebensphasen Das Alter ab dem 60. Lebensjahr, die Meno- und Andropause

Zeiten Herbst, Winter und Nachmittagszeit, untypisches Wetter in den Jahreszeiten

Äußere Umstände Reisen, laute Geräusche, Computerarbeit, Schichtdienst, Lärm, Wind, Chaos

Innere Umstände Innere Ängste, Stress, Leistungsdruck, körperliche oder mentale Überanstrengung, sexuelle Ausschweifungen, Mangelernährung

Ernährung Unreine, bittere und schwer verdauliche Nahrung, Nahrungsmittelzusätze wie Emulgatoren und Konservierungsmittel, zu viel kalte Speisen und Rohkosternährung

Empfehlungen zum Vata-Ausgleich

- Eine regelmäßige und beständige Ernährungs- und Lebensweise bevorzugen
- Stress, innere Anspannung und Ängste abbauen
- *Vata*-erhöhende Faktoren wie Lärm, Auszehrung, Computerarbeit, Elektrosmog, Reisen, Geschmacksverstärker und zu viel Rohkost reduzieren
- Nach dem Essen 15 bis 30 Minuten Ruhepause zur Verdauung einplanen
- Alle Sinnesüberreizungen meiden
- Mindestens drei warme Mahlzeiten am Tag (mit genügend Fett und Eiweiß) essen
- Speisen immer frisch zubereiten und nicht aufwärmen
- Auf feuchtes Essen achten: saftig gekocht, mit Ghee zubereitet, genügend Salz
- Regelmäßig heißes Wasser, Ingwer- und Kräutertee trinken, eventuell auch zum Essen
- Vorwiegend gewebeaufbauende Nahrungsmittel wie Milch, Weizen, Hafer, Dinkel, Mungbohnen oder *Urad-Dal*, Mandeln, Nüsse, Geflügel, Fleisch und Eier, Wurzelgemüse und genügend Fett verzehren

Für die Vata-Psyche

- Dem Wunsch nach Kommunikation und Kreativität Ausdruck verleihen
- Positive Gewohnheiten und Rituale aufbauen und beibehalten
- Sich in Geduld, Selbstdisziplin, Gelassenheit und Ausdauer üben

den. Speziell am frühen Morgen, am Abend und in der kalten Jahreszeit dürfen keine kalten Speisen wie zu viel Rohkost, Früchte oder Salate gegessen werden. Ebenso stören alle chemischen Nahrungsmittelzusätze, Geschmacksverstärker und Emulgatoren das *Vata-Dosha*.

Tagesablauf Um den Organismus und das Nervensystem zu stabilisieren, ist es ratsam, bei Lebensführung und Mahlzeiten immer auf einen regelmäßigen Rhythmus zu achten. Als ideale Zeit zur Bettruhe wird 22:00 Uhr empfohlen. Eine kleine Mittagsruhe oder entspannende Verdauungspause nach dem Essen wirkt ebenfalls sehr beruhigend und hilft, der Bildung von *Vata-Ama* vorzubeugen. Achten Sie auf eine ruhige und achtsame Atmosphäre während der Mahlzeiten, dann können Sie auch bei einer *Vata*-Erhöhung die Lebenskraft der Speisen für sich nutzen und Blähungen vermeiden.

Nahrung Leiden Sie unter plötzlichem Heißhunger oder Energieabfall zwischen den Mahlzeiten, so darf dieser nicht übergangen werden. Bei Bedarf können süße Früchte, nährende Getränke wie Tee mit Milch oder warme Milch mit Honig sowie Getreide (Brot, Reiswaffeln usw.) mit Butter oder Ghee gegessen werden. Auch heißes Wasser und Getränke wie Ingwerwasser und Kräutertee sollten regelmäßig über den Tag verteilt getrunken werden. Als Nahrung sind alle süßen, mild salzigen und angenehm saure, heiße und ölige Speisen besonders zu empfehlen. Weiterhin sollten Milch, Ghee, gequirlter Joghurt, alle süßen Früchte und Süßspeisen unter stetiger Beachtung der Stärke

Tagesplan für die Vata-Konstitution

Frühstück

- Sämiger Brei aus Dinkel-, Weizen-, Kamut- oder Reisflocken mit etwas Salz, Ghee und Gewürzen (süß oder salzig-würzig)
- Grießbrei (süß oder salzig-würzig)
- Gedünstete Früchte oder eingeweichte Trockenfrüchte
- Bei warmem Klima und guter Gesundheit auch frische Früchte und Nüsse
- Leichtes Brot, Reiswaffeln mit Butter, Ghee, vegetarischer Brotaufstrich
- Bei Auszehrungen und Stress darf es gerne auch mal ein Frühstücksei und Avocado zum Toastbrot sein
- Frische Sprossen und Keimlinge
- Milch, erwärmt und mit Gewürzen wie Safran, Ingwer und Zimt (nicht zu Obst)

Mittagessen

- Weich gekochter Reis oder anderes Getreide
- Gedünstetes Gemüse mit Ghee und Gewürzen
- Mindestens fünfmal pro Woche ein hochwertiger Eiweißträger wie Hülsenfrüchte, Geflügel, Joghurt oder Nüsse
- Mildes Chutney
- Eine kleine Portion grüner Blattsalat oder Rohkost aus süßlich schmeckendem und leicht verdaulichem Gemüse wie Fenchel, Möhren, Rote Bete
- Ein süßer Nachtisch

Abendessen

- Immer eine warme Suppe oder ein warmer Eintopf; süßes Wurzelgemüse wie Kartoffeln, Möhren oder Pastinaken wirkt besonders wohltuend
- Gekochtes Getreide mit Gemüse, auch Nudeln oder Brot sind erlaubt
- Kein Obst, keine Rohkost, nichts Saures oder Scharfes am Abend essen

Eine regelmäßige Zwischenmahlzeit gegen 11:00 Uhr und 16:00 Uhr kann sehr empfehlenswert sein. Sie sollte bei Leistungsabfall, Unterzuckerung, innerer Nervosität oder Lethargie aus natürlichen und süßlich schmeckenden Speisen bestehen. Sehr gut eignen sich ein Getreideschleim, süße Früchte, Reiskräcker mit Butter und Honig oder süße Säfte, z. B. aus Möhren oder Trauben. Ebenso wohltuend und aufbauend kann ein indischer Gewürztee (Chai) mit Milch sein oder eine salzige Gemüsebrühe.

von *Agni* regelmäßig in den Speiseplan integriert werden. Nährende und leicht verdauliche Getreidearten wie Reis, Hafer und Weizen sind den trockenen Getreidearten wie Gerste, Mais und Hirse stets vorzuziehen. Um körperliche Kraft und genügend Aufbaustoffe zu gewinnen, sind Mungbohnen und ein paar schwarze Linsen – am besten zusammen mit Getreide zur Mittagszeit – eine optimale Ergänzung. Andere Arten von Hülsenfrüchten sind aufgrund der trockenen Eigenschaft weniger geeignet. Für alle Nicht-Vegetarier können auch etwas Geflügel, Eier und helles Fleisch eine wertvolle Eiweißquelle sein. Alle Nussarten, vor allem Mandeln, Pistazien und Cashewnüsse, sind sehr geeignet und schenken dem Organismus Wärme, Vitalenergie und Öligkeit. Auf Gewürze kann der sensible *Vata*-Gaumen sehr empfindlich reagieren, und sie sollten minimiert werden. Am besten verträglich sind wärmende Gewürze wie Ingwer, Nelke, Zimt und Muskatnuss. Leicht verdauliche und wärmende Gemüsearten hingegen dürfen in unbegrenzter Menge genossen werden. Besonders gut sind Auberginen, Kürbisse, gekochter Knoblauch, Möhren, Okraschoten, Rote Bete, Spargel, Zucchini und Kartoffeln. Blattgemüse sollte nur in geringem Maße, gekocht und mit genügend Öl sowie einer süßlichen Geschmackskomponente gegessen werden. So darf beispielsweise dem Spinat für eine *Vata*-Person niemals der berühmte »Blubb« Sahne und etwas Kartoffeln als süßer Ausgleich fehlen. Wer ein übermäßig hohes *Vata* hat, der neigt zu einem erhöhten Bedarf an aufbauenden Nährstoffen, um eventuellen Mangelerscheinungen in den Geweben vorzubeugen oder sie zu behandeln. Dazu empfiehlt die Ayurveda-Diätetik stets die Kombination von Kohlenhydraten und Eiweißen innerhalb eines Menüs sowie die Verwendung von genügend hochwertigen Fetten wie Ghee, Sesamöl oder fruchtigem Olivenöl.

Empfehlenswerte Nahrungsmittel für Vata

Die folgende Auflistung gibt Auskunft im Detail:

Früchte Alle saftigen, süßlich und leicht sauer schmeckenden Früchte wie Ananas, Aprikosen, Beeren, Datteln, Feigen, Kirschen, Mangos, Orangen, Papayas, Pflaumen, Trauben. Sie eignen sich auch als leichte Zwischenmahlzeit.

Gemüse Sehr verträglich sind alle süßen, saftigen und erdigen Gemüsesorten wie Auberginen, Fenchel, Kohlrabi, Kürbisse, Möhren, Okraschoten, Pastinaken, Rote Bete, Schmorgurken und grüner Spargel.

Getreide Das beste Getreide ist Reis. Hafer, Weizen oder Dinkel sind ebenfalls empfehlenswert und können die Grundlage einer leicht verdaulichen Mahlzeit zum Frühstück oder Abendessen sein.

Proteine Die besten *Vata*-ausgleichenden Eiweißträger sind Milch, grüne Mungbohnen und *Urad-Dal*. Ebenso sind Samen, Nüsse, Ziegenfrischkäse oder milder Naturjoghurt in moderaten Mengen empfehlenswert. Für Nicht-Vegetarier Geflügel, helles Fleisch und Eier. Alle eiweißreichen Nahrungsmittel sollten am besten als Mittagsmahlzeit zusammen mit Gemüse und Reis gegessen werden.

Gewürze Gewürze mit einem süßlichen Geschmack und wärmender Wirkung wie Ajwain, Anis, Fenchel, *Hing*, Ingwer, Kreuzkümmel, Muskatnuss, Nelke, Safran und Zimt. Aus der hiesigen Küche sind Basilikum, Lorbeer, Majoran, Oregano, Salbei, Thymian empfehlenswert. Gekochte Zwiebeln und gekochter Knoblauch werden als Anti-*Vata*-Therapie eingesetzt.

Sonstiges Die *Vata*-Ernährung sollte genügend Fette und Eiweiße enthalten, um einen gesunden Gewebeaufbau zu gewährleisten: Butter, Ghee, hochwertige Öle und Milch wirken nährend und aufbauend. Der Verzehr von Geflügel kann bei Erschöpfungszuständen therapeutisch empfehlenswert sein.

Weniger empfehlenswerte Nahrungsmittel für Vata

Früchte Neben sehr sauren Früchten sind unreife Bananen, Birnen, Melonen und Trockenobst weniger empfehlenswert.

Gemüse Brokkoli, Erbsen, Paprikaschoten, Rettich, Rosenkohl, Sellerie, rohe Tomaten und Weißkohl können den Organismus leicht stören. Rohkost und Salat nur wenig essen.

Getreide Alle trockenen Getreidearten wie Gerste, Hirse, Mais und Roggen können *Vata* erhöhen.

Proteine Hülsenfrüchte (außer Mungbohnen und *Urad-Dal*) sollten nur in kleinen Mengen gegessen werden. Käse, rotes Fleisch und Fisch sollten gemieden werden.

Gewürze Überwürzte, sehr bittere oder scharfe Speisen sind unverträglich. Roher Knoblauch sollte gemieden und Bockshornklee, Chili und Pfeffer sollten nur sparsam verwendet werden.

Sonstiges Um die Verträglichkeit der Speisen zu verbessern, sollten sie gut gekocht, mit genügend Flüssigkeit und mit Akzentuierung des salzigen und sauren Geschmacks zubereitet werden. Die richtige Nahrungsmenge beachten!

Vata: Fallbeispiel Juliane

Juliane ist eine echte *Vata*-Frau. Sie ist sehr schlank und feingliedrig, hat feines Haar, splitternde Fingernägel und etwas unregelmäßige Zähne. Sie liebt Kunst, Musik und Literatur und reist gemeinsam mit ihrem Mann gerne in ferne Länder, um dort die fremde Kultur, Land und Leute zu erkunden. Die attraktive Mittvierzigerin arbeitet mit großer Freude als Körpertherapeutin. Hier kann sie sich energetisch und psychisch voll auf die Menschen einlassen. Regelmäßig besucht sie Meditations- und Selbsterfahrungskurse, nimmt an Schweige-Retreats (Schweigen über einen längeren Zeitraum) in Klöstern teil und beschäftigt sich intensiv mit Mystik und Spiritualität. Julianes großes Problem ist ihr Unterleib: Sie leidet unter chronischer Verstopfung, starken Menstruationsschmerzen und häufigen Blähungen. Als ich ihr erklärte, dass diese Beschwerden ganz typisch für ein blockiertes *Apana-Vata* seien – das heißt, ihre nach unten gerichtete *Vata*-Energie sei nicht im Fluss –, konnte sie diese Diagnose gleich gut einordnen. Als *Vata*-Typ sei sie auch mehr zum Himmel ausgerichtet, und all ihre Meditationen seien darauf ausgerichtet, ihre oberen Energiezentren zu öffnen, antwortete sie. Doch sie könne sich gut vorstellen, sich nun wieder mehr der Mutter Erde zuzuwenden. Was sie denn dazu aus ayurvedischer Sicht tun solle? Meine Empfehlungen wurden von ihr sehr gut aufgenommen: Sie aß nun regelmäßig warme und gekochte Speisen, bevorzugte Wurzelgemüse, leichte Getreidegerichte und gekochten Knoblauch, genoss entspannende Fuß- und Bauchmassagen und behandelte sich selbst mit nährenden Öleinläufen. Ihre Meditationspraxis ergänzte sie durch spezielle Atemübungen *(Pranayamas)*, welche den nach unten gerichteten Energiefluss stärkten, und durch schöne Spaziergänge in der Natur.

Empfehlungen zum Pitta-Ausgleich

Eine *Pitta*-Konstitution besticht durch ihr körperliches und mentales Feuer: Die betreffende Person besitzt eine starke Ausstrahlung, viel Energie und Lebenskraft. Sie überzeugt mit ihrer charismatischen Ausstrahlung, ist witzig, intelligent und gesellig. Der Körper ist warm, gut durchblutet und in vielerlei Hinsicht vom Feuerelement geprägt: So ist das *Pitta* häufig durch seine rötlich schattierte Haut und Haare, Sommersprossen und einen athletischen Körperbau erkennbar. Noch auffälliger macht sich die *Pitta*-Umsetzungskraft durch einen aktiven Stoffwechsel, sportlichen Enthusiasmus und große Handlungsfähigkeit bemerkbar. Oft sind *Pitta*-Menschen echte Arbeitstiere, die sich vorrangig durch ihre Leistung definieren: je nach persönlicher Interessenlage auf intellektueller, sportlicher, sexueller oder finanzieller Ebene.

Auch das *Agni* brennt stark und ist ausgesprochen produktiv: Es erzeugt großen Appetit und kann selbst schwere Mahlzeiten mühelos verwerten. Doch Vorsicht, sobald das Feuer nicht sein gewünschtes Brennmaterial in angemessener Menge erhält, reagiert es äußerst ungehalten mit schlechter Laune, Bauchweh und Übelkeit. Selbst kleine *Pitta*-Kinder neigen zum Spucken nach einer heißhungrig verschlungenen Mahlzeit, oder ihnen wird »schlecht vor Hunger«.

Eine Störung von *Pitta* macht sich durch leicht ölige, flüssige, heiße, penetrierende, saure und scharfe Eigenschaften bemerkbar. Die betreffende Person ist von einer starken inneren Hitze erfüllt, die ihr viel Energie schenkt, aber auch die Gefahr in sich birgt, zu verbrennen und zu zerstören. Die typischen *Pitta*-Symptome sind gekennzeichnet durch Entzündungen und Säure, die sich als Reizungen des Verdauungstrakts und der Verdauungsorgane, der Haut, der Augen und des Haarwuchses bemerkbar machen können.

Auf der psychischen Ebene fördert ein Übermaß an *Pitta* innere Anspannung, Ärger, Zorn und unkontrolliertes Verhalten. Es kommt zu emotionalen Ausbrüchen, Ungeduld und ständigen Konfrontationen. Hier hilft neben den *Pitta*-besänftigenden Ernährungsempfehlungen vor allem ein intensives Bewegungs- und Sportprogramm, um den inneren Druck zu lösen und überschüssige Hitze auszuleiten.

Um übermäßiges *Pitta* abzubauen, braucht es körperliche Bewegung, emotionale Gelassenheit sowie eine kühlende, basische und befriedigende Ernährung. Die durch *Pitta* hervorgerufene und angesammelte Hitze, Säure und Schärfe kann abgebaut werden, indem strikt all dieje-

Faktoren, die das Pitta vermehren

Lebensphasen die Lebensphase im Alter zwischen 20 bis 40 Jahren

Zeiten Sommer, Mittagszeit und Mitternacht

Äußere Umstände große Hitze, Hunger, Angriff und Wettbewerb

Innere Umstände psychische Anspannung, Zorn, Wut, Angst, mentaler Stress und Leistungsdruck

Ernährung übermäßiger Genuss von säurebildenden Speisen wie Essig, Zitrusfrüchten, Fleisch, Tomaten, sauren Milchprodukten, Alkohol sowie scharfen Speisen, Gewürze, Salz

Empfehlungen zum Pitta-Ausgleich

- Regelmäßige Mahlzeiten und keinen Heißhunger entstehen lassen
- Mittagessen als Hauptmahlzeit – mit Salat, Rohkost, Getreide und Eiweißträger
- Nicht zu schnell essen, Nahrung gut kauen und einspeicheln
- Emotionale Anspannung durch körperliche Aktivität wie Sport abbauen
- Kühlende Qualitäten bevorzugen: Rohkost, Melonen, Trauben und Gurken sind besonders gut
- Alle sauren, scharfen und salzigen Speisen meiden
- Alle scharfen Gewürze und heißen Nahrungsmittel meiden; neben Chili und Pfeffer sind auch Senfsamen, *Hing*, Muskatnuss, Zimt und Salz stark erhitzend
- Alle grünen Gemüsearten, Blattsalate und frische Kräuter bevorzugen
- Regelmäßiges Abführen zur Ausleitung von Säure und Hitze

Für die Pitta-Psyche

- Dem Wunsch nach Herausforderungen und Anerkennung Ausdruck verleihen
- Die Neigung zu Aggressionen, Perfektionismus und Jähzorn transformieren
- Sich in innerer Zufriedenheit, Hilfsbereitschaft, Toleranz und Gelassenheit üben

nigen Nahrungsmittel und Gewürze gemieden werden, welche die Hitze und Säure im Organismus hervorrufen. Besonders der Genuss von zu viel Alkohol, Kaffee, Fleisch, Joghurt und sauren Früchten ist der Gesundheit von *Pitta*-Typen abträglich.

Mindestens ebenso wichtig wie eine Ernährungsumstellung sind manualtherapeutische und psychische Interventionen: Auf der emotionalen Ebene ist es für die kritische *Pitta*-Persönlichkeit wichtig, eine positive und tolerante Sichtweise auf sich selbst, andere Menschen und das Leben zu gewinnen. Denn jeder negative Gedanke schafft ein saures Klima und Milieu in Körper und Geist. Damit wird der angeborene Hang zu Perfektionismus, Kontrolle und Skeptizismus zu einem psychosomatischen Belastungsfaktor, der häufig die Ursache für Magenbeschwerden, Darmentzündungen, Kopfschmerzen oder Hauterkrankungen darstellt. Techniken für eine positive, empathische Kommunikation, regelmäßige Meditation, Singen und Tanzen stellen hervorragende Hilfsmittel für den mentalen Transformationsprozess einer *Pitta*-Persönlichkeit dar. Ebenso wird empfohlen, sich durch soziales Engagement in Hingabe, Großzügigkeit und Nächstenliebe zu üben. Auch meditative Sportarten wie Hatha-Yoga, Tai-Chi oder Laufen bauen innere Anspannung und Stress ab. Beruhigende Farben und Methoden der Tiefenentspannung wie autogenes Training oder Yoga-Nidra sollten ebenso in das Leben integriert werden wie eine kühle Umgebung (z. B. kühle Bäder, Urlaub in nördlichen Ländern). Da *Pitta*-Menschen zu exzessiven Verhaltensweisen neigen, sollten sie stets darauf achten, das rechte Maß in der Arbeit, Sexualität und Nahrungsaufnahme zu finden, und Hitze, strahlende Sonne sowie erregende, Aggressionen provozierende Situationen meiden.

Auf der körpertherapeutischen Ebene kennt Ayurveda besonders wirkungsvolle Maßnahmen zum *Pitta*-Ausgleich, wie regelmäßige Fußmassagen *(Padabhyanga)* oder einen kühlenden Stirnguss *(Shirodhara)*. Weitere Ölbehandlungen wie *Gandusha* (Ölziehen), *Karna Purana* (Ohreinläufe), *Nasya* (Ölung der Nase), *Akshitarpana* (Augenbehandlung) oder *Shirobasti* (Ölung des Kopfes) können ebenfalls mit einem milden, kühlenden Öl oder mit Ghee praktiziert werden. Hierbei lässt man der regelmäßigen Behandlung nochmals besondere Sorgfalt angedeihen, da *Pitta*-Störungen oft durch brennende, tränende und empfindliche Augen gekennzeichnet sind. Hier können Augenspülungen mit Kräutern, Absuden, Rosenwasser oder Ghee einen Ausgleich schaffen. Am einfachsten ist es, täglich einen Tropfen warmes Ghee mit einer Spritzpipette in den Augenwinkel zu geben und die Augen regelmäßig mit in Rosenwasser getränkten Wattepads zu kühlen.

Bei einer *Pitta*-ausgleichenden Ernährung sind die wichtigsten Eigenschaften kühl, leicht, trocken und süß. Frische Gemüse und Salate, leckere Getreide- und Pasta-Gerichte sowie süße Früchte, Nüsse und Samen gehören auf den täglichen *Pitta*-Speiseplan. Auf eine ausreichende Eiweißversorgung ist zu achten, damit der aktive *Pitta*-Stoffwechsel mit allen notwendigen Aufbaustoffen versorgt wird. Vor allem die regelmäßige Kombination von Hülsenfrüchten und Reis (oder anderen Getreidearten) ist hier sehr hilfreich.

Sehr scharfe, salzige und ölige Speisen hingegen sollten nur wenig gegessen und im Sommer ganz gemieden werden. Speziell der Genuss von sauren Früchten und Gemüse, sehr salzigen Speisen wie Käse oder Fertigprodukte und Essig, Alkohol, Kaffee, Fleisch und anderen säuernden Speisen wirkt sich schädlich auf das *Pitta*-Gleichgewicht aus. Ausnahmen sind Granatapfel und *Amalaki*.

Eine *Pitta*-Störung wirkt sich unmittelbar auf das Verdauungssystem aus. Normalerweise leiden die Betroffenen unter einem zu starken Verdauungsfeuer *(Tikshnagni)* und benötigen nährende Mahlzeiten, die beruhigen und stabilisieren. Vollwertige Getreide und süße und bittere Gemüse wie Fenchel, Kartoffeln, Sellerie, Spinat oder Artischocken wirken nun entsäuernd und sättigend, besonders wenn sie mit genügend Fett – vorzugsweise Ghee – und milden Gewürzen zubereitet werden.

Die Nahrung muss gut gekaut und eingespeichelt werden. Zu den Mahlzeiten sollte nichts oder nur schlückchenweise etwas lauwarmes Wasser getrunken werden, tagsüber können auch einmal kühlere Getränke wie ein süßer Fruchtsaft, ein alkoholfreies Bier oder ein Eistee genossen werden. Regelmäßige Rohkosttage, Abführen und Mahlzeiten und Behandeln mit Ghee verringern *Pitta* und lindern dessen Beschwerden. In nicht seltenen Fällen kann ein überhitztes *Pitta* mittel- oder langfristig auch zu einer *Agni*-Schwächung führen. Das Feuer-Element verlässt nun seinen angestammten Sitz im Verdauungstrakt und wandert nach außen, um hier übermäßige Hitze im Kopf, in der Haut und in den Extremitäten zu produzieren. Nun gilt es, das *Pitta* zu reduzieren und das *Agni* zu stärken. Herbe Kräuter und bittere Gemüsesorten sind nun besonders zu empfehlen und führen es zu seiner gewohnten Stabilität. So eignen sich bittere Salate wie Chicorée, Radicchio und Endivie sowie alle süßen Wurzelgemüse hervorragend als Ausgleichskost. Milch, Ghee, gequirlter Joghurt, alle süßen Früchte und Süßspeisen können unter stetiger Beachtung der Stärke *Agnis* und anderer Faktoren ebenfalls konsumiert werden. Als Getreide sollten Weizen, Reis und Gerste, von den Bohnensorten sollten Mungbohnen und *Masur-Dal* (rote Linsen) bevorzugt werden. Wenn möglich, sollte rotes Fleisch soweit es geht vom Speiseplan verbannt werden,

Tagesplan für die Pitta-Konstitution

Frühstück

- Hafer-, Gerste- oder Reisbrei mit Ghee
- Dazu ein Süßungsmittel wie Agavendicksaft, Ahornsirup oder brauner Rohrzucker
- Gedünstete Früchte, vor allem Äpfel, Birnen und Bananen
- Leichtes Brot, Butter, Honig oder Samen, Nüsse und Trockenfrüchte
- Frische Früchte, vor allem Trauben, Aprikosen, Mangos und Melonen (allein)
- Milch mit Kardamom, Kurkuma und Safran (nicht zusammen mit Früchten)

Mittagessen

- Reis oder vollwertiges Getreide
- Möglichst täglich eine eiweißhaltige Mahlzeit mit Hülsenfrüchten, Nüssen, Samen oder auch tierischen Proteinen essen
- Gemüse mit Ghee oder Olivenöl (knackig gegart)
- Rohkost und Salat (mindestens ein Drittel bis die Hälfte der Speisen zur Mittagszeit sollten roh sein)
- Süßer Nachtisch, der vor dem Essen verspeist werden darf

Abendessen

- Suppe, Brot und vegetarische Brotaufstriche
- Getreide, Kartoffeln oder Teigwaren
- Viel Gemüse, insbesondere Wurzelgemüse oder Blattgemüse

Ist das *Agni* stark, ist es für eine *Pitta*-Konstitution nicht notwendig, strenge Ernährungsregeln einzuhalten. Schwer verdauliche Speisen wie z. B. Kohl, Paprikaschoten, Hülsenfrüchte und Sahne dürfen dann unbedenklich in größeren Mengen gegessen werden.

da es erhitzend wirkt. Auch Tomaten, Zitronen, Senfsamen, und scharfe Gewürze wie Chili und Pfeffer fördern die Disharmonie im *Pitta*-System. Von der Kombination saurer Früchte und Joghurt oder Käse mit Tomaten ist abzuraten, wenn Hautbeschwerden oder Entzündungen vorliegen.

Kartoffeln, Kürbisse, Sellerie, Spargel, Zucchini, Bananen, Kokosnüsse, Mangos, süße Granatäpfel, Weintrauben und andere süße Früchte hingegen sind sehr geeignet für die *Pitta*-Ernährung. Ausgleichende Gewürze wie Fenchel, Gewürznelken, Ingwer, Koriander, Kurkuma und Steinsalz bereichern die Nahrung durch ihre Wirkung und ihren Geschmack. Besonders schädlich für *Pitta* wirken sich Alkohol, anregende Getränke und Rauchen auf den Organismus aus; sie sollten im Krankheitsfall unbedingt weggelassen werden.

Empfehlenswerte Nahrungsmittel für Pitta

Früchte Äpfel, Feigen, Kirschen, Mangos, Melonen und Trauben

Gemüse Es sind alle Gemüsearten sehr zu empfehlen, insbesondere die süßen und bitteren Gemüsearten mit grüner und gelber Farbe. Grüne Bohnen, Brokkoli, Erbsen, Gurken, Okraschoten, Paprikaschoten, Rosenkohl, Sellerie, Spargel, Weißkohl, Zucchini, frische Keimlinge, Kartoffeln und alle Blattsalate (insbesondere Kopfsalat) wirken ausgleichend und besänftigend.

Getreide Alle Getreidearten, insbesondere Gerste, Dinkel und Reis, sind sehr gut verdaulich.

Proteine Ist das *Agni* stark, so können alle eiweißreichen Nahrungsmittel sehr gut verdaut werden. Nüsse, Samen und Hülsenfrüchte (insbesondere Dal-Linsen, Mungbohnen und Kichererbsen) sind besonders empfehlenswert.

Gewürze Alle bitteren, süßen und etwas schweren Gewürze wie z.B. Dill, Fenchel, Kardamom, Koriander, Kurkuma und Safran harmonisieren den Körper. Kreuzkümmel (Cumin) und etwas frischer Ingwer steigern *Agni,* ohne *Pitta* zu erhöhen.

Sonstiges Fettreiche Nahrung ist für eine ausgewogene *Pitta*-Konstitution notwendig. Kokosfett, Olivenöl, Butter und Ghee sind zu empfehlen. Ein überhöhtes *Pitta* kann durch Ghee reduziert werden.

Weniger empfehlenswerte Nahrungsmittel

Früchte Alle sauren Früchte wie Ananas, saure Beeren, Sauerkirschen und Zitrusfrüchte sollten gemieden werden.

Gemüse Auberginen, Peperoni, Rettich, Rhabarber, Tomaten und Sauerkraut meiden oder nur in kleinen Mengen essen.

Getreide Mais, Weizen und Weizenmehl sind weniger empfehlenswert.

Proteine Rotes Fleisch, roher Fisch, schwarze Linsen, Käse und Kefir sind bei einem sauren, überhitzten Stoffwechsel zu meiden.

Gewürze Chili, Pfeffer, Senf und Knoblauch sind nicht verträglich. Erhitzende Gewürze wie *Hing*, Nelke, Muskatnuss, Senfsamen und Zimt nur in kleinen Mengen konsumieren.

Sonstiges Alkoholische Getränke und Kaffee wirken säuernd und erhitzend. Die falschen Kombinationen fördern *Pitta*-Erkrankungen.

Pitta: Fallbeispiel Martin

Martin erhielt in unserem Ayurveda-Kurzentrum eine individuelle Ernährungsberatung. Er war interessiert daran, wie ich ihn und seine Konstitution denn so einschätze, doch an seiner Ernährung wolle und könne er nicht viel ändern, das teilte er mir gleich zu Beginn unseres Gesprächs mit. Dann erzählte er mir, dass er als Zahnarzt in eigener Praxis wochentags einen ausgefüllten und strukturierten Tag habe: Von 8:00 Uhr bis 17:30 Uhr versorge er seine Patienten, von 18:00 Uhr bis 19:30 Uhr schreibe er seine Berichte, und dann gehe er nach Hause und bereite sein Abendessen zu. Da er den ganzen Tag außer einem Sandwich und einer Tafel Schokolade noch nichts gegessen habe, solle es dann schnell gehen:

Pitta: Fallbeispiel Martin (Fortsetzung)

Er haue sich ein Steak in die Pfanne, mache sich ein paar Spiegeleier oder ein Pasta-Gericht. Das Wochenende verbringe er immer mit seiner Freundin, esse gut, schlafe viel und entspanne sich. Beschwerden habe er keine, außer ab und zu etwas Magenbrennen und Kopfschmerzen. Alle Konstitutionsmerkmale wiesen Martin als eindeutigen *Pitta*-Typen aus: rote Haare, rötliche Haut mit Sommersprossen und mittlere Körpergröße. Seine Hände waren kräftig, geschickt und warm, sein Blick konzentriert und stechend. Als ich Martin fragte, ob er denn keinen Hunger habe, wenn er den ganzen Tag so wenig esse, er sei ja schließlich ein *Pitta*-Typ und diese hätten normalerweise einen sehr guten Appetit, antwortete er mir: Doch, Hunger habe er schon, doch er wolle sich nicht von der Arbeit abhalten lassen und er habe gelernt, seinen Hunger zu übergehen. Ebenso habe er festgestellt, dass seine Leistung so konstanter sei, denn häufig fühle er sich nach dem Essen eher schläfrig, matt und unkonzentriert. Dieses Symptom war für mich sehr interessant, denn es zeigte an, dass Martin trotz seiner ausgeprägten *Pitta-Prakriti* und *-Vikriti* (Magenbrennen, Kopfschmerzen) unter einem schwachen *Agni* litt. Und bei Betrachtung der Zunge zeigte diese auch einen klebrigen, gelblich-gräulichen Belag in der hinteren Zungenhälfte, was eindeutig für eine *Ama*-Belastung spricht. Ich sagte ihm, dass es nur noch eine Frage der Zeit sei, bis sich weitere *Pitta-Agni*-Symptomatiken wie Allergien oder Burn-out manifestieren würden. Mit meinen Empfehlungen konnte er sein *Pitta* senken und sein *Agni* stärken, ohne im Alltag viel zu verändern:

- statt den Morgen mit zwei Tassen Kaffee zu beginnen, lieber zuerst mit warmem Wasser und einer Tasse Ingwerwasser beginnen
- zu Hause gut frühstücken und – wichtig! – eine Tasse heiße Milch mit einem Teelöffel *Chyavanprash*
- am Vormittag mit Wasser verdünnten Traubensaft oder gesüßten Kräutertee trinken
- sich mittags von seinen Sprechstundenhilfen mit einem großen Rohkostteller zum Sandwich versorgen lassen, anschließend etwas Kleines, Süßes essen und einen Verdauungskaffee trinken
- Nüsse/Trockenfrüchte statt Schokolade essen
- Abendessen verändern: Mehr Gemüse (vor allem die bitteren und grünen Gemüsearten helfen beim *Pitta-Agni*-Ausgleich), verdauungsfördernde Gewürze wie Ingwer, Kreuzkümmel, Koriander und *Pippali*, und statt rotem Fleisch mehr Huhn und Hülsenfrüchte verzehren
- als Ergänzung: *Chyavanprash* am Morgen, *Ashwagandha* am Abend, *Tulsi-Tee* dazwischen

Empfehlungen zum Kapha-Ausgleich

Das Glück eines *Kapha*-Menschen liegt auf seiner Zunge. Er liebt gutes Essen, eine komfortable Lebensweise und die sinnlichen Genüsse des Lebens. Die Einbindung in sein familiäres und soziales Umfeld ist ihm sehr wichtig, und »als Fels in der Brandung« trotzt er mit Beständigkeit, Geduld und Toleranz den Widrigkeiten des Lebens. Deshalb ist es für eine *Kapha*-Person oft besonders schwer, seine lieb gewonnenen Ernährungsgewohnheiten umzustellen und auf bevorzugte Speisen zu verzichten: Alles Neue wird erst einmal abgelehnt, und die Umstände, die eine Veränderung für das Umfeld auslösen könnten, werden als Belastung empfunden. Viele unserer Lebensgewohnheiten – wie z. B. Restaurantbesuche am Abend, Fruchtjoghurts zwischendurch und Milchkaffee über den ganzen Tag verteilt – sind für *Kapha*-Typen ausgesprochen ungünstig und sollten unbedingt weggelassen werden.

Aus ayurvedischer Sicht ist die *Kapha*-Konstitution zwar mit einer sehr ausgeglichenen Persönlichkeit, einem starken Immunsystem und guter Belastungsfähigkeit gesegnet, aber sie reagiert hochsensibel auf unangemessene Nahrung, die zur falschen Zeit und in falscher Zubereitungsform eingenommen wird. Typische Zivilisationserkrankungen wie Übergewicht, Diabetes oder Depressionen sind »typische« *Kapha*-Störungen und lassen sich mit einer ausgleichenden Diät hervorragend verhüten oder lindernd begleiten.

Ein erhöhtes *Kapha-Dosha* äußert sich durch die ihm zugeordneten Eigenschaften von schwer, ölig, schleimig, kalt, unbeweglich und süß. So empfinden Menschen mit zu viel *Kapha* ein großes Phlegma und innere Antriebslosigkeit. Schwere Glieder, anhaltende Müdigkeit und stetige Gewichtszunahme lassen das Leben dumpf und unbeweglich werden. Die daraus resultierenden *Kapha*-Beschwerden breiten sich nur langsam aus, sind dann aber besonders hartnäckig und zäh.

Ist in einer Konstitution *Kapha* vorherrschend, so ist der Stoffwechsel träge und das *Agni* ist schwach. Die Nahrung wird nur langsam und nicht vollständig verdaut, sodass sich leicht *Ama* bildet und Völlegefühl oder Müdigkeit nach den Mahlzeiten auftritt. Ein *Kapha*-Typ scheut nun körperliche Bewegung und schläft viel: Faktoren, die ebenfalls das *Kapha* erhöhen. Oftmals dient das Essen als einzige Energiezufuhr – und der Lebensfreude –, doch die übermäßige Nahrungsaufnahme reduziert das Energieniveau zusätzlich. All dies beeinträchtigt die Entschlusskraft, die Begeisterungsfähigkeit und die Umsetzungsfreude, und es fällt der von *Kapha*

Faktoren, die das Kapha vermehren

Lebensphasen die Kindheit bis zu einem Alter von circa zehn Jahren

Zeiten früher Morgen, später Abend, die Zeit unmittelbar vor dem Sonnenaufgang und das Frühjahr

Äußere Umstände Regen, Kälte

Innere Umstände Bewegungsmangel, Langeweile, Ziellosigkeit und Tagesschlaf

Ernährung zu viel und zu häufiges Essen, fette, süße, gebratene und schwere Speisen

Empfehlungen zum Kapha-Ausgleich

- Nur kleine Mahlzeiten essen, am besten zwei oder maximal drei am Tag
- Keine Zwischenmahlzeiten einnehmen
- Am frühen Morgen noch nichts und am späteren Abend nichts mehr essen
- Regelmäßige Bewegung vor oder nach dem Essen
- Appetitanregende Mahlzeiten mit viel Gemüse und Hülsenfrüchten zubereiten unter Berücksichtigung der leicht verdaulichen Kombinationen (siehe Seite 77)
- Scharfe, bittere und anregende Gewürze wie Chili, Pfeffer, Ingwer, Kurkuma, *Hing* und Bockshornkleesamen sowie herbe Kräuter in jede Mahlzeit integrieren
- Alle gebratenen, schweren, fettigen und salzigen Speisen meiden
- Rohkost in Maßen essen und vorzugsweise am Mittag und im Sommer
- Regelmäßige Fastentage oder -kuren; Nasenspülung und Wasserspülung des Magens helfen bei einer akuten oder chronischen *Kapha*-Erhöhung

Für die Kapha-Psyche

- Dem Wunsch nach Ruhe, Sicherheit und Geborgenheit Ausdruck verleihen
- Sich den Rückzug gönnen und Stresskompensationen erlernen ohne Frustessen
- Sich in körperlicher Aktivität, Selbstdisziplin und Willensstärke üben

dominierten Person nun besonders schwer, ihr Verhalten zu ändern. Der Hang zur Bequemlichkeit und die Lust am Genuss machen viele gute Vorsätze zunichte, bevor sie auch nur ansatzweise in die Tat umgesetzt wurden.

Um *Kapha* zu reduzieren, ist die Einnahme von Substanzen mit leichten, trockenen, rauen, heißen, nicht schleimigen und beweglichen Eigenschaften besonders sinnvoll. Gleichzeitig wirken Nahrungsmittel mit bitterem und zusammenziehendem Geschmack stark reduzierend. So ist es z. B. empfehlenswert, den Stoffwechsel mit einem gedünsteten Blattgemüse mit vielen frischen Kräutern und scharfen Gewürzen wie Chili, Pfeffer und Ingwer anzuregen. Ebenso aktivierend können die therapeutischen Maßnahmen des Ayurveda wirken.

Zum therapeutischen *Kapha*-Ausgleich können mit anregendem *Svedana* (Schwitztherapie), *Vamana* (therapeutisches Erbrechen) und *Virechana* (Abführen) der Stoffwechsel angeregt und toxische Ablagerungen ausgeleitet werden. Empfehlenswerte Massagen werden entweder mit scharfen *Kapha*-reduzierenden Ölen oder auf trockener Basis wie *Garshan* (Seidenhandschuhe) oder *Udvarthana* (Kräuterpulver) auf sehr dynamische und vitalisierende Weise durchgeführt. Das gleiche Öl oder eine Abkochung (ein wässriger Extrakt) von Anti-*Kapha*-Pflanzen kann für *Gandusha* und *Nasya* verwendet werden. Jede dieser Maßnahmen kann entsprechend der betroffenen Körperregion und der Verfügbarkeit des erforderlichen Materials ausgewählt werden.

Eine gute Therapiemethode, um *Agni* anzuregen und *Kapha* zu reduzieren, ist Fasten. Entsprechend der individuellen Kapazität und Toleranz sollte dies regelmäßig und insbesondere im Frühjahr und in der Regenperiode durchgeführt werden. Als einfachste Maßnahme dient hier das Auslassen einer Mahlzeit – vorzugsweise des Frühstücks – oder monatliche Fastentage wie z.B. immer zu Vollmond. Begleitet werden sollten die Fasten- und Diättage von viel heißem, stoffwechselanregendem Ingwer- und Kräutertee und einem ausgiebigen Bewegungsprogramm. Eine Faustregel besagt, dass jeder *Kapha*-Typ einmal täglich aus eigener Körperanstrengung ins Schwitzen kommen sollte, um seinen Stoffwechsel zum Leben zu erwecken. Gegen das natürliche *Kapha*-Phlegma braucht es mindestens eine halbe Stunde Bewegung in der frischen Luft mit geeigneten Sportarten wie Laufen, Radfahren, Schwimmen und jede Form von Mannschaftssport. Von Tagesschlaf, Untätigkeit, übermäßiger Ruhe sowie einer kalten Atmosphäre ist hingegen abzuraten.

Für eine ausgleichende *Kapha*-Ernährung ist es vor allem wichtig, maßvoll zu essen. Der *Kapha*-betonte Stoffwechsel ist in der Lage, auch bei geringer Nahrungszufuhr einen substanziell aufbauenden Gewebestoffwechsel aufrechtzuerhalten. Das heißt, *Kapha*-Typen nehmen sehr leicht zu und nur sehr schwer ab. Deshalb sollten sie maximal nur drei kleine Mahlzeiten essen – gerne auch eine weniger – und alle Zwischenmahlzeiten weglassen.

Alle scharfen, leichten, trockenen, bitteren und erhitzenden Speisen sind nun besonders gesund. Und mit Honig, schwarzem Pfeffer, Kurkuma, Gerste, Mungbohnen und Blattgemüse sind auch bereits die wichtigsten Gewürze und Nahrungsmittel genannt, die alle Eigenschaften besitzen, um die *Kapha*-Konstitution in Leichtigkeit und Dynamik zu führen. Süße, saure, schwere, ölige, salzige und kalte Nahrungsmittel hingegen sollten gemieden werden, besonders am Morgen, am späten Abend und im Frühjahr.

Ist *Kapha* durch eine Störung oder konstitutionsbedingt erhöht, sollten die Verdauungskraft gestärkt und der Abbau von *Ama* angeregt werden. Beides geschieht, indem das Bewegungs- und Verbrennungsprinzip des Körpers angeregt wird.

Um das Verdauungsfeuer anzuregen, sollten vorwiegend warme, leichte und trockene Speisen und Getränke konsumiert werden. Scharfe, bittere und anregende Gewürze, bittere Gemüsesorten und herbe Kräuter fördern ebenfalls die Verdauungskraft. Die Mahlzeiten sollten appetitanregend mit viel Gemüse und Hülsenfrüchten zubereitet und unter Berücksichtigung der leicht verdaulichen Kombinationen zusammengestellt werden. Frisch gepresste Gemüse- und Kräutersäfte mit einem Anteil aus etwas bitter schmeckenden Blattgemüsen und Berberitze stärken das Enzymsystem und fördern die Entschlackung. Sie können regelmäßig mit scharfen Gewürzen und warmem Wasser als Aperitif vor der Mahlzeit getrunken werden.

Ein Frühstück mit heißem Honigwasser und etwas Gerstenbrei, das Einhalten der Verdauungszeiten und genügend Flüssigkeit über den Tag verteilt getrunken sind weitere Regeln, die dem Körper helfen, besser auszuscheiden.

Trockene und leichte Getreidearten wie Gerste, Mais und Hirse sind Reis und Hafer vorzuziehen. Der regelmäßige Genuss von Hülsenfrüchten wie Mungbohnen, *Tuweer*-Linsen und *Masur*-Linsen (rote Linsen) ist ideal, da sie leicht und beweglich machen. Schwarze Linsen hingegen sind nicht geeignet. Alle Nussarten, zu viel Fett, Zucker (außer Honig) und Salz sollten gemieden werden. Ebenso sind Spargel, Okraschoten, Kürbisse, Gurken und Kartoffeln der Gesundheit weniger zuträglich. Stattdessen dürfen alle Gewürze auch in größeren Mengen verwendet werden. Besonders positiv wirken sich

Tagesplan für die Kapha-Konstitution

Frühstück

Das Frühstück sollte nicht vor 8:00 Uhr eingenommen werden, lieber noch später. Davor unbedingt genügend heißes Wasser oder Ingwerwasser trinken. Es eignen sich kleine Mengen von

- gedünsteten Früchten und Trockenobst,
- Gerste-, Hirse- oder Maisbrei mit etwas Honig und Salz,
- Knäckebrot oder Reiswaffeln mit vegetarischem Aufstrich.

Mittagessen

- Ein anregender *Agni*-Trunk (mit Kreuzkümmel, Pfeffer und Ingwer) oder die Einnahme von etwas Berberitze (Sauerdorn) vor dem Essen
- Viel Gemüse
- Als Eiweißträger sind alle Hülsenfrüchte, vor allem die Mungbohnen, sehr empfehlenswert
- Etwas Salat und Rohkost
- Ein wenig Reis oder anderes Getreide
- Ein scharfes Chutney
- Statt eines Nachtischs lieber eine Tasse schwarzer/grüner Tee oder Kaffee

Abendessen

- leichte Mahlzeiten mit viel Gemüse und etwas Getreide, gerne auch eine Suppe dazu
- neben Hirse, Gerste und Polenta sind auch Kartoffeln, grüne Bohnen und alle bitteren Gemüse wie Artischocken, Mangold oder Radicchio geeignet für ein leichtes Abendessen vor 19:00 Uhr

Chili, Pfeffer, Ingwer, Kurkuma und *Hing* auf den Organismus aus. Auberginen, Blattgemüse, Kohl, Möhren, Zucchini und bitteres Gemüse sind anderen Gemüsearten vorzuziehen. Der übermäßige Genuss von süßen Früchten kann zu Verschleimungen und Müdigkeit führen. Eine vernünftige Menge Alkohol oder andere anregende Getränke dürfen konsumiert werden. **Bei einem starken Übermaß an *Kapha*** sollten die substanzaufbauenden Nahrungsmittel isoliert gegessen werden. Das heißt konkret, dass alle eiweißreichen Speisen im Idealfall ohne Kohlenhydrate und Fette gegessen werden. Alle gebratenen, schweren, sehr fettigen und übermäßig salzigen Speisen wie zu viel Käse sind nicht zu empfehlen. Auch schleimige oder *Srota*-blockierende Nahrungsmittel wie Joghurt, Eiscreme und Süßspeisen sind schädlich und sollten wie auch alle fettigen Speisen gemieden werden. Milch zählt ebenfalls zu den schwer verdaulichen Nahrungsmitteln. Sie kann von einem *Kapha*-Stoffwechsel nur isoliert, erhitzt und am besten mit etwas Kurkuma, Ingwer und Kardamom verdaut werden. Als Zwischenmahlzeit oder als kleines Frühstück oder Abendessen hilft sie, den Körper zu stabilisieren.

Um das innere *Kapha*-Phlegma zu überwinden, eignet sich neben einer anregenden Ernährung und einem aktivierenden Bewegungsprogramm auch die Förderung der geistigen Flexibilität. Eintauchen in neue Interessengebiete, anregende Gespräche, intensiver Kontakt und Austausch mit anderen Menschen beugen der inneren Trägheit und der Neigung zu Depressionen vor, die bei *Kapha*-Störungen typisch sind. Unterstützend auf das körperliche und mentale Wohlbefinden wirkt sich auch eine vegetarische Ernährung mit vielen frisch gekochten und anregend gewürzten Speisen aus. Dass man beim Einkauf möglichst auf regionale Ware zurückgreift, wird auch schon in den klassischen Schriften empfohlen.

Empfehlenswerte Nahrungsmittel für Kapha

Früchte Alle süßen Früchte können in kleinen Mengen verzehrt werden, empfehlenswert sind Äpfel, Kakis, Kiwis, Mirabellen und Papayas.

Kapha: Fallbeispiel Agnes und Michael

Agnes und Michael konsultierten mich gemeinsam wegen ihres unerfüllten Kinderwunschs. Das Ehepaar war seit acht Jahren glücklich verheiratet und lebte eine sehr harmonische Beziehung. Im Gespräch fiel mir auf, dass die beiden sehr vertraut und liebevoll miteinander umgingen, viel Verständnis füreinander, viel Zeit miteinander und auch gemeinsame Interessen hatten. Beide waren echte Gourmets, liebten es, auf Wochenmärkten einzukaufen, zusammen zu kochen und neue Restaurants auszuprobieren. Entsprechend diesem Hobby waren beide gut genährt und etwas rundlich. Sie gingen geregelten Berufen im Verwaltungsbereich nach, fühlten sich nicht gestresst und litten auch nicht unter nennenswerten Beschwerden. So war ich sehr verwundert, dass Agnes noch nicht schwanger geworden war, denn normalerweise verfügen *Kapha*-Menschen über hervorragende Fortpflanzungsgewebe. Als ich die beiden nun detailliert nach ihren Ernährungs- und Lebensgewohnheiten befragte, fand ich ebenfalls keine Erklärung für das Phänomen. Schließlich kamen wir auf ihre Sexualgewohnheiten zu sprechen, und hier wurde sehr schnell deutlich, dass die beiden – trotz großer Zuneigung zueinander – nur selten Sex miteinander hatten: Grundsätzlich hätten sie eine schöne und erfüllende Sexualität, erklärten sie mir, doch irgendwie könne sich keiner aufraffen, die Initiative zu ergreifen. Michael wartete darauf, bis Agnes ihn einmal wieder so richtig verführen wollte, und Agnes fand, es sei die Aufgabe des Mannes, die Frau zu einer sexuellen Begegnung anzuregen. Diese liebevolle, aber passive und abwartende Haltung ist typisch für *Kapha*-Persönlichkeiten. Doch mit scharfen Gewürzen, körperlicher Bewegung und anregenden Massagen und Schwitzbehandlungen lässt sich das innere Feuer von *Kapha* gut erwecken. So auch bei Michael und Agnes: Beide absolvierten ein *Kapha*-reduzierendes Programm mit viel Ingwerwasser, *Mung-Dal*-Suppe und Bewegung. Sie verloren etwas an Gewicht und gewannen neue Lebensenergie und ein vitales Körperbewusstsein, das sich auch auf ihre Sexualität auswirkte. Zusätzlich angekurbelt wurde diese noch mit anregenden *Vajikarana*-Gewürzen und Kräutern wie Chili, Knoblauch und *Ashwagandha*.

Gemüse Um den Stoffwechsel anzuregen, sollten zwei Drittel der Mahlzeit immer aus frischem Gemüse bestehen. Alle Gemüsesorten sind verträglich, insbesondere die bitteren und anregenden wie Artischocken, Brokkoli, Chicorée, Kohl, Rettich, Spargel, Spinat und frische Keimlinge.

Getreide Trockene Getreide wie Buchweizen, Gerste, Hirse und Roggen sind die verträglichsten Getreidearten. Von allen Reissorten wirkt der rote Reis als Einziger nicht *Kapha*-erhöhend.

Proteine Alle Hülsenfrüchte – insbesondere die Mungbohne – sind optimale Eiweißquellen.

Gewürze Alle Gewürze sind empfehlenswert, vor allem bittere, scharfe und allgemein stoffwechselanregende wie Chili, Bockshornkleesamen *(Methi)*, Kreuzkümmel (Cumin), Kurkuma und Pfeffer.

Sonstiges Generell sollte nur wenig Fett gegessen werden. Am besten verträglich sind Olivenöl, Sesamöl und Ghee.

Weniger empfehlenswerte Nahrungsmittel für Kapha

Früchte Bananen, Datteln, Pflaumen und saure Früchte sollten selten und nur in kleinen Mengen gegessen werden.

Gemüse Gurken und Tomaten sind für Menschen mit einer *Kapha*-Konstitution weniger gut verdaulich.

Getreide Generell sollte nur wenig Getreide gegessen werden. Polierter Reis und Weizenauszugsmehl sollten gemieden werden.

Proteine Käse, fettes Fleisch und Fisch sind der *Kapha*-Gesundheit unzuträglich.

Gewürze Salz und Safran sollten nur sparsam verwendet werden.

Sonstiges Gebratenes Fett, Sahne und Butter können den Stoffwechsel stören. Ebenso alle schweren, aufbauenden Speisen mit viel Zucker, Sahne und Alkohol. Rohe Früchte sollten generell nur in Maßen genossen werden.

Sattvische Ernährung – Nahrung für den Geist

Unter der *sattvischen* Ernährung verstehen wir in der ayurvedischen Diätetik eine sehr reine und naturbelassene Ernährungsform, deren Ziel die Steigerung von Bewusstheit und mentaler Stärke *(Sattva Bala)* des Menschen ist. Sie entspricht allen Prinzipien, mit denen wir die Klarheit des Geistes, die Reinheit der Gefühle und die Kraft des Körpers stärken können. Die Ernährungskriterien werden an den drei *Gunas Tamas*, *Rajas* und *Sattva* ausgerichtet und sollen bei der Überwindung von *Tamas* und *Rajas* und der Erhöhung von *Sattva* unterstützend wirken.

In der vedischen Tradition wird die *sattvische* Ernährung vor allem von den Yogis und anderen spirituell Suchenden praktiziert. Sie bildete die Grundlage für das Leben in den Klöstern und Tempeln und schaut heutzutage auf eine lange Geschichte zurück.

Mit der *sattvischen* Ernährung versorgen wir den Körper mit spiritueller Kraft, feinstofflicher Energie und geistiger Vitalität. Es ist eine sehr reine Ernährungsform, die für Menschen mit einem hohen Bewusstsein, guter Gesundheit und starken Verdauungssäften konzipiert ist. Die streng vegetarische Ernährung unterscheidet sich von der »typischen« Ayurveda-Ernährung vor allem durch ihren relativ hohen Anteil an Vollkorngetreide und ungekochten Speisen. In der spirituellen Ernährungsform besteht circa die Hälfte der Nahrung aus möglichst unbehandeltem rohem Gemüse und rohen Früchten, dazu kommen vollwertige Getreideprodukte und Nüsse. Alle tierischen Produkte wie Fleisch, Fisch und Eier werden strikt gemieden. Die einzigen Quellen für tierisches Eiweiß stellen die frische Bio-Milch sowie Butter, Ghee und etwas Joghurt dar. Auch anregende Reizstoffe wie Kaffee, schwarzer Tee, Knoblauch und Zwiebeln sind verboten, da sie einen schlechten

Einfluss auf die Reinheit des Geistes ausüben. So werden viele Gewürze und Nahrungsmittel, die in der ayurvedischen *Rasayana*-Lehre Verwendung finden, bei der *sattvischen* Ernährung vom Speiseplan gestrichen. Damit wird eine sinnliche Stimulation, die von der Meditation ablenken könnte, vermieden. Stattdessen isst der Yogi geistig harmonisierende Nahrung, die ohne alle Zusatzstoffe und aufwendige Verarbeitungsformen auskommt. Die einfachen und mild gewürzten Speisen gleichen das körperliche und geistige Feuer aus und fördern inneren Frieden und Reinheit. Der Grundgeschmack der *sattvischen* Diät setzt sich aus süßen und bitteren Nahrungsmitteln zusammen, wie z.B. süße Früchte, Nüsse oder Blattgemüse. Die Nahrung sollte stets frisch sein und mit hochwertigen Ölen angereichert werden. All dies stärkt den Geist und das Bewusstsein, fördert die Resilienz und verhilft zu einem ausgeglichenen Gemüt.

Jede Religion oder spirituelle Gemeinschaft verfügt traditionell auch über bestimmte Regeln für die Ernährung und Lebensgestaltung. Denn um den Geist von störenden Einflüssen zu befreien und negativen Anhaftungen zu entsagen, bedarf es Selbstdisziplin und langen Übens der spirituellen und reinigenden Techniken.

Auch bei der *sattvischen* Yoga-Ernährung steht das Gebet im Mittelpunkt. Jede Mahlzeit wird mit großer Dankbarkeit für Gottes Gaben mit Bewusstheit zubereitet und in Liebe eingenommen. In der *sattvischen* Ernährung essen wir am liebsten im Schweigen und halten uns streng an die Regel »Der Magen sollte nur zwei Dritteln gefüllt werden«. Als Maßstab dienen uns hierfür die beiden Handflächen, deren Größe die Menge unseres Speisebreis ausmacht, die während einer Mahlzeit nicht überschritten werden sollte. Ein zu üppiges Essen lenkt den Geist ab und bindet übermäßige Aufmerksamkeit an sich.

»*Sattva*-Menschen lieben Speisen, die ihre Lebenskräfte, Stärke und Gesundheit steigern. Solche Speisen machen glücklich und zufrieden. Saftig sind sie, frisch und wohlschmeckend.

Der *Rajas*-Mensch zieht Speisen vor, die bitter, sauer, salzig, beißend, scharf und sehr heiß sind. Sie verursachen Krankheit, Schmerz und Leid.

Der *Tamas*-Mensch hingegen bevorzugt Speisen, die abgestanden, schal, faulig, übel riechend und unrein sind. Gern isst er, was andere übrig lassen.«

Quelle: Bhagavad-Gita 17,7–10

Besonders wichtig für diese Art der Ernährung ist auch die Art der Nahrungszubereitung und -aufnahme. Gerade weil uns nur eine eingeschränkte Auswahl und Menge zur Verfügung steht, sind wir auf einen hohen Energiegehalt *(Prana)* der Speisen angewiesen. Diesen gewinnen wir zum einen durch frische, unbehandelte Nahrungsmittel aus ökologischem Anbau und zum anderen durch eine achtsame Zubereitung. So wie man auf einem weißen Hemd jeden Fleck sieht, so schmecken und spüren wir bei einem reinen Essen jeden Störfaktor.

In der *sattvischen* Küche kochen wir mit viel Liebe und mit allen Sinnen: Wir legen unsere ganze Kreativität und Zärtlichkeit in die Verarbeitung von lebendiger Nahrung – liebevoll schneiden wir unser Gemüse, atmen seinen Duft beim Kochen, hören es sanft köcheln und sehen die fertigen Speisen mit ihrer heilenden Kraft vor unserem inneren Auge entstehen. Wir setzen bewusst alle Sinne ein, doch unseren Geschmackssinn verwenden wir erst am Ende des Kochvorgangs: Wir stellen uns den Geschmack der Speisen so präzise und deutlich wie nur möglich im Geiste vor, probieren während des Kochens nicht, da dies unsere anderen Sinne trüben würde, und schmecken erst kurz vor dem Servieren ab. Auf diese Weise wird das einfachste Essen zu einem kraftvollen Instrument zur Reinigung des Körpers und des Geistes.

Nach vedischer Tradition wird empfohlen, sich vor dem Kochen mit einem Bad oder einer Meditation innerlich zu reinigen und auf die Leben spendende Kraft der Nahrung zu konzentrieren. Während des Kochens sollten wir in freudiger und konzentrierter Stimmung arbeiten und mit Singen den Geschmack und die Wirkung der Speisen verstärken. Klassisch werden dazu spezielle *Mantras* (Sanskrit-Verse) verwendet, die mit ihren Schwingungen besonders heilend und kraftvoll wirken. Durch das *sattvische* Kochen machen wir die kosmische Kraft der Nahrung uns Menschen zugänglich. Damit bereits die Speisezubereitung zum spirituellen Vorgang wird, kochen wir in einer entspannten und konzentrierten Geisteshaltung und verstärken mit liebevollen Gefühlen und Mantras die positive Kraft unserer Nahrung.

Fallbeispiel Christian

Vor vielen Jahren lernte ich Christian als Mitglied meiner damaligen Yogagruppe kennen. Er war ein ausgeprägter *Vata-Pitta*-Typ und lebte mit viel Disziplin und Eifer den klassischen Yogaweg. Sein Tag begann sehr früh am Morgen mit ausgiebigen Yoga-, Atem- und Reinigungsübungen, er praktizierte spezielle Meditationstechniken, und auch in seiner Ernährung war er sehr streng. Nach der von seinem indischen Yogalehrer empfohlenen sattvischen Diät aß er am Morgen und Mittag nur frische Früchte und Rohkost und am Abend eine leichte Suppe mit Gemüse und Reis. Dass er mit seinem ausgeprägten *Pitta-Dosha* oft mehr Hunger verspürte, nahm er als spirituelle Herausforderung an. Nach seinem Studium bekam Christian einen stressigen Job in der Tourismusbranche. Er arbeitete viel, reiste durch die Gegend und war vielen negativen Außeneinflüssen ausgesetzt. Ayurvedisch ausgedrückt: Er lebte voll im *Rajas*. Seine strenge Yogaernährung behielt er allerdings bei – um wenigstens darin seinem Yogaweg treu zu bleiben, wie er sagte. Jedoch entwickelte die leichte und von Rohkost geprägte Ernährung, gepaart mit dem stressigen Lebenswandel, bei ihm eine massive *Vata*-Erhöhung. Er verlor Körpergewicht, sein Immunsystem wurde geschwächt und oftmals fühlte er sich gereizt und ausgebrannt. Trotz der guten Ratschläge seiner Yogafreunde, eine Änderung seines Ernährungsstils vorzunehmen, blieb er stur und hartnäckig (typisch *Pitta*). Dann bekam er eine Entzündung, die eine schwere Erkrankung nach sich zog. Sein Körper hatte so viel Hitze angereichert, dass seine Abwehrkräfte völlig versagten und er für mehrere Wochen ins Krankenhaus musste. Als er dann seinen Meister in Indien besuchte und nach dem Grund für seine schwere Erkrankung fragte – er habe doch so diszipliniert und yogisch gegessen –, war sein Yogalehrer erstaunt über seine Diät. Diese sei für spirituell Suchende geeignet, deren Alltag dem Yoga geweiht sei und die keinen Stress hätten, erklärte er. Christian solle nun lieber eine aufbauende und stärkende Ernährung zu sich nehmen, mit deren Hilfe er seine vom stressigen Berufsalltag ausgelaugten Kräfte regenerieren könne.

Merkmale Prana-reicher Nahrungsmittel

Die Lebenskraft in Nahrungsmitteln erkennen

- Saftige Früchte sind immer reichhaltiger als mehlige.
- Süße Früchte sind immer reichhaltiger als fade, geschmacklose oder bittere.
- Kleine Früchte sind immer reichhaltiger als große.
- Duftende Früchte sind immer reichhaltiger als geruchlose.
- Reife Früchte sind immer reichhaltiger als unreife.
- Frische Früchte sind immer reichhaltiger als getrocknete und gefrorene.
- Schwere Früchte sind immer reichhaltiger als leichte (von gleicher Größe).
- Regional angebaute Lebensmittel können besonders gut aufgenommen werden.

Regeln für die sattvische Ernährung

Zu (ver)meiden

- Meide Genusssucht und Gier beim Essen. Achte auf die Reinheit deiner Nahrung und Gesinnung.
- Meide schlechte Gesellschaft und eine negative Atmosphäre beim Essen.
- Meide alle scharfen Gewürze und anregenden Speisen. Hierzu zählen vor allem Zwiebeln, Knoblauch, Lauch, Chili, Pfeffer, Muskatnuss und Meerrettich.
- Meide altes, aufgewärmtes und chemisch behandeltes Essen.
- Meide tote Nahrung und meide Fleisch, Fisch, Wurst und Eier.
- Meide alle Reiz- und Suchtmittel wie Kaffee, Alkohol, Nikotin und schwarzen Tee.

Zu empfehlen

- Lebe maßvoll und überlade deinen Magen nicht.
- Iss ausschließlich frische und liebevoll zubereitete Nahrung.
- Deine Nahrung sollte möglichst rein und einfach zubereitet sein: Im vollen Korn von Weizen, Reis, Gerste und Dinkel steckt reine Lebensenergie. Ebenso sind alle Gemüsesorten, Früchte und Nüsse ein Geschenk der Natur. Die Königin der Hülsenfrüchte ist die Mungbohne, sie harmonisiert alle Sinne. Die frische Milch von Kuh, Ziege oder Schaf hat alle Eigenschaften, die Gott erfreuen.
- Nimm deine Nahrung weder heiß noch kalt und weder nass noch trocken zu dir.
- Beginne und beende jede Mahlzeit mit einem Gebet.

Rasayana – stärkende Aufbaukost

Ein wichtiger Zweig der ayurvedischen Lebens- und Heilkunde ist das Wissen um die Verjüngung, *Rasayana*. Übersetzt bedeutet *Rasayana* »Methode zur Verwirklichung vorzüglicher *Dhatus*«. Es lehrt uns einen ganzheitlichen Lebensstil zur körperlichen Erneuerung und Verwirklichung eines langen und gesunden Lebens. Die aufbauenden Ernährungsempfehlungen des *Rasayana* dienen dazu, erschöpfte Kräfte wieder zu erneuern und den Körper zu stärken.

Das Geheimnis der Rasayana-Ernährung liegt in ihrem Reichtum an *Ojas*. Als *Ojas* wird im Ayurveda die feinste Lebensessenz im menschlichen Körper bezeichnet. Wenn alle Körpergewebe auf gute und gesunde Weise aufgebaut wurden, entsteht *Ojas*, das auch mit »Strahlen« übersetzt wird und das den inneren und äußeren Ausdruck von Vitalität, Gesundheit und Schönheit in sich vereint. Alle essenziellen Nahrungsmittel und Verjüngungsmittel im Ayurveda, die sogenannten *Rasayanas*, bilden *Ojas* bereits während des Verdauungsprozesses und haben deshalb eine unglaublich belebende Wirkung auf den ganzen Organismus. Die bevorzugten Nahrungsmittel wie z. B. Milch, Ghee, Honig, Mandeln und Trockenfrüchte haben einen großen Einfluss auf unsere *Ojas*-Bildung.

Die *Rasayana*-Ernährung hat eine erneuernde Wirkung auf den körperlichen Substanzgewinn und die mentale Regeneration. Medizinisch wird sie in der Rekonvaleszenz nach einer langen Krankheit, als Aufbaukost nach einer Reinigungskur und als stärkende Diät für geschwächte und alte Menschen eingesetzt. Die *Rasayana*-Lebensmittel bilden nun die Grundlage für viele leckere Nährkonzentrate – häufig in Form von Süßigkeiten verabreicht, die Leib und Seele erfreuen. Doch auch andere Nahrungsmittel wie z. B. *Urad*-Bohnen oder Geflügel werden zu einer wertvollen Aufbaukost mit süßer und nährender Komponente verarbeitet. Ergänzt werden diese durch intensiv wirkende Nahrungsergänzungen und Kräuterpräparate, die direkten Einfluss auf die einzelnen Gewebe und Organe nehmen. Ein bei uns sehr verbreitetes und gut erhältliches *Rasayana* ist die *Amla*-Frucht, die in Form von einem Gewürzmus *(Chyavanprash)* oder als getrocknetes Pulver *(Amalaki)* verabreicht wird. Weitere bekannte Kräuter sind *Ashwagandha* (Winterblume), *Shatavari* (Spargelwurzel) oder *Tulsi* (Indisches Basilikum). Auch Knoblauch und Zwiebeln zählen in gekochter Form zu den intensivsten *Rasayanas*, die unsere Küche so hergibt.

Kontrovers diskutiert wird im Ayurveda eine vegetarische Ernährung im Sinne des *Rasayana*: Die klassischen Schriften empfehlen ausdrücklich den Genuss von Fleisch, Fisch und Geflügel zu Heilungszwecken. Gerade im Rahmen der Ayurveda-Ernährung stehen Geflügel, Eier und das helle Fleisch von kleinwüchsigen Tieren als Heilkost hoch im Kurs. Gemeinsam mit Rotwein oder Likör wird ihr maßvoller Genuss

Rasayana-Küche

Viele wichtige *Rasayanas* zum Energie- und Substanzaufbau finden täglich Verwendung in der ayurvedischen Küche: Äpfel, Aprikosen, Cashewnüsse, Datteln, Feigen, Ghee, Honig, Kardamom, gekochter Knoblauch, Mandeln, Mangos, Milch, Möhren, Muskatnuss, Reis, Rosinen, Safran, Weizen, Zimt und Zwiebeln. Diese Nahrungsmittel dürfen als *Rasayana* alle zusammen gegessen werden – auch entgegen den allgemeinen Ayurveda-Regeln. Bei Honig und Ghee darauf achten, dass diese nicht zu gleichen Teilen vermischt und verzehrt werden.

als empfehlenswertes Stärkungsmittel betrachtet und wirkungsvoll als Therapeutikum eingesetzt. Dies widerspricht natürlich den ethischen und spirituellen Aspekten einer *sattvisch* konzipierten Nahrung.

Ayurvedische Küche muss nicht fleischlos sein Gerade in der *Rasayana*-Ernährung wird der Genuss von Geflügel, Eiern und ausgewählten tierischen Produkten ausdrücklich empfohlen, um die Fortpflanzungssäfte, die Nerven, das Gehirn und die Haut zu verjüngen und aufzubauen. Hierbei gilt: Je kleiner und beweglicher ein Tier ist, umso leichter verdaulich ist sein Fleisch, und Tiere, die am oder im Wasser leben, reichern das Wasser-Element *(Kapha* und *Pitta)* mehr an als Tiere aus Trockenregionen. In einer gesundheitsbewussten und diätetisch ausgerichteten *Rasayana*-Ernährung werden vor allem Hühnchen, Wachteln, Eier und eventuell etwas Ziege als Aufbaukost empfohlen. Der regelmäßige Genuss von Milch, Butter und Ghee gehört in jeden Speiseplan und ist für alle – auch Vegetarier – ein ayurvedisches *Rasayana*-Muss.

In meiner Ayurveda-Praxis berate ich häufig Vegetarier, die aus gesundheitlichen Gründen eine *Rasayana*-Aufbaukost benötigen würden. Gerade für *Vata*-Konstitutionen oder bei *Vata*-typischen Erkrankungen kann eine Hühnersuppe oder ein Frühstücksei ein wirkungsvolles Stärkungsmittel darstellen. Um eine fleischlose Alternative für den hohen Eiweiß- und Kalziumbedarf zur Gewebeerneuerung sowie zur Nerven- und Knochenstärkung zu bieten, ist eine sehr nahrhafte Kost mit vielen Hülsenfrüchten und Nüssen notwendig. So wie viele traditionelle fleischlose Ernährungsformen – wie die hinduistisch oder buddhistisch geprägte Küche Asiens – empfiehlt auch die ayurvedische Ernährungslehre für Vegetarier täglich Linsengerichte in Kombination mit Kartoffeln, Brot, Reis oder anderen Getreidearten. Und nicht nur die indische Küche liebt die Hülsenfrüchte: Auch in Südamerika gibt es Bohnen in jeder Form, und unsere Großeltern haben mit Linsen- und Erbseneintöpfen die fleischlosen Tage ausgefüllt.

Die ayurvedische Rasayana-Küche bietet uns eine sehr abwechslungsreiche und wohlschmeckende Kost, die in vielen Bereichen Berührungspunkte mit unserer konventionellen Ernährung hat. Gerade Ayurveda-Einsteiger, die im Rahmen einer Kur oder Beratung erstmalig in Kontakt mit der ganzheitlichen Ernährungslehre und Heilkunst Indiens kommen, sind häufig sehr positiv überrascht, dass sie viele ihrer lieb gewonnenen Gewohnheiten im Rahmen einer *Rasayana*-Diät beibehalten dürfen.

Und doch verbirgt sich hinter der *Rasayana*-Lehre ein sehr komplexes System mit vielen speziellen Anleitungen, Rezepturen und Empfehlungen für die einzelnen Bedarfsgruppen wie Schwangere, alte oder gestresste Menschen.

Alle *Rasayana*-Rezepturen besitzen eine *Dhatu- und Ojas*-aufbauende Wirkung und sind aus diesem Grunde zum *Vata-* und *Pitta*-Ausgleich besonders gut geeignet. Wer von Natur aus schon viel *Kapha* mitbringt, sollte mit der *Rasayana*-Ernährung und den Kräutern lieber vorsichtig sein und einen Spezialisten bezüglich der Dosierung befragen. Zu den besten *Rasayanas* für den Alltagsbedarf gegen Stress und Erschöpfung zählen Milch, Ghee und Honig – ob als gewürzte Safran-Milch für einen *Ojas*-reichen Start am Morgen oder eine beruhigende *Rasayana*-Schlaf-Milch mit Muskat und Ashwagandha am Abend. Ghee zeichnet sich durch eine *Agni*-stärkende und *Pitta*-regulierende Qualität mit verjüngender, entsäuernder und revitalisierender Wirkung aus. Honig stärkt *Ojas* und Immunkraft und regt gleichzeitig den Stoffwechsel zur Fettverbrennung an. Weitere *Rasayanas,* die in keiner traditionellen Ayurveda-Hausapotheke fehlen sollten, sind *Pippali, Brahmi, Guduchi* und *Amalaki.*

Effekte der Rasayana-Therapie

- ein langes Leben
- Stärkung von Intellekt und Gedächtnis
- Vermeidung von Krankheit
- Unterstützung einer positiven Gesundheit
- Bewahrung der Jugend
- exzellente Ausstrahlung und eine klare Stimme
- exzellentes Potenzial von Körper und Sinnen
- Heilung von gestörtem Schlaf, Trägheit (auch Muskelträgheit)
- produziert Stabilität

Nahrungsmittelkombinationen in der Rasayana-Ernährung

Generell empfiehlt die *Rasayana*-Ernährung, eine möglichst vielseitige Mischkost zu essen. Nehmen wir alle Nahrungsbausteine während einer Mahlzeit gemeinsam auf, bewirkt dies einen besonders effektiven Aufbau- und Nährprozess. So dürfen im Rahmen der *Rasayana*-Ernährung auch Speisen zusammen gegessen werden, die sonst nach den allgemeinen Ayurveda-Regeln lieber getrennt verzehrt werden sollten. Dies gilt insbesondere für die Milch, die ein wertvolles *Rasayana* darstellt und im Rahmen dieser Diätetik zusammen mit *Amla*, Butter, Gerste, Ghee, Honig, Ingwer, Mangos, Pfeffer, Reis, Trauben und Zucker kombiniert werden darf. Als milchunfreundliche Nahrungsmittel werden dagegen Fisch, Fleisch, Bananen, Blattgemüse, Granatäpfel, Jackfrucht, Mungbohnen, Palmzucker, Rettich, saures Obst, Senf, Sesamöl, Sesamsamen und Zitronen explizit aufgeführt, die auch in der *Rasayana*-Ernährung nicht in Kombination mit Milch aufgenommen werden dürfen.

Als Alternative zu Kuhmilchprodukten eignen sich Pflanzendrinks aus Mandeln oder Hafer am besten.

Rasayana-Ernährung für die einzelnen Körpergewebe

Rasa Als erstes Körpergewebe beeinflusst ein gesundes *Rasa-Dhatu* alle anderen Körpergewebe positiv und spielt eine Schlüsselrolle beim Körperaufbau. Auch die Haut hat ihren Hauptsitz in *Rasa,* und die Betrachtung der Haut ist ein wichtiges Diagnosemittel für die Beschaffenheit von *Rasa*: Neigt die Haut zu Trockenheit und Rissen, so fehlt es ihr aus ayurvedischer Sicht an einem gesunden *Rasa*-Körpergewebe.

Um das *Rasa-Dhatu* und damit die Hautbeschaffenheit zu stärken, sind frische Luft, Bewegung und eine frische, vitalstoff- und flüssigkeitshaltige Ernährung die wichtigsten Maßnahmen. Vor allem warme Getränke, beruhigende Kräutertees und frisch gepresste Gemüse- und Obstsäfte stellen dem Organismus alle Bausteine für ein gut genährtes *Rasa* zur Verfügung. Auch Reis, Mungbohnen, eingeweichte Trockenfrüchte (insbesondere Rosinen und Feigen) und Milch können das *Agni* ideal weiterverarbeiten.

Weist die Haut viele Symptome eines erhöhten *Vata-Doshas* auf, so sollte die betreffende Person alle nahrhaften Flüssigkeiten wie Gemüsebrühe, Suppen, Getreidebreie sowie mit Gewürzen und Ghee angereicherte Linsengerichte (Dal) bevorzugen.

Besteht ein *Pitta*-Überschuss in der Haut, der sich durch Hautirritationen, -rötungen und -entzündungen bemerkbar macht, so sind alle kühlenden Flüssigkeiten wie *Lassi,* süße Säfte aus Sommerfrüchten und mild gewürzte Gemüsesuppen aus grünen Gemüsearten zu empfehlen.

Rakta Als zweites Körpergewebe wird *Rakta* gebildet. Als optimale Nahrung für das *Rakta-Dhatu* werden im Ayurveda alle Nahrungsmittel und Heilpflanzen mit bitteren, kühlenden und natürlich-süßen Eigenschaften empfohlen. Besonders eignen sich alle grünen Blattgemüsesorten wie Mangold, Spinat, Blattsalate und Artischocken. Da das *Rakta* sehr nah mit dem *Pitta*-Prinzip im Körper verbunden ist, sollten alle *Pitta*-störenden Nahrungsmittel mit saurem und scharfem Geschmack gemieden werden.

Mamsa Das dritte Körpergewebe *Mamsa* ist ausschlaggebend für einen jugendlichen und frischen Tonus der Haut und die Beschaffenheit des Körpergewebes. Um das *Mamsa-Dhatu* im Gleichgewicht zu halten, sind ein typgerechtes Bewegungsprogramm sowie eine proteinhaltige Ernährung notwendig.

Für die *Vata*-Konstitution sind warme Milch mit Safran und Kardamom, *Urad-Dal*, Mandeln, Nüsse, Joghurt, Quark, Sahne, Geflügel und Fisch im persönlichen Ernährungsplan empfehlenswert.

Auf die *Pitta*-Konstitution wirkt eine eiweißreiche Ernährung mit allen Arten von Hülsenfrüchten, Eiern, *Lassi*, Nüssen, Fisch und Geflügel unterstützend.

Für *Kapha*-Konstitutionen ist eine leichte Ernährung mit vielen Hülsenfrüchten, Walnüssen, Sonnenblumenkernen und frischen Sprossen empfehlenswert. Wichtig für ihren optimalen Gewebeaufbau des *Mamsa-Dhatus* ist, dass Eiweiße und Kohlenhydrate nicht innerhalb ein und derselben Mahlzeit verspeist werden (Trennkost).

Meda ist das Fettgewebe, und es dient als Wärmeschutz und Nährstoffspeicher im ganzen Körper. Ist das *Meda-Dhatu* im Körper gestört, so macht sich dies durch Übergewicht, Fettsucht und zu hohe Blutfettwerte bemerkbar. Aber auch Abmagerung, Unterernährung und Anämie sind als *Meda*-Mangel bekannt.

Das Fettgewebe ist eines der wichtigsten *Dhatus* für den menschlichen Organismus. Es dient als Reserve und Energiespeicher, schützt die Nerven und Knochen und ist durch die Lipidstrukturen in jeder Zelle enthalten. Für ein angemessenes und gesundes Fettgewebe sind drei regelmäßige Mahlzeiten, der Genuss von gesunden und leicht verdaulichen Fetten wie Ghee und kalt gepressten Speiseölen sowie ayurvedische Ölmassagen notwendig.

Asthi ist ein besonders wichtiges Körpergewebe, denn es liefert das tragende Gerüst des Körpers. Ist *Asthi* krankhaft verändert, so äußert sich dies in gesundheitlichen Störungen wie Osteoporose, Skoliosen und Abnutzungserscheinungen. Brüchige Nägel, eine unelastische Haut, Haarspliss und Haarausfall sind die ersten Anzeichen, dass das *Asthi*-Gewebe aus dem Gleichgewicht geraten ist und Mangelerscheinungen aufweist.

Hier helfen vor allem kalziumhaltige Nahrungsmittel, Vitamin D und *Rasayanas*. Als besonders wirkungsvolle Nährsubstanzen haben sich Datteln, Feigen, Mandeln, frische Mungbohnenkeimlinge, warme Milch mit etwas Safran und Weizenkeime bewährt.

Auf der emotionalen Ebene sind Tatkraft, Optimismus und Lebensfreude die wichtigsten Lebensimpulse für ein gesundes und stabiles *Asthi-Dhatu*.

Majja Mit *Majja* wird das Knochenmark, Nervensystem und Nervengewebe bezeichnet.

Kein anderes *Dhatu* wird so stark von geistigen und körperlichen Impulsen beeinflusst wie unser Nervengewebe. Sind wir überlastet und gestresst, gerät *Majja* sehr leicht aus dem Gleichgewicht und bewirkt damit eine unzulängliche Zellerneuerung und einen beschleunigten Alterungsprozess. Eine nervenstärkende Ernährung mit vitamin- und mineralstoffhaltigen Nahrungsmitteln (insbesondere Lezithin, Vitamin B und Vitamin E) ist hier ratsam. Ayurveda empfiehlt dazu den regelmäßigen Verzehr von Ghee, Nüssen, Äpfeln, Rosinen, Datteln und Möhren.

Allgemeine Rasayana-Ernährungskriterien

- Seine Nahrungszusammenstellung und Zubereitung gemäß der Konstitution
- die Nahrungseinnahme sollte nicht vor drei Stunden nach vorhergehender Nahrungszufuhr erfolgen
- nicht zu viel Wasser (pro Tag: Körpergewicht × 0,03 Liter) und zur richtigen Zeit trinken: Wasser vor dem Essen unterdrückt das *Agni* / Wasser nach dem Essen regt das *Kapha* an
- um *Agni* anzuregen, schluckweise lauwarmes Wasser einnehmen
- das Abendessen nicht später als drei Stunden nach Sonnenuntergang zu sich nehmen, am besten gleich nach Sonnenuntergang
- wenn man Durst hat, soll man nichts essen, und wenn man Hunger hat, nichts trinken wenn man durstig ist und isst = Blähbauch / wenn man hungrig ist und trinkt = Wasserbauch
- nach dem Essen 100 Schritte tun
- sich nach dem Essen auf die *linke* Seite legen und etwas ruhen
- heilige, spirituell bedeutungsvolle Dinge betrachten: Heilige, Kuh, Feuer, Ghee, Sonne, Gold

Shukra Das Shukra-*Dhatu* ist das entscheidende *Dhatu* für die persönliche Ausstrahlung und Schönheit eines Menschen. Es repräsentiert die Keimdrüsen und Sexualorgane und besitzt somit die Fähigkeit, neues Leben zu erschaffen. Durch ein ausgeglichenes *Shukra* wirkt eine Persönlichkeit auf uns attraktiv/anziehend und jugendlich. Fehlt das *Shukra*, wird der Körper zur leblosen Hülle und besitzt wenig persönliche Ausstrahlung. Neben schönen sinnlichen Eindrücken (wie z. B. die Betrachtung der Natur, angenehme Düfte), Meditation und kreativer Beschäftigung wirken auch Milch, Honig, Rosinen, Datteln, Nüsse und alle aphrodisierenden *Rasayana*-Gewürze als besonders *Shukra*-aufbauend.

Klassische Rasayana-Rezepte

Im Ayurveda werden Wasser, Milch, Honig und Ghee als die wichtigsten *Rasayana*-Grundbestandteile angesehen. Diese vier sollten morgens einzeln oder in Kombinationen eingenommen werden. Falls sie einzeln eingenommen werden, so sollten am Morgen 2 Gläser Wasser, 1 Glas Milch oder ½ Löffel Ghee mit Honig zugeführt werden.

Milch ist besonders gut für *Pitta*, Honig für *Kapha* und Ghee für *Vata*. Sind *Vata*, *Pitta* und *Kapha* ausgeglichen, so ist Wasser sehr empfehlenswert.

Weitere typische *Rasayana*-Empfehlungen sind:

Triphala, das aus den drei Früchten *Amalaki*, *Bibitaki* und *Haritaki* besteht. Zur allgemeinen Stärkung sollte ¼ Teelöffel von dem Pulver aus den 3 getrockneten Früchten zu einer Paste verrieben und mit Wasser eingenommen werden.

Haritaki einzeln ist ein optimales *Rasayana*, um die saisonalen Belastungen auszugleichen. ½ Gramm *Haritaki* saisonweise wie folgt einnehmen: im Herbst mit Zucker, im Winter mit Ingwerpulver oder *Pippali*, im Frühling mit Honig, im Sommer mit *Jaggery* (Zuckerrohr- bzw. Palmzucker) und im Spätsommer mit Steinsalz.

Ernährung als Therapie

Das alte ayurvedische Wissen um Gesundheit und Krankheit des Menschen ist sehr tief gehend und weitreichend. Es beschreibt die Ursachen, Symptome und Maßnahmen, die unsere Gesundheit erhalten und fördern, genauso ausführlich wie die Ursachen, Symptome und Behandlungsmöglichkeiten von Krankheiten. Dabei liegt der Schwerpunkt des ayurvedischen Behandlungsansatzes auf der Gesundheitsförderung und Prävention. Denn Gesundheit ist aus ayurvedischer Sicht nicht nur ein statistischer Durchschnittswert oder ein allgemeines Wohlbefinden, sondern ein Zustand voller Vitalität, Widerstandskraft und Lebensfreude.

Die richtige Ernährung ist eine der wichtigsten therapeutischen Maßnahmen des Ayurveda: Mehr als 50 Prozent unseres körperlichen und mentalen Zustandes werden direkt von dem was, wir essen und trinken – oder was wir nicht essen und nicht trinken – bestimmt. Aufbauend auf die individuellen und typgerechten Ernährungsprinzipien, beschreibt die Ernährungstherapie des Ayurveda, wie wir mit gezielten Speiseplänen Einfluss auf den Zustand der *Doshas*, *Dhatus*, *Srotas* und des *Agnis* nehmen können.

Damit können die Ursachen von ernährungsbedingten Beschwerden behoben und akute Krankheitsbilder behandelt werden: Speziell Hauterkrankungen, Herz-Kreislauf-Beschwerden, Allergien, Verdauungsproblematiken und Erkrankungen des Bewegungsapparats sind aus ayurvedischer Sicht typische Krankheitsbilder, die durch falsche Essgewohnheiten hervorge-

»Samadoshah samagnishca samadhatumalakriyah prasannatmendriyamanah svastha ityabhidhiyate.«

Quelle: Susrutha Samhita Sutrasthana, XV.

Gesundheit ist ein Zustand, der sich durch das Gleichgewicht der *Doshas* (funktionelle Prinzipien), den Normalzustand der *Dhatus* (Körpergewebe), *Malas* (Ausscheidungen) und *Agnis* (das für Verdauung und Stoffwechsel verantwortliche Prinzip), den Normalzustand der *Indriyas* (sensorische und motorische Fähigkeiten), Klarheit und Freude des Geistes und Freude der Seele (ein absoluter Zustand der Freude, der unabhängig von einem Verlust oder Gewinn ist) auszeichnet.

rufen und verstärkt werden. Unpassende Nahrungsmittel und Kombinationen bringen die *Doshas* aus dem Gleichgewicht, stören *Agni*, erzeugen *Ama* und blockieren die *Srotas*. Diese gesundheitsschädlichen Ernährungsgewohnheiten abzulegen, ist der erste Schritt einer jeden Ernährungstherapie.

Die Ernährung richtig umstellen

Aus ayurvedischer Sicht ist es unerlässlich, eine Ernährungsumstellung vorzunehmen, wenn wir einen nachhaltigen Heilungserfolg erzielen wollen. Die Veränderungen können in ganz verschiedenen Formen vorgenommen werden: Von einer einfachen »Weglass-Diät«, in der unverträgliche Nahrungsmittel aus dem Speiseplan gestrichen werden, bis zu einer sehr komplexen Reinigungskur, in der verschiedene Ausleitungsverfahren, Kräutertherapien und Diäten auf individuell abgestimmte Weise zum Einsatz kommen. Die Grundlage einer jeden Ayurveda-Ernährungstherapie basiert auf den Prinzipien der konstitutionsgerechten Ernährung, die sehr streng und konsequent im therapeutischen Sinne eingehalten werden. Ergänzt durch zusätzliche *Agni*-stärkende Maßnahmen und auf die Jahreszeiten abgestimmte Empfehlungen wird eine optimale Verdauung und Nahrungsverwertung gewährleistet. Noch intensiver wirkt die Diätetik, wenn darauf aufbauend therapeutisch ausgerichtete Speisepläne, Schonkosttage und Fastenkuren zum Tragen kommen.

In der ayurvedischen Ernährungstherapie sind die Auswahl und Zubereitung der Nahrungsmittel genau auf die Qualität und Störungen der *Doshas* abgestimmt. Sind mehrere *Doshas* gleichzeitig aus der Balance geraten – was häufig geschieht –, beginnen die diätetischen Maßnahmen immer mit der Regulierung des *Vata-Doshas*. Sobald dies durch ausgleichende Maßnahmen stabilisiert wurde, richten sich die weiteren Empfehlungen an die weiteren *Doshas*. Ergänzend kommen ausgewählte Nahrungsmittel und Rezepte zum Einsatz, die direkt auf den Zustand der strukturellen Bestandteile des Körpers und deren Symptomatiken abgestimmt sind.

Das Fasten ist die effektivste Form, mit der wir ernährungstherapeutisch auf den Körper und den Stoffwechsel einwirken können. Das *Langaham* wirkt intensiv auf das Verdauungsfeuer ein und beseitigt *Ama* aus dem Körper. Mit elementarer Kraft aktiviert eine Fastenkur alle Ausleitungsfunktionen und Selbstheilungskräfte. Dies sollte immer unter fachgerechter Anleitung geschehen und niemals länger als eine Woche dauern.

Entschlackungs- und Schonkostdiäten wirken etwas sanfter. Hier wird ein auf das Krankheitsbild abgestimmter Speiseplan für einen längeren Zeitraum in den Alltag integriert. Als Verstärker der diätetischen Empfehlungen werden häufig auch Gewürze, Kräuterpräparate und Nahrungsergänzungen eingesetzt, denn diese können gezielte und unmittelbare Heilwirkungen in den Organen und Systemen entfalten. Als besonders verträglich und wirkungsvoll hat sich der Einsatz von Kurkuma, Ingwer, *Triphala* (siehe Seite 64) und *Trikatu* (siehe Seite 64) bewährt. Gerade *Triphala* und *Trikatu* sind unerlässlich, wenn wir uns mit einer Fastenkur tiefgehend reinigen wollen. So dient *Triphala* in der Ayurveda-Diätetik als »*Srota*-Putzer« und wird zu Beginn eines jeden Reinigungs- und Ausleitungsprozesses empfohlen. *Trikatu* ist der »*Agni*-Entfacher«, mit dem das Verdauungsfeuer fit gemacht wird, um *Ama* zu beseitigen. Wichtig ist auch der Zeitpunkt: Den besten Detox-Effekt mit *Triphala* erzielt man, wenn man es morgens vor dem Frühstück und abends nach dem Abendessen einnimmt. Der ideale Zeitpunkt für *Trikatu* ist ein paar Minuten vor dem Mittagessen.

Durch falsche Ernährungsgewohnheiten krank

Die häufigsten Fehler, die aus ayurvedischer Sicht zu Krankheiten führen oder diese verstärken, sind:

- eine der individuellen Konstitution unangemessene Ernährung
- die falschen Nahrungsmittelkombinationen: Vor allem die Kombination von sauren und schleimigen Speisen (wie z.B. Tomaten mit Käse, Zitrusfrüchte mit Joghurt) und Milch zusammen mit tierischen Eiweißen (Fisch und Milch, Fleisch und Milch) ist besonders belastend für das *Srota*-System.
- eine den Tages- und Jahreszeiten nicht angepasste Ernährung, wie Früchte und Salat am Abend, schwere Speisen am Morgen oder Milchprodukte im Frühjahr
- unregelmäßige Mahlzeiten sowie Unruhe und Stress beim Essen, die zu einer Schwächung des Verdauungssystems und der Immunkraft führen
- zu viel essen und zur falschen Zeit essen: Eine gesunde Ernährung besteht aus drei regelmäßigen Mahlzeiten, die jeweils maximal zwei Drittel des Magens füllen.
- der Genuss von sauren Speisen: Zitrusfrüchte, Tomaten, saure Milchprodukte, Essig und alle anderen sauer schmeckenden Nahrungsmittel blockieren die *Srotas* und sollten in einer ayurvedischen Reinigungskur unbedingt gemieden werden.
- der Verzehr von Fleisch, Fisch, Eiern, Käse, Kaffee, Alkohol, Süßigkeiten und Fast Food, die Körper und Geist belasten: Im Rahmen einer Entschlackungsdiät sind sie strengstens untersagt.

Ernährung als Medizin

»Die Ayurveda-Medizin behandelt primär den Menschen, nicht die Krankheit.« Mit diesem Grundsatz definieren die klassischen Ayurveda-Lehrbücher den individuellen Ansatz der traditionellen Heilkunde, der sich auch in der ayurvedischen Diätetik widerspiegelt. Entsprechend unserer körperlichen und mentalen Konstitution entfaltet sich jedes Krankheitsbild auf ganz einzigartige Weise, und es können sehr differenzierte Therapieimpulse notwendig sein, um einen Menschen von seinen Beschwerden zu befreien. Diese Herangehensweise prägt auch die Praxis der ayurvedischen Ernährungstherapie: Anders als in vielen herkömmlichen Ernährungslehren und Diätberatungen gibt es im Ayurveda keine vorgefertigten »Diätpläne«, mit denen jeder Patient nach dem gleichen Empfehlungskatalog seine Ernährung umstellen soll. Vielmehr berücksichtigt jeder ayurvedische Ernährungsplan die individuelle Konstitution und die Erscheinungsform der Beschwerden. Ein Ayurveda-Mediziner oder -Ernährungsberater möchte genau wissen, mit welchen Eigenschaften, Symptomen und Empfindungen die Krankheit verbunden ist, um diese im ganzheitlichen Kontext zu erkennen und dann entsprechend dem ayurvedischen Heilansatz »Gleiches erhöht Gleiches – Gegensätze gleichen sich aus« zu behandeln.

Individuell betrachten

So ist Kopfschmerz nicht gleich Kopfschmerz und Allergie nicht gleich Allergie! Vielmehr wollen wir wissen: Wann treten die Beschwerden auf? Wodurch werden sie ausgelöst oder verstärkt? Welche Eigenschaften sind wahrnehmbar: Sind sie mit Hitze *(Pitta)* oder Kälte *(Vata)* verbunden? Mit Müdigkeit und Schwere *(Kapha)*, nervöser Anspannung und Erschöpfung *(Vata)* oder schlechter Laune und Gereiztheit *(Pitta)*? Welche Reaktionen zeigen die Haut oder die Schleimhäute: Trockenheit *(Vata)*, Brennen *(Pitta)* oder Jucken *(Kapha)*? All diese Faktoren – und noch viele mehr – lassen erkennen, welche Ursachen einem Krankheitsbild zugrunde liegen und wie nun die richtige Auswahl, Zubereitung und Menge der Speisen zur Gesundung beitragen kann.

Reinigungs- und Schonkosttage sind ein wichtiges Instrument der ayurvedischen Heilkunde. Typgerechte Fastenkuren und entlastende Diättage schenken Körper und Geist neue Kraft, Vitalität und Regeneration. Eine besondere Stellung nehmen dabei Fastenkuren ein, denn diese werden im Ayurveda als intensivste Anti-*Ama*-Kur angesehen. Doch sie stellen nur kurzfristige Intensivkuren dar.

Nachhaltige Hilfe ist hingegen nur möglich, wenn die eigene Ernährungs- und Lebensweise grundlegend den Bedürfnissen des Körpers angepasst wird. Denn das Ablegen der gesundheitsschädlichen Ernährungsgewohnheiten ist der erste und der wichtigste Schritt in einer jeden Ernährungstherapie. Um zu ermitteln, welche falschen Ernährungs- und Lebensgewohnheiten zu den individuellen Beschwerdebildern geführt haben, ist eine ausführliche Diagnose und Befunderhebung notwendig: Darauf abgestimmt werden ayurvedische »Schonkostdiäten« mit überwiegend warmen, gekochten, milden und leicht verdaulichen Speisen zusammengestellt. Mit leichten Gemüse- und Getreidegerichten wird das Verdauungssystem entlastet und die Selbstheilungskräfte des Körpers angeregt. Als besonders empfehlenswerte Nahrungsmittel führen die klassischen Ayurveda-Schriften Fenchel, Gerste, Ghee, Gurken, Honig, Kartoffeln, Kürbisse, Möhren, Mungbohnen, Pastinaken, Reis, Rote Bete und Zucchini für die Heilkost auf. Diese werden auf vielfältigste Weise mit anregenden Gewürzen zubereitet. Dabei gilt: Je dünner bzw. wässriger gekocht wird, umso leichter ist das Essen, je leichter die Ernährung ist, umso intensiver ist der Reinigungsprozess. In diesem Sinne wird durch die Menge des Kochwassers – hier variieren die Rezepte zwischen 4 Teilen Wasser auf 1 Teil Getreide und Gemüse bis zu 14 Teilen Wasser auf 1 Teil Getreide/Mungbohnen und Gemüse – in Feinarbeit auf die individuellen Bedürfnisse des Einzelnen abgestimmt.

Eine ayurvedische Schonkost besteht grundsätzlich aus einfach zubereiteten und leicht verdaulichen Gerichten. Bekömmliche Suppen aus Getreideflocken, leichte Gemüsegerichte und spezielle Eintöpfe mit Reis und Mungbohnen – die sogenannten *Khicharis* – bestimmen den diätetischen Speiseplan. Für viele Menschen reicht es vollkommen, sich auf zwei Mahlzeiten zu beschränken: Oftmals besteht das Frühstück bei einer entlastenden Ayurveda-Diät nur aus Ingwer- und Honigwasser oder einer Tasse Milch mit etwas *Amla*-Mus. Ein frühes Mittagessen gegen 11:30 Uhr und ein leichtes Abendessen gegen 17:30 Uhr sind die einzige Nahrungszufuhr. Dazwischen wird viel heißes Wasser getrunken.

Je nach Konstitution variieren die Mengen, Zutaten und Rezepte für die einzelnen Mahlzeiten, ebenso die Länge und Häufigkeit der Diät. Den nachhaltigsten Erfolg haben wir erfahrungsgemäß mit einer drei- bis fünftägigen Schonkostkur und einem konstitutionsgerechten Speiseplan im Anschluss. Begleitet und intensiviert werden kann diese langfristig angelegte Ernährungsform durch regelmäßige Reinigungs- und Schonkosttage, deren Zeitpunkt oftmals auch astrologisch ausgetestet wird. So kann es je nach Planetenkonstellation besonders günstig sein, jeden Montag zu fasten oder jeden Samstag eine spezielle Diät zu befolgen. Die ersten Erfolge einer solchen Kombination aus grundlegender Ernährungsumstellung und speziellen Diät- oder Fastentagen zeichnen sich spätestens nach drei Wochen ab. Denn so lange benötigt der Stoffwechsel für seinen Gewebeumwandlungsprozess (siehe Seite 18f.). Doch das energetische Gleichgewicht reagiert meist sehr viel schneller. Bereits in den ersten Entlastungstagen erhalten die *Doshas* und das *Agni* eine neue, positive Dynamik, die uns mit Leichtigkeit, Entspannung und Wohlbefinden erfüllt. Unsere Lebensqualität verbessert sich, auch wenn die eigentlichen Beschwerden noch keine nachweisliche Besserung erfahren haben.

Ausreichend und richtig trinken

Ganz wichtig während einer therapeutischen Ernährungsumstellung ist das Trinken. Heißes abgekochtes Wasser, Kräuter- und Ingwertee reinigen den Körper von innen heraus und unterstützen die regenerativen Stoffwechselprozesse. Frisch gepresste Obst- und Gemüsesäfte zählen zu den wertvollsten Vitalstofflieferanten und entfalten ein großes Heilungspotenzial, besonders wenn sie mit warmem Wasser verdünnt und in der ersten Tageshälfte aufgenommen werden. Gelingt es uns, dem Körper möglichst regelmäßig Flüssigkeit zuzuführen, so haben wir den besten Ausleitungseffekt: Eine ayurvedische Fastenregel besagt, man solle jede halbe Stunde ein Glas warmes abgekochtes Wasser trinken. Dabei wird dem abgekochten Wasser eine besondere Bedeutung beigemessen, denn durch das Aufkochen wurde die Leitfähigkeit für die Ausschwemmung verbessert. Für die hitzigen Sommermonate, wenn das Trinken von heißem Wasser eher unangenehm ist, empfiehlt Ayurveda, Wasser in einer Kupferkanne aufzubewahren oder aus einem Kupferbecher zu trinken. Auch dies verbessert die Ausleitung.

Diätetische Regeln

- Maximal drei regelmäßige Mahlzeiten einnehmen
- Nur kleine Mahlzeiten essen
- In Ruhe essen
- Alle Speisen frisch zubereiten
- Nur warme und gekochte Speisen und Getränke konsumieren
- Einfache, saftige, wohlschmeckende und bekömmliche Gerichte zubereiten
- Auf die richtigen Kombinationen achten
- Während der Mahlzeiten nichts trinken
- Eine basische, pflanzenbasierte Kost bevorzugen

Basische und Agni-schonende Kost

Grundsätzlich empfiehlt Ayurveda eine basische und *Agni*-schonende Kost begleitend zu allen Regenerations- und Reinigungsprozessen. Diese basiert auf folgenden Regeln:

Zu bevorzugen sind:

- Alle süßen Gemüsearten und Früchte wie Wurzelgemüse, gekochte Gurken, Mangos und Trauben
- Bittere Gemüsesorten wie Spinat und Chicorée, die mit Ghee und kleinen Mengen scharfer Gewürze zubereitet werden sollen
- Als Eiweißquelle Hülsenfrüchte (im Speziellen Mungbohnen) sowie Nüsse und Milch
- Speisen, die immer frisch, saftig, wärmend und leicht zubereitet werden
- *Agni*-anregende Gewürze wie Ingwer, Kreuzkümmel und Koriander, regelmäßig verwendet
- Ghee, Milch und etwas Honig, die täglich eingenommen werden sollen

Zu vermeiden sind:

- Alle sauren Speisen, insbesondere saure Früchte, Tomaten und Essig
- Alle sauren Milchprodukte wie Käse, Joghurt, Buttermilch usw.
- Fleisch, Fisch und Eier
- Schwere, gebratene und frittierte Speisen
- Trockene, kalte und ungekochte Speisen
- Alle schwer verdaulichen und *Ama*-erzeugenden Kombinationen:
  - Milch nur einzeln trinken, jedoch vorher erwärmen und leicht aufschlagen
  - Rohes Obst nur einzeln verzehren
  - Alle tierischen Eiweiße nur gesondert mit Reis, Gemüse und Salat essen

Die psychologische Begleitung

Für viele kranke Menschen ist es unerlässlich, massive Veränderungen in der eigenen Ernährungs- und Lebensweise vorzunehmen. Die Beschwerden auslösenden Faktoren müssen abgestellt werden, daran führt kein Weg vorbei, und dagegen gibt es auch keine Pille. Doch der Weg zu einer besseren Ernährungs- und Lebensweise gestaltet sich im Alltag häufig sehr schwierig:

- Wie soll eine Krankenschwester mit *Vata*-Erkrankung körperliche Anstrengung und mentalen Stress vermeiden, wenn ihr Job von Heben, Tragen und Schichtdienst geprägt ist?
- Wie soll ein Koch mit Verdauungs- und Stoffwechselbeschwerden auf regelmäßige Mahlzeiten zur richtigen Zeit achten, wenn er erst ab 22:00 Uhr Zeit zum Essen findet?
- Wie soll eine Lehrerin regelmäßige Pausen einlegen und ein frühes Mittagessen zu sich nehmen, um ihre *Pitta*-Migräne präventiv zu besänftigen, wenn sie bis zum frühen Nachmittag permanent lärmenden Kindern und Zeitdruck ausgesetzt ist?

All diese Fragen und Herausforderungen laden uns ein, immer wieder neue und kreative Lösungswege zu suchen, um die notwendigen Empfehlungen alltagstauglich anzupassen und einzubauen. Dabei ist es wirklich erstaunlich, wie viele Veränderungen möglich sind, wenn die Betroffenen aktiv mitarbeiten und ihr Wille buchstäblich Berge versetzt.

Fasten mit Ayurveda

In der ayurvedischen Ernährungstherapie zählen *Langaham* (reduzierende Therapien) und *Upvaas* (Fasten) zu den intensivsten Therapiemethoden. Das Fasten sollte vor allem von gesunden Menschen praktiziert werden, denn es ist eine ganz wunderbare Methode, den Körper von abgelagerten Giften und *Ama* zu befreien. Gleichzeitig ist es eine Methode, die auch immer die spirituelle Ebene des Menschen anspricht und eine subtile Innenschau in Gang setzt. Besonders wirkungsvoll für Körper und Geist sind ganzheitliche Reinigungsmaßnahmen, die möglichst sanft und schonend auf den Organismus einwirken. Das heißt, der Körper soll während der Fastenzeit nicht zu viel Kraft durch eine extreme Ausschwemmung oder Auszehrung verlieren. Die anschließende Aufbauphase, in der Körper und Geist wieder stabilisiert und belastungsfähig werden, ist ebenso entscheidend für den Erfolg.

Das Fasten nach ayurvedischen Prinzipien ist eine umfassende Reinigung, die von ruhevoller Entspannung begleitet wird, damit der Körper während der Fastenzeit keine Störungen durch körperliche oder mentale Anstrengungen entwickelt. Der Fastende erhält eine Vielzahl von individuellen Verhaltensregeln und ein meditatives Rahmenprogramm für seine innere und äußere Erneuerung. Ein bekannter Ayurveda-Arzt hat einmal den passenden Ausspruch getan: »Je langweiliger es in einer Fastenkur zugeht, umso besser kann der Körper entschlacken.« Nach diesem Motto sollte sich jeder Fastende seine Reinigungszeit gestalten, denn je mehr Zeit er sich selbst für seine innere Reinigung gibt, umso wirkungsvoller kann der Körper darauf reagieren.

Die Art und Länge der Fastenkur sind abhängig von den Beschwerden und der Konstitution des Einzelnen. Dies gewährleistet einen optimalen Reinigungsverlauf und verhindert anschließende Komplikationen. So wirkt Fasten hervorragend und ohne Nebenwirkungen auf alle Störungen von *Agni* und *Kapha* ein. Bei *Vata*- und *Pitta*-Beschwerden hingegen kann eine Fastenkur auch Kontraindikationen entwickeln und sollte in gemäßigter Form praktiziert werden. Gerade für Menschen mit ausgeprägten *Vata*-Anteilen oder *Vata*-Störungen wird eine reine und länger andauernde Fastenkur nicht empfohlen, da Fasten immer eine anregende Wirkung auf *Vata* ausübt. Teilfastenkuren mit Suppen und Brühen, begleitet von ayurvedischen Reinigungstechniken wie Schwitzkuren *(Swedana)* oder Einläufen *(Basti)* bieten hier eine gute Alternative zur herkömmlichen Voll-Fastenkur.

Während des Fastens sollte man es immer schön warm haben und sich körperlich nicht auszehren. Mildes Klima, warme Kleidung und ausreichend Bettruhe sind die besten Voraussetzungen für eine effektive, bekömmliche und gesundheitsfördernde Entschlackungskur.

Das Ayurveda-Fastenprogramm stellt eine ganzheitliche Reinigungsmethode für Körper, Geist und Seele dar. Es dauert eine Woche und beinhaltet drei volle Fastentage, einen Vorbereitungstag und drei Aufbautage. Eine liebevolle Umgebung und Betreuung, warme Kleidung und viel Bettruhe sind die Grundvoraussetzungen für diese harmonische, effektive und vitalisierende Fastenkur. Ältere, Kranke oder im *Dosha* stark gestörte Menschen sollten ein Fastenprogramm nicht ohne Absprache mit einem Ayurveda-Arzt, -Therapeuten oder -Ernährungsberater durchführen.

Der Einleitungstag

Der Einleitungstag ist ein Entlastungstag und dient zur Vorbereitung auf die intensiven Fastentage. Nach dem gleichen Schema können wir jedoch auch unsere sanfte Schonkostdiät für mehrere Tage gestalten, ohne die ausleitenden Fastentage anzuschließen.

Wir kommen zur Ruhe und bereiten den Körper auf seine tiefgreifende Reinigungsarbeit vor. Ein stoffwechselanregendes Bewegungsprogramm und warme Ölmassagen sind die ideale Einstimmung auf diesen Tag: Stehen Sie früh auf und praktizieren Sie Ihre Morgenroutine mit Zungenreinigung, Mund-Ölspülungen und Atemübungen. Bei Bedarf ist auch eine Nasenspülung mit warmem Salzwasser *(Nasya)* anzuraten. Harmonisieren Sie Körper und Geist mit einem angemessenen Yoga- und Meditationsprogramm.

Wenn Sie sich kräftig genug fühlen, so können Sie gerne entspannende Spaziergänge an der frischen Luft unternehmen oder ein leichtes Sportprogramm praktizieren. Ruhen Sie sich jedoch aus, sobald Sie müde werden, und schenken Sie Ihrem Körper die Erholung, die er braucht.

Mittags- oder Tagesschlaf sollten Sie allerdings unter allen Umständen vermeiden. Diese erhöhen das *Kapha-Dosha* und behindern den Ausleitungsprozess. Bei *Vata*-Störungen, Kreislaufstörungen, Kältegefühl und innerer Unruhe sind Sesamölungen, ein Öleinlauf und eine leichte Ganzkörpermassage sehr zu empfehlen.

Um die Ausleitung in Ihrem Körper anzuregen, sollten Sie regelmäßig über den ganzen Tag im halbstündigen Rhythmus ein Glas warmes Wasser oder Ingwerwasser trinken. Errechnen Sie Ihre optimale Trinkmenge, indem Sie Ihr Körpergewicht mit 0,03 Liter multiplizie-

Tagesplan für den Einleitungstag der Fastenkur

07:00 Uhr	Stehen Sie früh auf und trinken Sie gleich 2 Gläser warmes abgekochtes Wasser, entleeren Sie den Darm und reinigen Sie Mund, Zunge und Zähne mit der ayurvedischen Morgenroutine.
07:30 Uhr	Begrüßen Sie den Tag mit einem Yoga- und/oder Meditationsprogramm.
08:00 Uhr	Nach Ihrem Yoga- und Meditationsprogramm trinken Sie wieder 1 Tasse heißes Wasser.
08:30 Uhr	Trinken Sie 1 Tasse Ingwertee und bereiten Sie sich ein leichtes Frühstück zu.
09:00 Uhr	Frühstück: Reisbrei mit gedünsteten Äpfeln oder heiße Milch mit *Chyavanprash* (einer ayurvedischen Paste aus *Amla*, Wurzeln und Kräutern) zu sich nehmen.
09:30–10:30 Uhr	Trinken Sie halbstündlich 1 Glas warmes Wasser.
11:00 Uhr	Trinken Sie 1 Glas roten Traubensaft, verdünnt mit warmem Wasser.
11:30 und 12:00 Uhr	Uhr Trinken Sie 1 Glas warmes Wasser.
12:30 Uhr	Leichtes Mittagessen: Reis, Gemüse, Dal.
13:00 Uhr	Entspannen Sie sich, aber machen Sie keinen Mittagsschlaf.
13:30 Uhr	Trinken Sie 1 Glas warmes Wasser und machen Sie einen kleinen Spaziergang.
14:00–15:30 Uhr	Trinken Sie halbstündlich 1 Glas warmes Wasser.
16:00 Uhr	Trinken Sie einen typgerechten Kräutertee aus Fenchel, *Tulsi* und Ingwer mit Honig.
16.30–17:30 Uhr	Trinken Sie halbstündlich 1 Glas warmes Wasser.
18:00 Uhr	Leichtes Abendessen: ayurvedische Minestrone, Gemüse und Reis.
18:30 Uhr	Nach dem Abendessen nur noch trinken, wenn Sie wirklich durstig sind.
19:00 Uhr	Den Tag ausklingen lassen, entspannen, meditieren ...
20:00 Uhr	Massieren Sie sich die Füße mit Ghee oder Johanniskrautöl.

ren. Die errechnete Trinkmenge können Sie, wie im obenstehenden Tagesplan ersichtlich, in 20 Portionen unterteilen und regelmäßig davon trinken. Warmes Ingwerwasser und stoffwechselanregende Kräutertees wirken ebenfalls sehr unterstützend und dürfen bei Bedarf noch zusätzlich getrunken werden.

Die Nahrung am Einleitungstag sollte aus einer leicht verdaulichen, suppenartig zubereiteten Kost bestehen.

Sehr gut bekömmlich sind nun gekochter Reis, Mungbohnen und dazu ein Fenchel-, Kürbis- oder Rote-Bete-Gemüse am Mittag sowie eine ayurvedische Minestrone (siehe Seite 210) und dazu – falls Sie noch mehr Hunger haben – etwas Reis und gedünstetes Wurzelgemüse. Als Gewürze können Salz, Kreuzkümmel, Ingwer, Koriander und etwas *Hing* den Geschmack und die Bekömmlichkeit der Speisen verbessern.

Die Reinigungsphase

Die Reinigung läuft normalerweise innerhalb von drei Fastentagen ab. Diese Hauptphase der Entschlackungskur ist für den gesamten Organismus sehr anstrengend. Bleiben Sie an diesen Tagen im Haus und vermeiden Sie körperliche und geistige Anstrengungen und den Umgang mit anderen Menschen. Unabhängig davon, ob Sie eine klassische Fastenkur (ohne Essen) oder eine sanftere Entschlackungskur (mit Essen) praktizieren: An diesen Tagen sollten Sie Stress und Zerstreuungen meiden, viel meditieren und sich auf sich selbst besinnen. Die innere und äußere Ruhe unterstützt den therapeutischen Prozess. Dabei erweist es sich in der Praxis als gar nicht so einfach, den ganzen Tag über viel zu ruhen, aber nicht zu schlafen. Doch ist es ausgesprochen wichtig, um *Agni* nicht zu schwächen und keine *Kapha*-Störungen hervorzurufen.

Wenn wir eine »richtige« Fastenkur machen, nehmen wir keine Nahrung ein, sondern trinken im halbstündlichen Rhythmus etwas Warmes. Die Auswahl an reinigenden Getränken reicht von heißem Wasser mit oder ohne Honig bis zu gekochter Reisbrühe. Die Fasten-Trink-Kur der Reinigungstage kann an einem Tag bzw. an zwei oder drei Tagen durchgeführt werden. Danach beginnt die Aufbauphase.
Ayurveda empfiehlt das Fasten mit Reisbrühe *(Manda)* als besonders bekömmliche Methode zum *Vata*-Ausgleich: Hierzu wird Basmatireis in der 14-fachen Menge Wasser 30 Minuten gekocht. Dann wird das Reiswasser abgesiebt und in warmem Zustand über den Tag verteilt getrunken. Die abgekochte Reisbrühe kann je nach angestrebter Intensität des Reinigungsprozesses variiert werden. Mit einer gehaltvollen Reissuppe können wir den Körper stabilisieren und mögliche Entschlackungsreaktionen drosseln. Auch sogenannte Schonkosttage, das heißt Fastenkuren mit eingeschränkter Nahrungszufuhr, werden mit Reissuppen oder Reis-Dal-Suppen durchgeführt.

Die ausreichende Flüssigkeitszufuhr ist während des gesamten Fastenprogramms von außerordentlicher Wichtigkeit. Das Trinken darf in keiner Phase der Reinigungskur vernachlässigt werden. Vor allem während der Fastentage sollte mindestens die Hälfte der optimalen Trinkmenge aus warmem Wasser bestehen. Die andere Hälfte kann aus Reisbrühe und Kräutertees bestehen, die immer im halbstündlichen Wechsel mit dem warmen Wasser getrunken wird. Bei körperlich stabiler Verfassung und kräftiger Konstitution können Sie Ihre Reinigung noch intensivieren, indem Sie am Vormittag des letzten Fastentags mit 1 bis 2 Esslöffel Rizinusöl abführen. Nach der gewünschten Darmentleerung, die nach den Fastentagen vor allem die Altlasten des Darms ausspült, kann die Fastenzeit mit der Aufnahme von etwas Naturjoghurt und Reis am Nachmittag beendet werden. Nun beginnt die Aufbauphase!

Tagesplan für die Reinigungstage

07:00 Uhr	Trinken Sie gleich nach dem Aufstehen 2 Gläser warmes abgekochtes Wasser, wenn möglich entleeren Sie den Darm, reinigen Sie Mund, Zunge und Zähne mit der ayurvedischen Morgenroutine.
07:30 Uhr	Begrüßen Sie den Tag mit einem Yoga- und/oder Meditationsprogramm.
08:00 Uhr	Selbstmassage mit Sesamöl und/oder erweitertes Yoga-Meditationsprogramm.
08:30 Uhr	Trinken Sie 1 Tasse Ingwertee mit etwas Honig.
09:00 Uhr	Trinken Sie 1 Glas warmes Wasser.
09:30 Uhr	Nehmen Sie die erste Reisbrühe zu sich.
10:00–12:30 Uhr	Halbstündlich abwechselnd 1 Glas warmes Wasser oder Reisbrühe* trinken.
13:00 Uhr	Entspannen Sie sich, aber machen Sie keinen Mittagsschlaf.
13:30 Uhr	Trinken Sie 1 Glas warmes Wasser.
14:00–15:30 Uhr	Halbstündlich abwechselnd 1 Glas warmes Wasser oder Reisbrühe* trinken.
16:00 Uhr	Trinken Sie einen typgerechten Kräutertee mit Honig.
16.30–18:00 Uhr	Halbstündlich abwechselnd 1 Glas warmes Wasser oder Reisbrühe* trinken.
18:30 Uhr	Trinken Sie nur noch, wenn Sie wirklich durstig sind.
19:00 Uhr	Den Tag ausklingen lassen, entspannen, meditieren ...
20:00 Uhr	Massieren Sie sich die Füße mit Ghee oder Johanniskrautöl.

*Alternativ können in einer abgeschwächten Fastenkur zur Mittagszeit um 12:30 Uhr und am Abend um 18:00 Uhr auch ein Khichari oder eine Mung-Dal-Suppe gegessen werden.

Die klassischen Rezepte für Reis- und Linsensuppen während der Reinigungstage sind *Manda, Peya, Vilepi* und *Khichari.*

- *Manda* wird während der Fastentage bzw. als erste Mahlzeit nach der *Panchakarma*-Ausleitung eingenommen. Es besteht aus: 1 Teil Reis und 14 Teilen Wasser. Dazu den Reis waschen, weich kochen und absieben. Ausschließlich das Reiswasser verwenden.

- *Peya* wird zum Ende der Fastentage bzw. in der zweiten Stufe der *Panchakarma*-Aufbaukost eingenommen. Es besteht aus: 1 Teil Reis und 14 Teilen Wasser. Dazu den Reis waschen, weich kochen und absieben. Das Reiswasser mit 1 bis 2 Esslöffeln gekochtem Reis anreichern und wie immer ganz bewusst und mit Bedacht einnehmen.
- *Vilepi* kann als erste Kost nach dem Fasten verabreicht werden. Ebenso wird es an Schonkosttagen als Mahlzeit zusammen mit gekochtem Gemüse als Mittag- und Abendessen konsumiert. Es besteht aus: 1 Teil Reis und 4 Teilen Wasser. Dazu den Reis waschen, weich kochen und alles als dicke Suppe verzehren.
- *Khichari* ist die klassische Ayurveda-Schonkost sowohl für die Zeit nach Krankheiten als auch während der Schonkost- und Aufbautage. Sie besteht aus: 1 Teil Reis, 1 Teil *Mung-Dal*, 4 Teilen Wasser, Steinsalz, Ingwer, Kreuzkümmel (Cumin)und *Hing* (Asafoetida).

Die Aufbauphase

Die drei Aufbautage sind für unseren empfindlichen und sensiblen Stoffwechsel äußerst wichtig. Sie gehören ebenso zur Fastenkur wie die Reinigungstage zuvor und entscheiden maßgeblich über den langfristigen Erfolg des Kurprogramms. Die schwierigste Herausforderung der gesamten Fastenkur ist es nun, an den Aufbautagen nicht zu viel zu essen. Denn sobald wir an den Aufbautagen den Magen überladen, überfordern wir das Verdauungssystem, und die Neubildung der *Dhatus* bricht zusammen, da das *Agni* nun streikt. Am ersten Aufbautag ist maximal ein Viertel der gewohnten Nahrungsmenge erlaubt (circa ½ Handvoll pro Mahlzeit). Am zweiten Aufbautag können wir schon die doppelte Menge verdauen (circa die Hälfte der gewohnten Nahrungsmenge), und am dritten Aufbautag sind drei Viertel der gewohnten Nahrungsmenge gut verträglich. Als optimale Heilkost gelten Eintöpfe aus Reis, Mungbohnen und Gemüse *(Khichari)*.

Rezepte für die Aufbautage sind:

- Ayurvedische Minestrone (siehe Seite 210)
- Couscous (siehe Seite 194)
- Feines Grießsüppchen (siehe Seite 211)
- Gemüsereis (siehe Seite 193)
- Geschmorter Kürbis (siehe Seite 166)
- Grundrezept *Khichari* (siehe Seite 208)
- Klassischer *Mung-Dal* (siehe Seite 199)
- Porree-Süßkartoffel-Curry (siehe Seite 161)
- *Rawa Upma* – pikanter Gemüsegrieß (siehe Seite 196)
- Reis mit Roter Bete (siehe Seite 186)
- Reispudding mit Safran und Kardamom (siehe Seite 236)
- Roter Rohkostsalat (siehe Seite 218)

Empfehlungen für den ersten Aufbautag

Trinken Sie an Ihrem ersten Aufbautag wieder Ihre optimale Trinkmenge als reines abgekochtes Quellwasser im halbstündlichen Rhythmus zwischen den Mahlzeiten. Um das *Agni* zu verstärken, kann ein Teil Ihrer Trinkmenge auch aus heißem Ingwerwasser bestehen.

- Frühstück: Heißes Wasser mit Honig; dazu 1 Tasse Milch mit Safran oder Getreidebrei (Reis, Gerste oder Hirse) mit Salz, Ghee und Honig
- Mittagessen: Reis-Mungbohnen-Suppe mit Gemüseeinlage *(Khichari)*
- Abendessen: Reis-Mungbohnen-Suppe oder Reis mit etwas Gemüse *(Khichari oder Vilepi)*

Die Mahlzeiten sollten noch sehr klein sein und circa ein Viertel des Magens füllen. Ruhen Sie nach den Mahlzeiten, ohne zu schlafen. Falls es das Wetter erlaubt, können Sie am Vormittag einen circa 20-minütigen Spaziergang machen, oder praktizieren Sie ein leichtes Yogaprogramm. Ein warmes Ölbad und schöne Massagen unterstützen ebenfalls Ihren Regenerationsprozess.

Empfehlungen für den zweiten Aufbautag

Trinken Sie die abgemessene Trinkmenge als reines Quellwasser und Ingwerwasser im halbstündlichen Rhythmus. Heute dürfen Sie Ihre Portionen während der Mahlzeiten verdoppeln (halbe Magenfüllung) und auch körperlich wieder aktiver werden.

- Frühstück: Ein Getreidebrei (Reis, Gerste oder Hirse) mit etwas Salz, Ghee und Honig. Dazu ein paar Trockenfrüchte und ½ gedünstete Banane
- Mittagessen: Reis-Mungbohnen-Suppe mit Gemüseeinlage *(Khichari)*
- Abendessen: Reis-Mungbohnen-Suppe *(Khichari)* oder Couscous mit etwas Gemüse

Neben der morgendlichen Reinigungsroutine sind ein Einlauf mit Öl- oder Kräutersud, ein 30-minütiger Spaziergang, ein leichtes 20- bis 30-minütiges Yogaprogramm und Atemübungen als Begleittherapie sehr zu empfehlen.

Empfehlungen für den dritten Aufbautag

Heute ist Ihr letzter Aufbautag. Stellen Sie sich innerlich auf die kommenden Tage ein, wenn Sie in Ihren Alltag zurückkehren. Genießen Sie Ihren letzten Aufbautag mit Freude und gönnen Sie sich so viel Ruhe und Erholung, wie Sie es sich wünschen. Neben Ihrer morgendlichen Reinigungsroutine sind heute eine Nasenspülung, ein nährender Öleinlauf, ein 30- bis 40-minütiges Yogaprogramm und ein 30- bis 40-minütiger Spaziergang sehr empfehlenswerte Begleittherapien, die Ihre Fastenkur zu einem harmonischen Abschluss bringen. Trinken Sie wieder die abgemessene Trinkmenge als Quellwasser im halbstündlichen Rhythmus und gönnen Sie sich weiterhin eine schöne Entspannung für Ihre Seele.

- Frühstück: Getreidebrei mit Trockenfrüchten, gedünstete Früchte, Honig, Ghee, Reiswaffeln
- Mittagessen: Gekochter Reis, Mung-Dal, Gemüse, Chutney und ein kleiner *Rasayana*-Nachtisch
- Nachmittags: Yogitee, Reiswaffeln mit Ghee und Honig
- Abendessen: Suppe, Getreide, Gemüse

Khicharis

Khicharis sind Reis-Dal-Suppen. Sie sind eines der wichtigsten Gerichte für eine sanfte Entschlackung im Ayurveda. Es gibt unzählige Rezepturen, um sie zuzubereiten, ich gehe nach dem Grundrezept von Seite 208 vor.

Durch diese Reis-Dal-Suppen wird der Darm sanft gereinigt, und der Organismus erhält neue Lebensenergie ohne großen Verdauungsvorgang. Die Suppen können in verschiedenen Zubereitungsformen während der gesamten *Panchakarma*-Kur gegessen werden, zeigen aber eine besonders gute Wirkung in den Aufbautagen der letzten Kurphase.

Verwenden Sie für den *Khichari* immer nur Basmatireis und *Mung-Dal* (halbierte geschälte Mungbohnen), es sei denn, in dem Rezept werden speziell andere Zutaten angegeben. Nur diese Zutaten entfalten eine leichte und heilende Kraft, ohne die *Doshas* zu stören.

Acht große Fehler

Die ayurvedischen Schriften beschreiben recht eindringlich, welche Verhaltensweisen während einer Reinigungskur unterlassen werden sollten. Die acht großen Fehler während der Ausleitung *(Ashthamahadosha)* sind demnach:

- Lautes Sprechen
- Fahren und Reiten
- Übermäßiges Gehen
- Übermäßiges Sitzen
- Nahrungsaufnahme, bevor die Verdauung der vorherigen Mahlzeit abgeschlossen ist
- Verzehr ungesunder Nahrung
- Tagesschlaf
- Sexuelle Aktivitäten

Quelle: Charaka Samhita Siddhisthana, XII.10–12

Die individuelle Konstitution beim Fasten

Menschen mit ausgeprägten *Vata*-Anteilen oder Symptomen sollten niemals zu intensiv fasten, da innerhalb einer Fastenkur das *Vata* immer erhöht wird. Menschen, die schon älter sind oder an *Vata*-Symptomen erkrankt sind, sollten ebenfalls äußerst vorsichtig bei einer Fastenkur sein. Gut ist es in diesem Fall, mit nur einem Fastentag zu beginnen und das Fastenprogramm innerhalb eines halben Jahres auf drei Tage zu steigern. Darmeinläufe mit Rizinus- oder Sesamöl und Reinigungskuren mit leichten Mahlzeiten bieten oft eine wertvolle Alternative zum herkömmlichen Fasten. Auch eine ein- bis zweitägige Saftkur, wobei warmes Wasser und Traubensaft getrunken werden, kann durchgeführt werden.

Besonders wichtig ist, dass es *Vata*-Typen während des Fastens angenehm warm haben. Warme Kleidung und mildes Klima sind also von großer Bedeutung. Auf der sanften Entschlackung des Darms sollte ebenfalls während der gesamten Kur die Aufmerksamkeit liegen. Atemübungen, Darmspülungen, Massagen, Ölungen, Schwitzkuren und Farb- sowie Musiktherapie sind als Begleittherapie sehr zu empfehlen.

Bei *Pitta*-Menschen liegt das Augenmerk innerhalb einer Fastenkur vorwiegend auf dem Ausgleich des Verdauungssystems. Es ist sinnvoll, den pH-Wert des Urins zu messen und festzustellen, inwieweit eine Übersäuerung vorliegt. Zeigt das Lackmuspapier bei mehreren Messungen pH-Werte unter 5,8 an, so ist dies ein Anzeichen für eine stärkere Übersäuerung, und die betreffende Person sollte besser nicht ohne fachliche Aufsicht fasten. Rohkosternährung und eine entsäuernde Therapie sollten der Fastenkur vorausgehen. Auch ein bis zwei regelmäßige Fastentage im Monat mit Apfel- und Traubensaft oder die Vermeidung von allen sauren, scharfen und gekochten Nahrungsmitteln sind bei einer *Pitta*-Konstitution empfehlenswert. Bei heißem Klima und emotionaler Anspannung sollte eine Fastenkur zur *Pitta*-Regeneration unterlassen werden. Wasserspülungen für Magen und Darm, Nasenspülung und Massagen mit Sonnenblumen- oder Kokosöl haben sich als Begleittherapie sehr bewährt.

Menschen mit einem starken *Kapha*-Anteil vertragen eine Fastenkur besser als alle anderen Konstitutionen. Entscheidend für den langfristigen Erfolg sind hierbei die konsequente Aufbaudiät und der allgemeine Lebenswandel. Leichte Gymnastik und ruhige Spaziergänge während der Aufbautage tragen ebenfalls zur Regeneration bei. Um den Körper zu entschleimen, sollten am Einleitungstag vor allem viel Wasser getrunken und Wasserspülungen der Nase, des Magens und des Darms durchgeführt werden.

Unabhängig von der individuellen Konstitution sind Reinigungskuren grundsätzlich für jeden Menschen empfehlenswert, um sich von angesammelten Toxinen und krank machenden Faktoren in Körper und Geist zu befreien. Speziell als Prävention und zur Gesundheitserhaltung können sie unbedenklich angewendet werden.

Ausleiten mit Panchakarma

Sehr viel populärer als das Fasten sind die *Panchakarma*-Therapien in der Ayurveda-Heilkunde. Seit Jahrtausenden werden die effektiven Reinigungsmethoden erfolgreich angewendet. Auch heute absolvieren viele Menschen *Panchakarma*-Kuren in Ayurveda-Resorts, Kurzentren und Kliniken nicht nur in Indien und auf Sri Lanka.

So möchte ich es nicht versäumen, auch die *Panchakarma*-Prinzipien im Rahmen der diätetischen und reinigenden Therapieverfahren zu erläutern: Unter *Panchakarma* verstehen wir im Ayurveda eine Gruppe von wirkungsvollen Therapien, durch die der Körper auf allen Ebenen entgiftet und befreit werden kann. *Panchakarma* ist die stärkste Waffe der Ayurveda-Medizin gegen Krankheiten und körperlichen Verfall. Immer dann, wenn ein Patient unter einer belastenden Krankheit leidet und die *Doshas* sehr stark erhöht sind, sollte eine *Panchakarma*-Kur als medizinische Behandlung eingesetzt werden. Doch um *Panchakarma* richtig anzuwenden, benötigt der qualifizierte Ayurveda-Arzt einen großen Erfahrungsschatz in der therapeutischen Praxis und der individuellen Abstimmung.

Die Panchakarma-Verfahren

Es gibt folgende Behandlungsmethoden:

- *Vamana* (therapeutisches Erbrechen)
- *Virechana* (Abführen)
- *Anuvasana* (ölige Einläufe)
- *Asthapana* oder *Niruha* (Einläufe mit Kräuterabkochungen)
- *Nasya* (nasokraniale Reinigung = Einführen von Ölen oder Kräutern durch die Nase zur Reinigung der Stirnhöhlen)

Bei jedem Menschen verursachen eine falsche Ernährung, unpassende Aktivitäten, klimatische Bedingungen und andere Faktoren Veränderungen im Körperinnern und beeinflussen so die Atmosphäre des Körpers. Anfangs sind die Veränderungen vorübergehend, später jedoch werden sie dauerhaft und manifestieren sich in belastenden Krankheitsbildern. Sanft ausleitende Behandlungen *(Samshamanam)* können bei leichten Erkrankungen die Aktivitäten der *Doshas* einschränken oder hemmen. Die Atmosphäre grundlegend korrigieren und somit wirkungsvoll bei schweren Erkrankungen einwirken, können jedoch nur die intensiven Behandlungsmethoden *(Samshodanam)*. Diese leiten exzessive Akkumulationen aus und etablieren wieder eine normale Atmosphäre im Körper. Durch die ausleitenden *Panchakarma*-Prozeduren werden Krankheiten von ihrer Wurzel befreit. Nicht immer sind alle Therapien von *Panchakarma* für jeden einzelnen Patienten notwendig. Es ist auch möglich, einzelne Therapien entsprechend der individuellen Erkrankung auszuwählen.

Ablauf einer Panchakarma-Kur

Eine *Panchakarma*-Kur ist bei allen Erkrankungen hilfreich, wo besänftigende Maßnahmen keine Wirkung mehr zeigen. Dies trifft besonders bei chronischen und hartnäckigen Krankheitsarten oder bei psychosomatisch bedingten Beschwerden zu, die eines ganzheitlichen Behandlungsansatzes bedürfen. Um ausgezeichnete Behandlungsergebnisse zu erreichen, werden die *Panchakarma*-Therapien in drei Phasen eingeteilt und durchgeführt, denn es handelt

Allgemeine Indikationen für eine *Panchakarma*-Behandlung

- Dermatitis (entzündliche Hautreaktion), Psoriasis (Schuppenflechte), Urtikaria (Nesselsucht), Akne und Vitiligo (Weißfleckenkrankheit)
- Asthma, Bronchitis, Rhinitis (Nasenschleimhautentzündung), Sinusitis (Nasennebenhöhlenentzündung), Pharyngitis (Rachenentzündung), Tonsillitis (Mandelentzündung)
- Bluthochdruck, ischämische Herzerkrankungen (schlechte Durchblutung des Herzens)
- Gastritis (Magenschleimhautentzündung), Magengeschwüre, Malabsorption (mangelhafte Verdauung), Colitis ulcerosa (chronische Entzündung des Dickdarms)
- Arthrose, rheumatoide Arthritis (entzündliche Erkrankung der Gelenke) und andere Beschwerden des Bewegungsapparats wie Morbus Bechterew oder Ischiassyndrom
- Komplikationen von Diabetes mellitus (die sogenannte Zuckerkrankheit)
- Mildes bis mittleres Nierenversagen, Nieren- oder Blasensteinleiden, Infektionen des Harntrakts, benigne Prostatahypertrophie (gutartige Vergrößerung der Prostata)
- Migräne, Schwäche des Nervensystems

sich hier um mehr als gewöhnliches Erbrechen, Abführen oder um Einläufe.

Entgegen der falschen Vorstellung, in den ausleitenden Therapien würde ausschließlich der Gastrointestinaltrakt gereinigt, ist *Panchakarma* in der Lage, mit einem sehr durchdachten, klaren Konzept von Vorbereitungen, Ausleitungen und Nachbehandlungen den gesamten Körper und rückkoppelnd auch den Geist nachhaltig auf ganzer Ebene zu erneuern. Aus diesem Grund kann *Panchakarma* zu Recht als die »Intelligenz des Ayurveda« betrachtet werden.

Eine *Panchakarma*-Kur sollte zwischen zwölf Tagen und sechs Wochen dauern. Sie dient sowohl der Gesundheitserhaltung als auch der Krankheitsbehandlung. Je schlimmer und länger anhaltend die Beschwerden bereits sind, desto länger und umfassender müssen die kurativen Behandlungen sein bzw. wiederholt werden. Auch als Vorbereitung auf eine *Rasayana*- oder *Vajikarana*-Kur sowie für eine geplante Empfängnis gesunder Kinder ist eine grundlegende Reinigung durch *Panchakarma* als sehr effektiv anzusehen. Zur Behandlung von Erkrankungen können einzelne *Karmas* isoliert oder eingebunden in das *Panchakarma*-Konzept eingesetzt werden.

Die Unterteilung des *Panchakarma* erfolgt in die Vorbereitungsphase *(Purvakarma)*, die Hauptphase *(Pradhanakarma)* und die Aufbauphase *(Pashchatkarma)*. In jeder Behandlungsphase sollten größte Sorgfalt angewendet und alle Prozeduren auf den individuellen Zustand des Patienten abgestimmt werden.

Die Vorbereitungsphase beinhaltet die Untersuchung des Patienten auf Eignung für die einzelnen Ausleitungsverfahren *(Karmas)* sowie die Beurteilung seiner Krankheit. Bei Vorhandensein von *Ama* wird die Kur mit einer leichten Diät, Fasten und *Agni*-Anregung begonnen *(Langhana, Pacana)*. Hat sich kein *Ama* im Körper manifestiert, so kann direkt mit der inneren und äußeren Ölung begonnen werden. Während der Vorbereitungsphase nimmt der Patient als innere Ölung am Morgen eine täglich gesteigerte Menge flüssiges Ghee zu sich und erhält als äußere Ölung Ölmassagen und Schwitzbäder. All dies dient dem Erweichen und Auflösen der Verbindungen von angesammelten *Doshas* aus den *Dhatus* und *Srotas* sowie der Mobilisation und dem Rücktransport der drei *Doshas* in den inneren Verdauungstrakt.

Die Hauptphase In den Hauptbehandlungen der *Panchakarma*-Therapie, *Pradhanakarma*, werden die *Doshas* – genauer die Substanzen, die im Körper ein *Dosha* förderndes Milieu erzeugen – aus dem Körper eliminiert. Mithilfe der wirkungsvollen Ausleitungsverfahren *(Karmas)* werden alle aus den Geweben gelösten Störfaktoren ausgeleitet. Begleitet werden die einzelnen Reinigungstechniken von einer speziellen Fastenkost, bestehend aus Reis, Mungbohnen oder Getreideflocken. Vor jeder großen *Panchakarma*-Anwendung, wie z.B. *Vamana* (Erbrechen) und *Virechana* (Abführen) werden ayurvedische Ölmassagen *(Snehana)* und Schwitzkuren *(Svedana)* als Vorbehandlungen durchgeführt. Diese werden jedoch auch als unabhängige Therapien bei verschiedenen Krankheiten eingesetzt. Dann folgen die eigentlichen Ausleitungsverfahren, die *Karmas*.

Die Anschlussphase Nach den eigentlichen Ausleitungsverfahren und *Panchakarma*-Therapien dient die letzte Kurphase dem Kostaufbau und der Regeneration von Körper und Geist. Eine leicht verdauliche und energiereiche Ernährung, die die *Dhatus* wieder stärkt und aufbaut, spezielle Heilkräuter und Medikamente sowie spezielle Ölbehandlungen, Massagen und manuelle Therapien schenken neue Kraft, Gesundheit und Stabilität. Die medikamentöse Behandlung erfolgt im ayurvedischen Behandlungskonzept immer erst nach den ausleitenden *Samshodanam*-Behandlungen, das heißt als Aufbau nach erfolgreicher Durchführung der ersten und zweiten Kurphase.

Unsere Nahrung als Heilmittel

Nahrung ist Energie und Energie ist Lebenskraft. Ist die Nahrung des Menschen einseitig, denaturiert oder mineralstoffarm, so ist dies die Ursache für Krankheiten und Beschwerden vielfältigster Art. Frische Gemüsearten, Salate und Früchte, vollwertige Getreide, Hülsenfrüchte, Nüsse, Ghee und Milch sind die Grundbausteine in der ayurvedischen Ernährungstherapie. Sie werden in den klassischen Schriften des *Charaka, Susrutha* und *Vagbhata* in ihrer Wirkung für den täglichen und therapeutischen Einsatz sehr genau beschrieben. Dabei basiert die Heilkraft eines Nahrungsmittels auf seiner spezifischen Wirkung für die *Doshas* und das *Agni*. Der Geschmack *(Rasa)* und die Eigenschaften *(Guna)* der Nahrungsmittel entscheiden über die Menge und Darreichungsform im therapeutischen Einsatz. Als weitere aktive Prinzipien sind die Potenz *(Virya)*, der Effekt nach der Verdauung *(Vipaka)*, Wirkung *(Karma)* und spezielle, nicht direkt erklärbare Wirkungsweisen *(Prabhava)* sehr wichtig für die ayurvedische Heilkost sowie in der Pharmakologie und Pharmazie.

Energetik von Heilpflanzen

Rasa Geschmack (direkte Wahrnehmung)

Guna Eigenschaft, Qualität

Virya thermische Potenz

Vipaka systemischer Effekt nach der Verdauung

Prabhava spezifischer Effekt auf Körper oder Geist (nicht durch *Rasa, Guna, Vipaka, Virya* erklärbar)

Karma Effekt, Wirkung

Entsprechend der *Dosha*-Qualität basiert eine gesunde und im Krankheitsfall heilsame Ayurveda-Diät auf Nahrungsmitteln, die entsprechend ihrer Qualitäten von *Rasa, Guna, Virya* und *Vipaka* ausgewählt wurden:

Vata sollte Speisen mit süßem, saurem und salzigem Geschmack sowie warmen, öligen, nährenden und leicht verdaulichen Eigenschaften bevorzugen.

Pitta sollte Speisen mit süßem, bitterem und herbem Geschmack sowie kühlenden, trockenen und sättigenden Eigenschaften bevorzugen. *Kapha* sollte Speisen mit scharfem, bitterem und herbem Geschmack sowie leichten, trockenen und erhitzenden Eigenschaften bevorzugen.

Die ayurvedische Ernährungstherapie basiert auf dem Wissen um die Heilkraft der Kräuter, Gewürze und Nahrungsmittel. Damit unterscheiden sich die Prioritäten der Alltagsernährung und der Diätetik: Die allgemeinen Ayurveda-Ernährungsregeln (siehe Seite 76 f.) sind eher breit gefächert angelegt und dienen dem harmonischen Ausgleich der *Doshas* und des *Agnis* entsprechend den Natur- und Lebenszyklen. Die Ernährungstherapie hingegen funktioniert nach Prinzipien der Ayurveda-Pflanzenheilkunde. Dabei werden Nahrungsmittel und Gewürze ganz gezielt gemäß ihren Eigenschaften, Verdauungsqualitäten und Heilwirkungen auf die Beschwerdebilder und Therapieprozesse abstimmt.

Die Klassiker des Ayurveda nennen einen wichtigen Grund, warum *Dravyaguna* (das Wissen um die phytotherapeutischen und pharmakologischen Prinzipien) für Fachleute unumgänglich ist: »Wenn Nahrungsmittel mit gegensätzlichen Qualitäten kombiniert werden, dann wird die stärkere über die schwächere siegen. So kommt es auch, dass der Geschmack nach der Verdauung *(Vipaka)* die Wirkung von Geschmack *(Rasa)* annulliert, die Potenz *(Virya)* sowohl den Geschmack wie auch die Wirkung nach der Verdauung *(Rasa* und *Vipaka)* überdeckt und die spezifische Wirkung *(Prabhava)* aller anderen ausschaltet.«

Mit ayurvedischem Wissen und Gespür kann jede Pflanze und jedes Nahrungsmittel als Heilmittel verwendet werden. In Kapitel 27 des klassischen Ayurveda-Lehrbuchs von *Charaka,* der *Charaka Samhita* im Abschnitt *Sutrasthana,* werden Nahrungsmittel und Getränke in Gruppen eingeteilt und beschrieben.

- *Shukadhanya* Samen-/Getreidekörner mit Haaren bzw. Stacheln (Vers 8 f.)
- *Shamidhanya* Hülsenfrüchte (Vers 23 f.)
- *Mamsa* Fleisch (Vers 35 f.)
- *Madya* Weine (Vers 179 f.)
- *Ambu* Wasser (Vers 196 f.)
- *Gorasa* Milch, Milchprodukte (Vers 217 f.)
- *Ikshuvikara* Zuckerrohrprodukte/ Süßungsmittel (Vers 236 f.)
- *Krtanna* Nahrungszubereitungen (Vers 250 f.)
- *Aharayogin* Zusätzliche Nahrungsmittel (Vers 286)

Eine ausführliche Erläuterung der Wirkprinzipien und der therapeutischen Verwendungsmöglichkeiten siehe Seite 126 ff.

Gewusst wie und was

Damit wir unsere Nahrungsmittel als Heilmittel einsetzen können, bedarf es eines umfassenden Wissens um deren Wirkungsweisen und individuelle Einsatzmöglichkeiten in Bezug auf die verschiedenen Beschwerdebilder. Wie ein Mosaik setzen wir die unterschiedlichen Aspekte zu einem harmonischen Bild zusammen. Damit die Diätetik auch den Anspruch der ayurvedischen Medizin erfüllt, werden auch die sinnlichen und kulinarischen Aspekte in die Ernährungstherapie eingebunden. Gesundes Essen soll nicht nur die Krankheitsfaktoren bekämpfen, sondern auch gut schmecken und alle Sinne befriedigen. Ohne Kochkunst ist im Ayurveda keine ganzheitliche Heilkunst möglich.

Anwendung in der Küche

Die ayurvedische Heilkost kann sowohl

- als Diät in einer *Panchakarma*-Kur sowie
- als eigenständige Schonkost zur sanften Reinigung angewendet werden.

Entsprechend den unterschiedlichen Krankheitsbildern reguliert sie die *Doshas* und verfolgt das Ziel der Beseitigung von Krankheitsursachen wie Übersäuerung, *Srota*-Blockaden oder Immunschwäche. Sie unterscheidet sich von der »normalen« ayurvedischen Küche dadurch, dass alle intensiven Reize vermieden werden und der Ernährungsschwerpunkt auf der Ausleitung und Harmonisierung des Körpers liegt.

Bei einer reinigenden Schonkost ist es unerlässlich, einige schwer verdauliche oder reizende Nahrungsmittel zu meiden. So ist beispielsweise vom Genuss aller sauren Speisen wie Zitrusfrüchte, Tomaten, Milchprodukte und Essig abzuraten, und auch Fleisch, Fisch, Eier, Sahne oder Käse gehören keinesfalls auf den Speiseplan während einer kurativen Ayurveda-Diät. Sehr scharfe und anregende Gewürze wie Chili, Knoblauch, Zwiebeln und Pfeffer stören das energetische Gleichgewicht und den inneren Frieden. Auf sie verzichten wir ebenfalls in der ayurvedischen Schonkost.

Die ayurvedische Heilkost empfiehlt vor allem süße, bittere und leicht verdauliche Gemüsearten wie Fenchel, Gurken, Kürbisse, Möhren, Pastinaken, Rote Bete und Zucchini. Blattgemüse und etwas schwerere Gemüse wie Auberginen, Paprikaschoten, Bohnen sind (in kleinen Mengen) bedingt erlaubt.

Darüber hinaus können leicht verdauliches Getreide und Getreideprodukte wie Reis, Gerste oder Couscous und Polenta gegessen werden. Reis ist aber sicherlich das wichtigste und am besten verträgliche Getreide während einer Entlastungsdiät. Wir bevorzugen in diesem Fall den Basmatireis, da dieser sehr sanft wirkt und so gut wie keine Verdauungskraft benötigt.

Empfehlungen der kurativen Ayurveda-Küche

Empfehlenswerte Nahrungsmittel für alle

Sehr gut verträglich sind: Fenchel, Gurken, Kartoffeln, Kürbisse, Möhren, Pastinaken, Rote Bete, Süßkartoffeln, Zucchini, Mungbohnen, Gerste, Hirse, Polenta (aus Mais), Quinoa, Reis, Weizen (speziell Bulgur und Couscous), Ghee, Honig, Milch, gedünstete Früchte.

Nur bedingt empfehlenswerte Gemüse, je nach Beschwerdebild

Individuell verträglich, je nach Konstitution und Beschwerden, sind: Artischocken, Auberginen, Blumenkohl, grüne Bohnen, Chicorée, Mangold, Okras, Sellerie, grüner Spargel, Spinat, frische Früchte (süß), Nüsse, Samen, Trockenfrüchte.

Nicht empfehlenswerte Nahrungsmittel

Gemieden werden müssen:

- saure Früchte, Zitrusfrüchte, Tomaten, Rhabarber, Ananas, Essig
- Fisch, Fleisch, Eier, Milchprodukte, Käse und andere Milchprodukte
- Kohl, Pilze, rohe Zwiebeln, Knoblauch, Sahne, zu viel Öl
- Salat, Rohkost, scharfe Gewürze

Wichtig zu beachten bei der Anwendung ist es, den Reis gut zu wässern und zu waschen, um ihn von Schadstoffen, insbesondere Arsen, zu befreien. Als Hülsenfrüchte sind nur die geschälte Mungbohne und der geschälte *Urad-Dal* erlaubt, da sie keine *Vata*-erhöhenden Faktoren enthalten. Ansonsten dürfen die entgiftenden Speisen noch mit Ghee und milden, das *Agni* anregenden Gewürzen wie Ingwer, Koriander, Kurkuma und Kreuzkümmel geschmacklich verfeinert werden.

Alle Speisen sollten gut gekocht und saftig zubereitet werden. Kalte Speisen und Getränke werden gemieden, ebenso schwere Vollkornprodukte und alle fettigen Substanzen außer Ghee. Je leichter ein Gericht zu verdauen ist, umso mehr Energie kann der Organismus daraus gewinnen. Dafür ist aber auch die Menge der aufgenommenen Nahrung entscheidend, und eine der wichtigsten Regeln der Diätetik lautet, nur kleine Portionen zu essen. Diese gezielte Diät und Reduktionskost ist die beste Methode, um Toxine und Schlacken aus dem Körper zu vertreiben und das Verdauungssystem zu optimieren. Krankheiten aller Art können mit der richtigen Ernährung ausgeglichen und gelindert werden. So ist eine individuelle Ernährungstherapie ein wichtiges Instrument der ayurvedischen Medizin.

Ernährungstipps bei Verdauungsbeschwerden

Ergänzend zu den allgemeinen Empfehlungen und Regeln der ayurvedischen Heilkost gibt die Ayurveda-Medizin auch ganz spezielle Diättipps, um die Verdauungskraft zu stärken. Selbstverständlich kennt Ayurveda nicht nur die aufgeführten Ernährungsempfehlungen für die aufgeführten Störungen, sondern auch viele weiterführende Heilmethoden für unzählige weitere Krankheitsbilder. Die hier genannten Empfehlungen sind lediglich ein kleiner Ausschnitt und ersetzen keine individuelle Konsultation oder medizinisch begleitete Therapie.

Appetitlosigkeit Wer unter Appetitlosigkeit leidet, der kann mit allen *Agni*-anregenden Gewürzen der ayurvedischen Küche seinen Stoffwechsel verbessern. Besonders gut sind Ingwer, Koriander und alle bitteren Kräuter. Eine hervorragende Wirkung haben frische Ingwerstreifen, die mit etwas Steinsalz und Zitronensaft beträufelt werden und vor der Mahlzeit eingenommen werden.

- Oftmals leiden Menschen nicht nur unter Appetitlosigkeit, sondern auch an den daraus folgenden Verdauungs- und Stoffwechselstörungen. Hier hilft die Einnahme von 1 Teelöffel Aloe-vera-Saft sowie 1 Teelöffel *Ashwagandha* mit ½ Teelöffel Honig in heißer Milch zum täglichen Frühstück.

Blähungen zeigen an, dass sich zu viel Wind im Verdauungstrakt angesammelt hat, was typisch ist für einen *Vata*-Überschuss. So bilden alle *Vata*-reduzierenden Ernährungs- und Gesundheitsempfehlungen die wichtigste Grundlage, um Blähungen zu vermeiden bzw. zu beseitigen. Da das Verdauungsfeuer *(Agni)* recht schwach ist, sollte der Verzehr von stark gebratenen Dingen, übermäßig viel Hülsenfrüchten, Hirse, Paprikaschoten, Kohl und Pilzen vermieden werden. Stattdessen sollten Naturjoghurt und Gewürze wie Fenchel, *Ajwain*, Koriander, Nelke, Muskatnuss, Ingwer und Kardamom den Speiseplan bereichern. Einläufe *(Bastis)* mit 40 Millilitern Sesamöl reduzieren das angesammelte *Vata* im Unterleib.

- Sehr hilfreich ist die Einnahme von *Hingvashtaka Churna* (siehe Seite 64) in einer Dosis von 2 bis 3 Gramm mit etwas Ghee vor den Mahlzeiten.

Darmsanierung Nach der Einnahme von Antibiotika oder Pilzbefall im Darm suchen viele Patienten nach einer Möglichkeit der Darmsanierung. Eine bewährte Rezeptur zur Verbesserung des Mikrobioms und der Darmschleimhaut ist die ayurvedische Buttermilch *(Takra)*: Hierzu einfach 1 Teil Naturjoghurt und 4 Teile Wasser mit 1 Messerspitze Kreuzkümmel und

1 Prise Steinsalz im Mixer verquirlen und sofort trinken.

Durchfall Viele Menschen, die an einem zu hohen *Pitta* leiden, neigen zu Durchfall (Diarrhö). Dies muss nicht immer krankhaft sein. Doch um dem großen Energie- und Nährstoffverlust bei Durchfall entgegenzuwirken, sollte die Verdauung etwas reguliert werden. Hierbei ist es sehr empfehlenswert:

- alle schweren, sauren und öligen Nahrungsmittel wie gebratene, frittierte Speisen oder Nüsse sowie scharfe Gewürze, heiße Bäder, anstrengende Körperübungen, anregende Massagen, übermäßige Sonne und Hitze zu meiden.
- Im Allgemeinen sind Reis-Suppe oder gerösteter Reis, Äpfel, Bananen, Granatäpfel, Joghurt, Kreuzkümmel, *Masur* (rote Linsen), Mungbohnen und Ziegenmilch zur Linderung bestens geeignet.
- Ein typischer Diätvorschlag des Ayurveda lautet: am Morgen 2 gedünstete Äpfel mit etwas Ghee, 1 Messerspitze Kardamom und 1 Prise Muskatnuss essen und mittags etwas Joghurt und Ingwer in den gekochten Reis einrühren.
- In akuten Fällen kann die Einnahme von 1 Teelöffel Fenchelpulver, 1 Teelöffel Muskatnusspulver und ½ Teelöffel Ingwerpulver, mit etwas Wasser vermischt und 2-mal täglich in kleinen Schlucken getrunken, den Durchfall stoppen.
- Mangosamen, in einer Dosis von 1 Gramm, 2- bis 3-mal täglich, helfen ebenfalls, um den Durchfall zu kontrollieren. Das Pulver gibt es als Gewürz in Asia-Läden und Ayurveda-Versandläden.

Magenschleimhautentzündung Der Magen gehört zu den sauersten Organen des Körpers, und alle Beschwerden dieses wichtigen Verdauungsorgans werden durch ein erhöhtes *Pitta* verursacht. Oft liegt der Auslöser im übermäßigen Genuss von *Pitta*-erhöhenden Speisen wie Zitrusfrüchten, Fleisch, Alkohol, Kaffee und weißem Zucker sowie in innerer Anspannung und Aggressionen. Manchmal führen auch *Vata*-Ansammlungen zu einer Erhöhung von *Pitta*. Aus diesem Grunde sollten alle *Pitta*- und *Vata*-provozierenden Faktoren gemieden werden und Meditation oder andere Entspannungsmaßnahmen im Tagesplan ihren festen Platz finden.

Empfehlenswerte Nahrungsmittel sind Bananen, frische Butter, Gerste, Ghee, süße Granatäpfel, Kokosnüsse, Kürbisse, Mangos, Milch, Mungbohnen, Weizen, Zucchini, Weintrauben und andere süße Früchte. Geeignete Gewürze sind Fenchel, Gewürznelken, Ingwer, Koriander, Kreuzkümmel und Steinsalz.

Zu meidende Nahrungsmittel sind neben den zuvor genannten Säurebildnern auch Auberginen, gebratene Nahrungsmittel, Joghurt, Schafsmilch, Sesamsamen, starke Gewürze wie Pfeffer und Chili sowie *Urad*-Bohnen.

- Linderung ermöglicht die Einnahme einer Mischung aus Fenchel, Gewürznelken, Kandiszucker, Kardamom, Koriandersamen und gemahlenen Rosenblüten (zu gleichen Teilen) in einer Dosis von 2 Gramm, 2- bis 3-mal täglich in ½ Glas lauwarmem Wasser getrunken.
- Zusätzlich sollte ein *Shatavari*-Pulver (Spargelwurzel) in einer Dosis von 3 Gramm, 2-mal täglich, morgens und abends, mit gekochter Milch eingenommen werden.
- Eine gute Linderung verschafft auch eine Mischung aus je 1 Messerspitze *Amalaki*, Süßholz und *Guduchi*, 2- bis 3-mal täglich mit ¼ Teelöffel Honig oder einem Schluck Wasser eingenommen.

Mundschleimhautentzündung Wie bei allen Arten von Entzündungen ist auch bei der Entzündung von Mundschleimhaut oder Zahnfleisch *Pitta* der hauptverursachende Faktor.

Daher sollten alle Maßnahmen zur Besänftigung von *Pitta* unternommen werden.

- Besonders wirkungsvoll sind das Weglassen aller sauren Speisen und das Ölziehen *(Gandusha)* mit Jasminöl. Falls Sie kein Jasminöl zur Verfügung haben, so können Sie auch 2 Esslöffel Ghee mit ½ Teelöffel Kurkuma erhitzen und damit den Mund ausspülen.

Der Verzehr von bitteren Gemüsearten wie Artischocken, Blattsalaten, Chicorée, Mangold und Spinat ist sehr wohltuend.

Bei Zahnfleischentzündung sollte das Zahnfleisch zudem noch mit einer Mischung aus Kurkuma und *Amalaki* (zu gleichen Teilen) oder Jasminöl an den betroffenen Stellen massiert werden.

Reizdarm Die Ursache eines Reizdarms finden wir vor allem in unregelmäßigen Ernährungsgewohnheiten, dem Verzehr ungesunder und schwerer Nahrungsmittel sowie emotionaler und mentaler Anspannung. All dies lässt *Vata* und *Kapha* aus dem Gleichgewicht geraten und belastet die Verdauungsorgane.

Betroffene Patienten sollten alle *Vata*- und *Kapha*-erhöhenden Faktoren vermeiden, Meditation praktizieren und regelmäßig Joghurt, Reis-Dal-Suppe *(Khichari)*, Äpfel, Bananen, Granatäpfel und Papayas zu sich nehmen. Starke Gewürze wie Chili und Pfeffer sollten gemieden werden, milde Gewürze sind in diesem Zustand jedoch vorteilhaft.

Sodbrennen kann direkt durch das Lutschen einer Kardamomkapsel oder an einem Stück geschälter roher Kartoffel gelindert werden. Die regelmäßige Einnahme von Aloe vera und das Vermeiden aller *Pitta*-erhöhenden Nahrungsmittel ist ebenfalls sehr hilfreich.

Übelkeit Kardamom und Ingwer sind im Ayurveda die wichtigsten Gewürze gegen Übelkeit. Gerne werden diese auch als Zutaten eines dünnen Reisschleims verarbeitet. Für den Reisschleim 200 Milliliter Wasser erhitzen, 1 Esslöffel Reisflocken zufügen und 4–5 Minuten köcheln lassen. Dann ½ Teelöffel Kardamom zufügen, nochmals kurz aufkochen und auf eine lauwarme Temperatur abkühlen lassen.

Eine weitere Empfehlung ist das Praktizieren von Yogaübungen im Liegen sowie die sanfte Bauchatmung.

Übelkeit und Erbrechen ist oft eine Problematik der nach oben gerichteten *Vata*-Energie *(Udhana-Vata)*. Um diese zu harmonisieren, sind das Trinken von 1 Glas warmem Wasser mit 1 Spritzer Zitronensaft und 1 Messerspitze Kardamom und der Genuss von 10 über Nacht eingeweichten Mandeln zum Frühstück sehr wirkungsvoll. Ebenso wird empfohlen, mehrmals am Tag etwas Fruchtsaft oder Milch in kleinen Schlucken einzunehmen.

Gegen den Brechreiz bzw. das Erbrechen hilft das Kauen von Gewürznelken oder Kardamomsamen. Wem es beim Autofahren schlecht wird, kann dies ja mal probieren.

Übersäuerung siehe das Stichwort Magenschleimhautentzündung.

Verstopfung Um Verstopfung zu vermeiden, sollten alle *Vata*-erhöhenden Nahrungsmittel und Lebensgewohnheiten so weit wie möglich reduziert werden. Der regelmäßige Genuss von eingeweichten Trockenfrüchten wie Rosinen, Aprikosen und Pflaumen und genügend Flüssigkeit (Wasser oder Kräutertee) machen den Stuhl weich und geschmeidig. Zusätzlich hilft die Einnahme von *Triphala* (Ayurveda-Kräutermischung) in einer Dosis von 4 bis 5 Gramm mit heißem Wasser abends vor dem Schlafengehen.

Essen im Einklang mit der Natur

Im alten Indien wurde die Natur mit ihren Pflanzen und Früchten und deren Wirkung auf den Menschen sehr genau beobachtet und studiert. Mit jeder Mahlzeit nehmen wir die Elemente zu uns, die durch den Verdauungsprozess von *Agni* zu *Doshas* und *Dhatus* werden. Damit bestimmen wir mit den Eigenschaften der Nahrung mit jeder Mahlzeit über den Status unserer körperlichen und psychischen Gesundheit.

Um den Alltag mit einer gesunden und dem eigenen Konstitutionstyp angemessenen Ernährung auf positive Weise zu bereichern, baut Ayurveda auf die vier Säulen der Diätetik:

Die Auswahl der Nahrung bestimmt über die Wirkung des Essens. Jedes Nahrungsmittel unterscheidet sich durch Geschmack, Eigenschaften und spezielle Heilqualitäten. Für ein ausgewogenes Menü werden nun all die Früchte, Gemüse, Getreide usw. ausgewählt, die der *Dosha*-Balance besonders zuträglich sind. Dies bedeutet in der Praxis, dass wir zum Beispiel im kalten *Vata*-Winter bevorzugt süße, schwere und wärmende Nahrungsmittel essen sollten. In der typgerechten Ernährung werden übergewichtige *Kapha*-Typen grundsätzlich dazu angehalten, bittere Blattgemüse den erdigen Wurzelgemüsen vorzuziehen. Ebenso ist es *Pitta*-Typen anzuraten, saure Früchte wegzulassen.

Die Zubereitung der Nahrung ist die nächste Säule, die über die Wirkung der Nahrung bestimmt. Je nach Rezept, nach dem die Speisen zubereitet werden, können sich die Eigenschaften von Nahrung noch verändern. So ist der gekochte und pürierte Kartoffelbrei leichter verdaulich als die frittierten Pommes frites. Auch Gewürze haben einen Einfluss auf Geschmack und Verträglichkeit, sie sind das i-Tüpfelchen, denn durch ihre Zugabe kann die Wirkung der Nahrung verändert werden.

Die Zusammenstellung des Menüs ist ebenfalls wichtig, um das Essen und den Esser optimal aufeinander abzustimmen. Denn auch wenn beispielsweise innerhalb einer Familie alle dasselbe Mittagessen zu sich nehmen, so kann es durch die individuelle Auswahl der einzelnen Menükomponenten typgerecht variiert werden: *Vata* beginnt mit einer Suppe, *Pitta* nimmt sich eine große Portion Salat, und *Kapha* lässt den Nachtisch weg. Auch ob wir in einer Mahlzeit alle Nahrungsbausteine zusammen essen oder sie trennen, wie z.B. bei Low Carb, ist wichtig, wenn es darum geht, ob der anabolische, gewichtsvermehrende oder der katabolische, gewichtsreduzierende Gewebestoffwechsel angeregt werden soll.

Die Gestaltung des Speiseplans entscheidet darüber, *wann* wir *was* essen. Und dies ist im Ayurveda ein wichtiges Kriterium für die Verträglichkeit. Gemäß der natürlichen Chronobiologie des Stoffwechsels entscheidet die Uhrzeit darüber, ob wir unsere Mahlzeit gut oder schlecht verdauen können. Ob wir also am frühen Morgen einen Obstsalat mit Joghurt frühstücken oder dies zum Brunch nehmen, ob wir mittags oder abends einen großen Salat essen – all dies entscheidet über unsere Gesundheit.

Ayurvedische Betrachtung der Nahrungsmittel

»Ayurveda ist nicht kompliziert, aber komplex«, so lautet die Aussage vieler Ayurveda-Ärzte, wenn es um die Ernährung geht. Und tatsächlich offenbaren sich beim intensiveren Studium der ayurvedischen Ernährungslehre immer mehr Facetten, die aufzeigen, auf wie vielen Ebenen uns das tägliche Essverhalten beeinflusst.

Die Basis von alledem ist das Wissen um die Wirkung der Nahrung. Doch anders als in der modernen Nahrungsmittelkunde, in der vor allem die Inhaltsstoffe wie Proteine, Vitamine, Mineralstoffe usw. untersucht werden, analysiert Ayurveda die Wirkung der Nahrung anhand ihrer Wirkung auf die *Doshas* nach der Verstoffwechslung durch *Agni*.

Dazu beschreibt die klassische Ayurveda-Literatur einige »typische« Ayurveda-Nahrungsmittel und Gewürze mit ihren Eigenschaften und Wirkungsweisen. Diese Beschreibungen sind seit Jahrhunderten unverändert und dienen bis heute als Grundlage der Ayurveda-Diätetik. Anhand von Geschmack *(Rasa)* und Eigenschaften *(Guna)* werden die Effekte der Nahrungsmittel auf die *Doshas* und das *Agni* abgeleitet und darüber bestimmt, was für die entsprechende Konstitution geeignet ist und was nicht. Die folgenden Aufzählungen beschreiben die verschiedenen Nahrungsmittelgruppen und ausgewählte »Lieblingsspeisen« der ayurvedischen Alltagsernährung und Heilkost.

Getreide

Alle Getreidearten sind generell süß, nährend und stärkend. Sie wärmen den Körper und liefern ihm leicht verwertbare Brennstoffe. Zusammen mit Hülsenfrüchten sind sie Grundnahrungsmittel im Ayurveda und können von allen Konstitutionstypen gegessen werden. Die klassische Ayurveda-Küche bevorzugt den Reis, der in vielen Variationen verzehrt wird. Doch auch die anderen Getreidearten wie Hirse, Gerste oder Weizen werden im Ayurveda gerne gegessen. Während Reis die typische Beilage zu einem vollwertigen Mittagsmenü darstellt, werden zum Frühstück oder Abendessen gerne Amaranth, Hirse, Gerste oder Weizen in Form von Brei, Brot, Pancakes oder anderen Zubereitungen, wie Risotto, verzehrt.

Gerste (lat. *Hordeum vulgare*) ist trocken, kalt und leicht; süß und zusammenziehend; erhöht *Vata*, verringert *Kapha*; ist harntreibend, hilfreich bei Nierenschwäche, generell sehr gut für *Kapha*-Zustände. Ein wässeriger Gerstenbrei hilft bei Fieber, Blasenentzündung, Reizungen der Schleimhäute. Gerste ist die ideale Nahrung bei Diabetes und chronischen Hautkrankheiten. Gerstenmehl, das mit *Amla*-Fruchtpulver vermischt wird, ist die beste Medizin bei Fettleibigkeit. Wenn Sie also abnehmen möchten, sollte Sie in Ihrer Diät als Getreide viel Gerste

Im Sinne des Ayurveda wirksame Nahrungsmittel und Gewürze

Nahrungsmittel/Gewürze	Wirkung (Karma) nach dem Ayurveda
Amla, Guduchi	Geweberegenerierend *(Rasayana)*, fördert die Gesundheit und den optimalen Nähr- und Funktionszustand aller Gewebe
Kokosnuss	Anabolisch *(Brimhanya)*, baut Gewebemasse auf, vermehrt *Kapha*
Kichererbsen, Gerste	Trocknet die Gewebe *(Rukshana)*, reduziert den Fett- und Flüssigkeitsgehalt des Körpers, ist hilfreich bei vermehrten fettigen Absonderungen, Verschleimung, Ödemen und Adipositas
Rosenblüten, Süßholz	Brennreduzierend *(Daha-Prashamana)*, hilfreich bei allen Erkrankungen, die mit »Brennen« einhergehen, wie z. B. Sodbrennen (Gastritis), Harnwegsinfekte, brennende Hauterscheinungen (Dermatitis), brennende Augen, Hitzewallungen
Käse, Joghurt, sehr fettige und saure Nahrungsmittel	*Srotas* blockierend *(Bhisyandi)*, wichtige negative Wirkung, die einigen Nahrungsmitteln eigen ist und verschiedene Krankheiten verursacht, da sämtliche Transportprozesse behindert werden
Dillsamen, Kreuzkümmel	Den *Vata*-Fluss regulierend *(Anulomana)*, wichtiges Therapiekonzept des Ayurveda, um eine Fehlregulation der *Vata*-Bewegung wie Störungen der Peristaltik und sämtliche Spasmen vegetativ gesteuerter Muskulatur auszugleichen
Pippali, Ingwer	*Ama*-auskochend *(Amapacaca)*, regt das *Agni* auf verschiedenen Stoffwechselebenen an, wodurch Stoffwechselzwischenprodukte *(Ama)* in eine ausscheidungsfähige Form umgewandelt werden
Kurkuma	Blutreinigend *(Raktashodana)*, reinigt das *Rakta-Dhatu* und ist hilfreich bei Hautkrankheiten, Gicht, Abszessen, Milz- und Leberleiden
Ghee, Kurkuma, Safran	Antitoxisch *(Vishaghna)*, unterstützt Abbau und Ausscheidung von toxischen Substanzen aus dem Körper; z. B. hilfreich bei starker Exposition gegenüber Umwelt-, Genuss- oder Nahrungsmittelgiften sowie nach Chemotherapie oder Vergiftungen
Süßholz, Ingwer	Gut für die Stimme *(Svarya)*
Zimt	Schleimlösend *(Cedana)*
Pippali, Nelke, Ingwer, Zimt	Hustenlindernd *(Kasahara)*

verwenden. Weitere trockene und leichte Getreide sind auch Hirse, Mais und Amaranth. Diese sind in der *Charaka Samhita* zwar nicht ausführlich beschrieben, dienen aber ebenfalls dem *Kapha*-Abbau.

Hafer (lat. *Avena sativa*) ist nerventonisch, nährend, antidepressiv, cholesterinsenkend und wird als Gegenmittel bei Alkohol- oder Drogenvergiftung eingesetzt. Er verringert *Vata* und *Pitta*. Auf *Kapha* wirkt er erhöhend.

Reis (lat. *Oryza sativa*) ist feucht, ölig und kalt. Er besitzt einen süßen Geschmack und verringert *Vata* und *Pitta*. Roter Reis wie Camargue-Reis verringert auch *Kapha*. Für den Küchenalltag stehen uns viele Reissorten zur Verfügung. Grundsätzlich gilt: Der Reis sollte mindestens ein Jahr zuvor geerntet worden sein und immer gut gewaschen und in genügend Wasser weich gekocht werden. Der bei uns erhältliche Reis ist normalerweise immer einige Monate alt, und nur in den Anbauländern kommen wir in Gefahr, zu frischen Reis zu verzehren. Wer auf Nummer sicher gehen möchte, der kann auch einen Sack Reis auf Vorrat kaufen und im Keller einlagern.

Weizen (lat. *Triticum aestivum*) ist schwer, feucht/ölig und kalt, hat einen süßen Geschmack und verringert *Vata*. Junger Weizen kann *Kapha* erhöhen. Generell gehört Weizen zur nährenden und aphrodisierenden Aufbaukost, seine Eigenschaften sind dem des Dinkels sehr ähnlich. Entsprechend den heutigen Ernährungsgewohnheiten wird Weizen auf vielerlei Weisen weiterverarbeitet und verwendet: als Bulgur, Couscous, Grieß oder Pasta. Gerade Bulgur und Couscous werden in der ayurvedischen Ernährung aufgrund ihrer leichten Verdaulichkeit sehr geschätzt und variantenreich zubereitet.

Hülsenfrüchte

Im Ayurveda werden die verschiedenen Linsen- und Bohnengerichte als »*Dal*« bezeichnet (*Dal*, zuweilen auch *Dhal* geschrieben, heißt allgemein »Hülsenfrucht«) und als Beilage zu Reis und Gemüse gereicht. Zusammen mit Nüssen und Milchprodukten zählen sie zu den Grundnahrungsmitteln der täglichen Ernährung speziell für Vegetarier und Veganer.

Über Hülsenfrüchte erhalten wir die ideale Zufuhr an Aufbaustoffen und Eiweißen. Zusammen mit Reis oder anderen Getreiden versorgen sie den Organismus mit allen notwendigen Eiweißbausteinen, die man sonst mit tierischem Eiweiß aufnimmt. Um also einem Eiweißmangel vorzubeugen, sollten wir möglichst täglich eine kleine Menge Hülsenfrüchte zu uns nehmen.

Channa-Dal (Kichererbsen). Die Kichererbse (lat. *Cicer arietinum*) ist trocken, leicht und kalt, hat einen süßen und zusammenziehenden Geschmack, verringert *Pitta* und *Kapha* und vermehrt *Vata* (deshalb mit Öl oder Ghee essen!).

Masur-Dal (rote Linsen). Die rote Linse ist trocken, leicht und kalt, hat einen süßen Geschmack, verringert *Pitta* und *Kapha*, erhöht *Vata* und ist hilfreich bei Durchfall und Fieber.

Mung-Dal (Mungbohnen). Die Mungbohne (lat. *Vigna radiata*), zuweilen auch Mungobohne genannt, ist im Ayurveda die Königin aller Hülsenfrüchte. Sie kann als ganze Bohne mit grüner Schale zubereitet werden oder geschält (dann ist sie gelb) und halbiert als klassischer Mung-Dal. Die Mungbohne ist trocken, leicht, nicht schleimig und kalt, mit süßem und zusammenziehendem Geschmack. Sie verringert *Kapha* und *Pitta*, hat keinen negativen Einfluss auf *Vata* und ist hilfreich zum Abnehmen bei Fettleibigkeit. Mung-Dal ist für fast jeden Zustand (insbesondere *Kapha*) geeignet.

Urad-Dal (schwarze Bohnen). Die Urdbohne (lat. *Vigna mungo*), auf Englisch auch *black gram* genannt, hat eine schwarze Schale und einen weißen Kern. *Urad-Dal* ist sehr schwer verdaulich, weshalb man davon nur wenig und vor allem nicht abends essen sollte! Sie ist feucht/

ölig, schleimig und heiß, mit süßem Geschmack. Als einzige Hülsenfrüchteart wirkt *Urad-Dal* *Vata*-verringernd und erhöhend auf *Kapha* und *Pitta*. Sie hat eine ausgesprochen kräftigende und aphrodisierende Wirkung.

Gemüse

Frisches Gemüse ist der wichtigste Energieträger in der ayurvedischen Küche und wertvoller Grundbestandteil jeder Mahlzeit. Es lässt sich mit allen anderen Nahrungsmitteln auf die verschiedensten Weisen gut kombinieren. In gekochter Form ist Gemüse laut Ayurveda leichter verdaulich und kann besser aufgeschlüsselt werden.

Artischocken (lat. *Cynara cardunculus*) gleichen aufgrund ihres bitteren Geschmacks *Pitta* und *Kapha* aus und wirken stark *Vata*-erhöhend. Sie sind ein bekanntes Leber-Regenerationsmittel, fördern den Gallenfluss und helfen bei den Folgen von Alkohol- und Drogenmissbrauch.

Auberginen (lat. *Solanum melongena*) sind eine der wenigen Gemüsesorten, die den Körper wärmen. Ihre Eigenschaften sind heiß und weich. Sie haben einen süßen Geschmack *(Rasa)* und ein scharfes *Vipaka* (Effekt nach der Verdauung), verringern *Vata* und *Kapha*, können aber *Pitta* erhöhen. Sie gelten als heilsam bei Arthritis, Ischias und Milzschwellungen. Sie sollten stets ungeschält und nicht bei Hämorrhoiden verwendet werden.

Avocados (lat. *Persea americana*) nehmen eine Zwischenstellung zwischen Gemüse und Obst ein, da sie nicht zum Kochen geeignet sind. Avocados sind süß, schwer, kühl, fettig und nährend. Damit haben sie vor allem eine *Vata*- und *Pitta*-reduzierende Wirkung und sollten nicht bei *Kapha*-Störungen verzehrt werden.

Chicorée (lat. *Cichorium intybus var. foliosum*) ist ein echtes *Kapha*-reduzierendes Gemüse. Er ist leicht, bitter und anregend. Damit stellt er ein hervorragendes Therapeutikum bei Verschleimung, Schweregefühl und Übergewicht dar. Ähnliche Eigenschaften werden auch dem Radicchio zugeordnet, der eine Kulturvarietät des Chicorées ist.

Fenchel bzw. Gemüsefenchel (lat. *Foeniculum vulgare var. azoricum*) ist ein süßes und leichtes Gemüse, das aufgrund seiner beruhigenden, besänftigenden und ausgleichenden Eigenschaften gern zur Reduktion von *Vata* eingesetzt wird. Auch in der *sattvischen* Ernährung und der *Panchakarma*-Kost wird Fenchel als gut verträgliches Gemüse geschätzt.

Gurken (lat. *Cucumis sativus*) sind ein *sattvisches* Nahrungsmittel, das zur Erhaltung der Gesundheit beiträgt. Gurken wirken kühlend, beruhigend, erfrischend und helfen augenblicklich gegen Magenbrennen. Ihr süßer und zusammenziehender Geschmack machen sie auch zum idealen Nahrungsmittel gegen Übersäuerung und *Pitta*-Störungen. Die Feuchtigkeit gleicht *Vata* aus. Gurken gelten als schwer verdaulich (deshalb wenig und nicht abends essen!) und kalt, die Gurken selbst und die Samen sind harntreibend. Gedünstet als Schmorgurken sind sie leichter verdaulich, warm und spenden Feuchtigkeit. Dadurch sind sie sehr geeignet für die *Panchakarma*-Schonkost.

Kartoffeln (lat. *Solanum tuberosum*) sind ein ideales Nahrungsmittel, da sie dem Körper viel Energie und Kraft schenken. Von Natur aus sind sie kalt, trocken und nährend, sehr süß und schwer. Kartoffeln erhöhen *Kapha* und gleichen viele *Vata*- und *Pitta*-Beschwerden aus. Speziell bei Magenübersäuerung und Schleimhautreizungen werden sie den Speisen zugefügt.

Kohl bzw. Kohlgemüse (lat. *Brassica oleracea*) wird in der Ayurveda-Ernährung aufgrund seiner *Vata*-erhöhenden Eigenschaften nur in den kalten Wintermonaten und für Menschen mit starkem Verdauungsfeuer empfohlen. Anregende und erwärmende Gewürze wie Kreuzkümmel, Zimt, Pfeffer oder Ingwer machen die verschiedenen Kohlsorten – auch für *Vata* – leichter verdaulich. Der Rotkohl wird als winterliches Gemüse mit süßen, nährenden und aufbauenden Eigenschaften geschätzt. Er kräftigt den Körper und gleicht alle *Dosha*s aus. Der Weißkohl wirkt entzündungshemmend, antibakteriell und heilungsfördernd.

Kürbisse (lat. *Cucurbita pepo*) sind ein sehr schonendes, in der Kurernährung gerne verwendetes Gemüse. Sie haben kalte Eigenschaften, einen süßen Geschmack, verringern *Pitta* und *Vata*, wirken aphrodisierend und masseaufbauend.

Möhren (lat. *Daucus carota ssp. sativus*), auch Karotten genannt, sind ein feuchtes, öliges und leicht verdauliches Gemüse mit süßem und bitterem Geschmack. Möhren werden in Indien häufig in ländlichen Gegenden verwendet, da sie ein nahrhaftes, gut verträgliches und harmonisches Nahrungsmittel für die Landbevölkerung darstellen. Sie wirken harntreibend, stuhlbindend, blutbildend und stärken Augen, Gehirn und Magen.

Okras (lat. *Abelmoschus esculentus*) sind ein wertvolles Gemüse, da ihre Eigenschaften sie zu einem besonders guten *Rasayana*, Aufbau- und Verjüngungsmittel, machen. Okraschoten sind süß, fett, schwer und vermehren den Samen. Sie gelten als ein wirkungsvolles Aphrodisiakum und gutes Stärkungsmittel.

Rettich (lat. *Raphanus sativus convar. sativus*) lindert Blähungen, ist gut für Leber, Milz und Herz, hilft bei Schwellungen und zählt wegen seiner scharfen Eigenschaft zu den Expektoranzien (»Hustenlöser«). Rettich verringert *Kapha* und erhöht *Pitta*.

Rote Bete (lat. *Beta vulgaris ssp. vulgaris*) ist ein aufbauendes Nahrungsmittel, das Hitze erzeugt und dem Körper schnell verwertbare Energie schenkt. Sie wirkt ausgleichend auf *Vata* und *Pitta*. Als Heilpflanze werden die Rote-Bete-Knollen und ihre Blätter zur Blutbildung, zur Anregung von Leber, Gallenblase, Magen und Darm sowie zur Ausschwemmung von Harnsäure und Natrium verwendet.

Spargel (lat. *Asparagus officinalis*) wird aufgrund seiner harntreibenden und abführenden Wirkung gerne bei Reinigungskuren eingesetzt. Der grüne Spargel ist in seiner Wirkung etwas milder als weißer und dient gleichzeitig als Stärkungsmittel. Spargel reduziert *Kapha* und *Pitta*, ohne *Vata* zu erhöhen.

Spinat Von allen grünen Gemüsearten hat der Spinat (lat. *Spinacia oleracea*) den höchsten Vitamin-A-Anteil. Er ist für seinen Eisen- und Kupfergehalt bekannt, was ihn zu einem wertvollen Heilmittel gegen Anämie, Darmträgheit und Leberbeschwerden macht. Man spricht dem Spinat kalte, schwere und *Vata*-erhöhende Eigenschaften zu.

Tomaten (lat. *Solanum lycopersicum*) vermehren alle drei *Doshas* und haben eine *Srota*-blockierende Wirkung. Generell werden Tomaten als Nachtschattengewächse und aufgrund ihrer kalten und sauren Eigenschaften nur im natürlich gereiften Zustand und in geringen Mengen empfohlen. Bei Übersäuerung und *Pitta*-Störungen sowie in kurativen Diäten sollten vorübergehend keine Tomaten gegessen werden.

Zwiebeln Beim Essen sollten Zwiebeln (lat. *Allium cepa*) nur gekocht verwendet werden. Sie sind schwer, weder kalt noch heiß, haben einen süßen und scharfen Geschmack und verringern *Vata* und *Pitta*. Auf *Kapha*, *Tamas* und *Rajas* wirken sie erhöhend (also nicht gut für Menschen, die Yoga praktizieren!) aufgrund ihrer leicht aphrodisierenden Eigenschaft.

Pilze

Pilze werden in der ayurvedischen Ernährung wenig empfohlen. Sie vermehren alle drei *Doshas* und *Tamas*. Vor allem bei Erkrankungen mit *Ama* und Störungen des Autoimmunsystems ist vom Verzehr von Pilzen abzuraten.

Keimlinge und Sprossen

Frische Keimlinge oder Sprossen aus Mungbohnen, Linsen, Weizen, Bockshornklee und Alfalfa (Luzerne) sind in der Ayurveda-Ernährung ein wertvoller Energieträger. Sie werden sowohl in der *sattvischen* Ernährung als auch in der *Rasayana*-Ernährung sehr geschätzt und bereichern mit ihrem hohen Gehalt an Vitaminen und Enzymen Salate und Brotaufstriche.

Früchte

Frische Früchte regulieren *Vata* und schenken dem Organismus Vitalität und *Prana* (Lebensenergie). Vor allem reife Früchte werden in der *sattvischen* Ernährung sehr geschätzt, unreif geerntete und verzehrte Früchte hingegen werden als schwer verdaulich und *Ama*-erzeugend betrachtet.

Ananas (lat. *Ananas comosus*) ist saftig und energiespendend. Sie heilt Unruhe und Herzbeschwerden und verleiht Herz und Kopf ein angenehm kühles Gefühl. Reife Ananas ist durstlöschend und *Agni*-fördernd. Unreife Ananas ist schwer, heiß, sehr sauer und stört das *Pitta* und *Kapha* im Körper.

Äpfel (lat. *Malus domestica*) sind süß, sauer, zusammenziehend, schmackhaft, stärkend und sehr eisenhaltig. Sie wirken verdauungsfördernd, stuhlbindend (also hilfreich bei Durchfall), appetitanregend und reduzieren *Pitta* und *Vata*. Menschen mit schwachem *Agni* sollten sie gekocht essen. Traditionell werden Äpfel zusammen mit Möhren als wertvolles *Rasayana* eingesetzt.

Aprikosen (lat. *Armeniaca vulgaris*) zählen auch zu den *Rasayana*-Früchten. Ähnlich wie die Mango sind Aprikosen süß, nährend, aufbauend, verjüngend, konzentrationsfördernd und aphrodisierend. Als Trockenfrucht werden sie gerne mit Milch zur körperlichen und mentalen Stärkung eingenommen.

Bananen Die ayurvedischen Schriften beschreiben die Banane (lat. *Musa paradisiaca*) als eine schmackhafte, appetitanregende, durststillende, fasern- und fleischbildende Frucht. Sie ist stärkend, süß, kalt, zusammenziehend, schwer, wirkt verjüngend und verleiht neue Kräfte. Sie verringert *Vata* und *Pitta*, aber in großen Mengen ist sie schwer verdaulich und erzeugt *Kapha*. Unreife Bananen und Bananen in Kombination mit Milch sind unverträglich.

Birnen (lat. *Pyrus communis*) sind in ihren Eigenschaften schwer, fett, süß, zusammenziehend und kalt. Sie können *Kapha* erhöhen, sind gut fürs Herz und harntreibend. Sie werden traditionell bei Beschwerden vor der Menstruation und bei Depressionen empfohlen.

Datteln (lat. *Phoenix dactylifera*) haben einen ausgesprochen hohen Nährwert und sind ein wirkungsvolles Verjüngungsmittel *(Rasayana)*. Sie verringern *Vata* und *Pitta* und können *Kapha* erhöhen. Sie sind eine gute Eisenquelle, nähren und aphrodisieren.

Feigen (lat. *Ficus carica*) sind süß, schwer und kalt, helfen bei Verunreinigungen des Bluts, bei Husten, Auszehrung, allen Arten von Brustbeschwerden und chronischem Husten. Sie besänftigen die *Doshas*, reduzieren *Vata*, vermehren *Kapha* und sollten vor allem von Frauen regelmäßig gegessen werden.

Granatäpfel (lat. *Punica granatum*) haben einen süßen, sauren und zusammenziehenden Geschmack sowie süße *Vipaka* (Effekt nach der Verdauung). Granatäpfel sind stuhlbindend, gut für Verdauung und Herz sowie eine gute Eisenquelle.

Mangos (lat. *Mangifera indica*) sind heiß, feucht, ölig, energiespendend, befriedigend und von allen Früchten die reichste Vitamin-A-Quelle. Sie fördern *Mamsa Dhatu* (Muskelgewebe) und *Shukra Dhatu* (Samenflüssigkeit) und werden bei *Vata*- und *Pitta*-Störungen verwendet.

Orangen (lat. *Citrus sinensis*) vermehren die Verdauungssäfte und regen den Appetit an. Sie wirken stärkend, verjüngend und fördern durch ihre süßsauren Eigenschaften das *Vata* und *Pitta* im Körper.

Papayas (lat. *Carica papaya*) ist erhitzend, regt also den Fettstoffwechsel an und wirkt damit *Kapha*-reduzierend. Die reife Papaya ist gut für die Verdauung und kann bei chronischer Verstopfung und Hämorrhoiden helfen.

Wassermelonen (lat. *Citrullus lanatus var. lanatus*) zählen zu den kalten, leichten und *Pitta*-reduzierenden Nahrungsmitteln. Sie sind süß, feucht und ausleitend. Ihre Kerne werden innerlich und äußerlich (als Paste) bei frühzeitigem Haarergrauen oder -ausfall verabreicht.

Weintrauben (lat. *Vitis vinifera*) sind die besten Früchte aus ayurvedischer Sicht. Sie sind feucht, ölig und kalt, haben einen süßen Geschmack und verringern *Vata* und *Pitta*, ohne einen negativen Einfluss auf *Kapha* auszuüben (bei hohem *Kapha* sollte man jedoch Rosinen vorziehen). Weintrauben sind nährend, abführend, blutreinigend und verjüngend; sie helfen bei Durst, Fieber, Übersäuerung, Atemnot, Blutungen, Tuberkulose, Abmagerung, rauer Stimme bzw. Heiserkeit, Alkoholismus und Husten. Blaue Trauben sind zudem eine gute Eisenquelle. Sind sie getrocknet als Rosinen, tritt ihre regenerative, verjüngende und energieaufbauende *Rasayana*-Wirkung noch stärker hervor.

Zitronen (lat. *Citrus limon*) regen den Appetit und den Speichelfluss an, verbessern den Geschmack und können bei Kolik, Mundgeruch, Geschmacksverlust, Appetitlosigkeit, Übelkeit und zur Beseitigung von Fettpolstern therapeutisch eingesetzt werden

Nüsse, Kerne und Samen

Nüsse sind reichhaltige Nahrungskonzentrate und werden meist als *Rasayana* eingesetzt. Für die vollständige Verwertung ist es notwendig, die Nüsse gut zu kauen und sie nicht am späten Abend zu essen. Man sollte nicht mehr als 20 bis 40 Gramm Nüsse täglich verspeisen.

Cashewnüsse (lat. *Anacardium occidentale*) sind ein *sattvisches* Nahrungsmittel mit hohem Nährwert. Sie sind das ideale Lebensmittel für alle Menschen, die an Anämie, Blutarmut, Schwächlichkeit, schlechter Nahrungsresorption, Magersucht und allgemeiner Anfälligkeit leiden. Ihre harmonisierende Wirkung gleicht die *Doshas* aus und hilft, die *Dhatus* zu nähren.

Kokosnüsse (lat. *Cocos nucifera*) sind *sattvische* Früchte mit kalten, schweren und öligen Eigenschaften und süßem Geschmack. Sie verringern *Vata* und *Pitta*, unterstützen die Verdauungsvorgänge und wirken antiseptisch auf den Urin. Das Kokosöl ist gut für Haut und Haare.

Mandeln (lat. *Prunus dulcis*) sind aphrodisierend. Mandeln sind schwer, feucht-ölig und kalt, haben einen süßen Geschmack, verringern *Vata* und *Pitta*, erhöhen *Kapha* und sind gut für Gehirn und Nervengewebe.

Pistazien Ayurvedische Ärzte verordnen ihren Patienten Pistazien (lat. *Pistacia vera*) bei Anämie, Schwächlichkeit, Nervosität, Herzbeschwerden, niedrigem Blutdruck sowie bei zahlreichen Beschwerden, die in Verbindung mit dem Blut- und Nervensystem stehen. Pistazien sind schwer, feucht-ölig und heiß, haben einen süßen Geschmack und verringern *Vata*, erhöhen *Pitta* und *Kapha*.

Walnüsse (lat. *Juglans regia*) nähren und sind gut für das Gehirn. Sie sind schwer und feucht-ölig; verringern *Vata* und *Pitta*, erhöhen *Kapha*.

Milch und Milchprodukte

Kuhmilch Frische Vollmilch ist ein *sattvisches* Nahrungsmittel und gibt dem Körper äußere und innere Kraft. Kuhmilch ist süß, schwer, weich, ölig, kalt und zusammenziehend. Sie reduziert *Pitta* und harmonisiert *Vata*.

Ghee ist ein besonders leicht verdauliches und reines Fett, da es durch seine Zubereitungsform keine Eiweißanteile enthält, die beim Erhitzen härten könnten. Ebenso ist es frei von chemischen Zusätzen, Konservierungsstoffen und Störfaktoren. Es ist ein wichtiges Grundnahrungsmittel sowohl für die tägliche Ayurveda-Küche, die *Rasayana*-Küche und die *sattvische* Küche als auch in der kurativen Ayurveda-Heilkost, wo es als wertvolles Therapeutikum eingesetzt wird.

Ghee ist kalt, hat einen süßen Geschmack, hält die *Srotas* sauber und verringert *Vata* und *Pitta*. Trotz dieser Eigenschaften fördert es *Agni*! Ghee ist gut für das Gedächtnis und den Intellekt, bei Vergiftungszuständen, Geisteskrankheiten, Auszehrung und Fieber. Es verstärkt die Wirkung jener Substanzen, mit denen es vermischt wird, und ist ein wichtiges *Rasayana*.

Joghurt ist sauer, erhitzend und ölig. Er wirkt erhöhend auf *Pitta*, *Kapha* und *Medas Dhatu*. Er ist appetitanregend und aufgrund seiner *Srota*-blockierenden Eigenschaft hilfreich bei Durchfall.

Fleisch, Fisch und Eier

Grundsätzlich wird im Ayurveda aus ethischen Gründen eine vegetarische Ernährung empfohlen. Alle Nahrungsmittel tierischen Ursprungs – außer Milch und Milchprodukte – werden in den *Veden* und der hinduistischen Religion als schwer und abstumpfend für das spirituelle Bewusstsein beschrieben. Als traditionelles Medizinsystem kennt Ayurveda allerdings auch die positiven Wirkungen und den Heilungs-Einsatzbereich von tierischen Produkten, die als Arznei mit ihren Heilwirkungen in der *Charaka Samhita* in acht Kategorien mit 158 Arten aufgeführt werden (siehe Seite 9).

Fleisch Kein Nahrungsmittel übertrifft Fleisch bezüglich seiner nutritiven Qualitäten (Vers 87):

- Ziege ist weder zu kalt noch zu schwer oder ölig, stört kein *Dosha*, blockiert keine *Srotas*, ist nahrhaft.
- Schaf ist süß, schwer, kalt, nahrhaft.
- Huhn ist weder schwer noch heiß oder süß, gleicht alle *Doshas* aus und hilft bei *Vata*-Dominanz.
- Perlhuhn ist kalt, süß, leicht, gut bei *Pitta*- und *Kapha-Rakta*, wenn *Vata* leicht erhöht ist.
- Wachtel ist austrocknend, süß, verdauungsfördernd, *Dosha*-ausgleichend. Scharfes *Vipaka*.
- Hase ist süß, austrocknend, nicht schleimig, trocken, kalt, hat ein scharfes *Vipaka*, ist leicht, gleicht *Vata* aus.
- Schwein ist ölig, nahrhaft, entfernt Müdigkeit, ist schwer, stärkt die Körperkraft, ist schmackhaft, bewirkt Schwitzen, fördert *Ama*.
- Rindfleisch ist hilfreich bei ausschließlicher *Vata*-Erhöhung, entzündlichen Erkältungskrankheiten, irregulärem Fieber, trockenem Husten, Müdigkeit, exzessiver Verdauung und Metabolismus sowie Muskelschwund.

Fisch ist grundlegend schwer, heiß, süß, fördert die Körperkraft, ist nahrhaft, ölig, aphrodisierend, und wird mit vielen gesundheitsschädlichen Effekten assoziiert.

Eier sind ölig, schwer und heiß, verringern *Vata*, erhöhen *Pitta* und *Kapha*, sind kräftigend, aber nicht gut für die geistige Entfaltung bzw. Yoga.

Kräuter und Gewürze in der ayurvedischen Ernährung

Gewürze und Kräuter sind die Juwelen der indischen Küche. Zu den Gewürzen zählen Kräuter, Rinden und Samen, die entweder zerstoßen oder gemahlen verwendet werden. Kräuter sind Blätter oder Blüten, die im frischen oder getrockneten Zustand den Speisen zugegeben werden.

Der richtige Umgang mit diesen Kräutern und Gewürzen ist bezeichnend für die ayurvedische Medizin und Kochkunst. Hierbei werden die Geschmacksrichtungen, Eigenschaften und Heilwirkungen der einzelnen Substanzen beachtet.

Gewürze kaufen

Gewürze sind die Heilmittel der Küchen-Apotheke und sollten stets von bester Qualität sein. Kaufen Sie ausschließlich Gewürze aus kontrolliert biologischem Anbau (am besten in einem Bioladen oder bei vertrauenswürdigen Händlern, die ihre Ware über das Internet anbieten) und bewahren Sie diese trocken und dunkel auf. Ich selbst verwende eine Masala-Box (Gewürzdose) aus einem Indienladen zur praktischen Aufbewahrung meiner Gewürze.

In der ayurvedischen Ernährung werden die Auswahl und Menge der Gewürze auf das persönliche Geschmacksempfinden, die Konstitution und die Jahreszeit abgestimmt. Frisch geerntete Gewürze haben immer eine stärkere Würzkraft als alte, da die ätherischen Öle, die das Aroma bestimmen, sich mit der Lagerung leicht verflüchtigen. Um die Geschmacksintensität zu erhalten, sollten die Kräuter und Gewürze immer in dunklen Gläsern aufbewahrt werden. Frische und in der eigenen Umgebung gewachsene Kräuter haben die intensivste Heilwirkung. Die Würzkraft aller Gewürze entfaltet sich am besten, wenn sie direkt vor dem Gebrauch in einem Mörser oder einer Gewürzmühle zermahlen werden.

Ajwain (lat. *Trachyspermum ammi*), auch Ajowan genannt, hat leichte, heiße, ölige und scharf penetrierende Eigenschaften, einen scharfen und bitteren Geschmack und wirkt appetitanregend, verdauungsfördernd, entblähend, entkrampfend und auswurffördernd.

Fenchelsamen (lat. *Foeniculum vulgare var. dulce*) haben eine kalte Eigenschaft, einen süßen und bitteren Geschmack und verringern *Vata* und *Pitta*. Die regelmäßige Einnahme ist gut für die Milz, kann bei Wurmbefall helfen und kann auch einer möglichen Fehlgeburt vorbeugen.

Hing Asant (lat. *Ferula asafoetida*) ist eines der wenigen Gewürze, die adstringierend wirken. Es sollte (auch wegen seiner Schärfe) nur in sehr kleinen Mengen verwendet werden. Es ist sehr *Agni*-anregend und hilft bei der Verdauung von allen Hülsenfrüchten und schweren Gemüsearten wie Kohl, Paprikaschoten oder Pilzen. In der *sattvischen* Küche wird *Hing* als Knoblauchersatz verwendet, da es im Gegensatz zu Knoblauch *Tamas* nicht erhöht.

Ingwer (lat. *Zingiber officinale*) gilt als Allheilmittel und wird vor allem zur *Agni*-Stärkung und zum *Ama*-Abbau eingesetzt. Ingwer stärkt die Leberfunktionen, hilft der natürlichen Abwehrkraft, wirkt gegen Blähungen, Übelkeit und harmonisiert das *Vata*- und *Kapha*-System.

Ingwerwasser

Ingwerwasser wird im Ayurveda am Morgen zur täglichen Anregung des Stoffwechsels und zur Entgiftung getrunken. Dazu werden zwei Scheiben Ingwerwurzel in einem halben Liter Wasser für wenige Minuten aufgekocht und der Tee anschließend noch heiß getrunken. Dies reinigt die *Srotas* und leitet *Ama* aus.

Kardamom (lat. *Elettaria cardamomum*) ist leicht, trocken und kalt. Im Sommer wird er zur Verringerung von *Pitta* eingesetzt. Er hat einen süßen, scharfen und bitteren Geschmack, ist appetitanregend und harntreibend. Zusammen mit Ingwer und Kurkuma neutralisiert Kardamom die schleimbildende Wirkung der Milch.

Knoblauch (lat. *Allium sativum*) wird in der Literatur als Regenerationsmittel *(Rasayana)* gelobt. In gekochter Form wirkt er *Vata*- und *Kapha*-reduzierend und erhöht *Pitta*.

Knoblauch ist spitz, hat heiße, scharf penetrierende und schwere Eigenschaften. Er verfügt über einen süßen, salzigen, scharfen, bitteren und zusammenziehenden Geschmack und sollte ausschließlich in gekochter Form verzehrt werden.

Koriander (lat. *Coriandrum sativum*) ist aus der indischen Gewürzpalette nicht wegzudenken. Für *Pitta*-Menschen sind frische Korianderblätter (Koriandergrün) oder die getrockneten Koriandersamen das beste Gewürz. Koriander ist sehr wohltuend für das Verdauungs- und Enzymsystem, lindert Blähungen und stärkt Nerven und Gehirn. Koriander ist in seinen Eigenschaften leicht scharf und kühlend und verleiht allen Speisen ein frisches und frühlingshaftes Aroma. Er hat kalte Eigenschaften, wirkt entblähend, appetitanregend, harntreibend und ist gut für die Augen.

Kreuzkümmel (lat. *Cuminum cyminum*), auch Cumin genannt, ist neben Kurkuma ein wichtiger Bestandteil des handelsüblichen Currypulvers. Er verringert *Kapha*, reguliert *Vata* und ist appetitanregend, blähungstreibend, harntreibend und hilfreich bei Hämorrhoiden und Erkrankungen des Harntrakts.

Kurkuma (lat. *Curcuma longa*), auch *Haldi* oder Gelbwurz genannt, hat einen scharfen und bitteren Geschmack und wird für die Verwendung in der Küche meist getrocknet und als Pulver angeboten. Sie hat heiße und trockene Eigenschaften und verringert alle drei *Doshas.*

Muskatnuss (lat. *Myristica fragrans)* ist eines der besten pflanzlichen Heilmittel zur Beruhigung von Nerven und Geist, denn sie dämpft *Vata*. Muskatnuss hat heiße Eigenschaften, einen bitteren, scharfen und zusammenziehenden Geschmack und wirkt aphrodisierend, stimulierend und gut bei Durchfall.

Nelken Gewürznelken (lat. *Syzygium aromaticum*) werden in der ayurvedischen Küche ganz oder gemahlen verwendet. Nelken haben leichte und kalte Eigenschaften, einen bitteren und scharfen Geschmack, verringern *Kapha* und *Pitta*. Sie wirken appetitanregend, verdauungsfördernd, lindern den Durst und sind gut bei Erbrechen, Schluckauf, Asthma, Kopfschmerzen und Zahnschmerzen.

Pfeffer (lat. *Piper nigrum*) ist der in europäischen Küchen am meisten verwendete Pfeffer. Er hat heiße, spitze, scharf penetrierende und trockene Eigenschaften, einen scharfen Geschmack, erhöht *Pitta*, verringert *Kapha* und *Vata*. Der Sanskritname *Marici* bedeutet auch »Sonne«, deren Energie der schwarze Pfeffer speichert. Er ist eines der bedeutendsten Mittel zur Stimulation der Verdauung, beseitigt *Ama* und stärkt *Agni*.

Safran (lat. *Crocus sativus*) wirkt sehr aufbauend, stimulierend, schmerzstillend und nährt alle *Doshas*. Im Ayurveda wird er speziell innerhalb einer *Rasayana*-Kur zur Verjüngung, gegen depressive Verstimmung und zur Harmonisierung der Monatsblutung oder bei mangelnder Spermienbildung empfohlen. Safran ist gut für alle drei *Doshas*, verbessert die Hautfarbe, wirkt verjüngend, entgiftend und entkrampfend.

Senf Senfsamen (lat. *Sinapsis alba*) sind feucht und heiß, haben einen scharfen Geschmack und verringern *Vata* und *Kapha*, erhöhen *Pitta*.

Steinsalz wird in der ayurvedischen Ernährung sehr geschätzt. Durch seine leichten und nicht heißen Eigenschaften ist es allen anderen Salzarten (wie z. B. Meersalz) vorzuziehen, speziell zur Bekömmlichkeit für *Pitta*. Es wirkt beruhigend, stabilisierend, befeuchtend und aufbauend.

Vanille (lat. *Vanilla planifolia*) ist ein wertvolles Gewürz, das ausgleichend auf *Vata* und *Pitta* wirkt und süße, aufbauende, verjüngende, kühlende und tonisierende Eigenschaften hat.

Zimt (lat. *Cinnamomum verum/zeylanicum)* hat heiße und leichte Eigenschaften, einen scharfen, süßen und bitteren Geschmack, verringert

Kapha und *Vata* und wirkt antiseptisch, entkrampfend, auswurffördernd. Er stimuliert das Herz und wirkt erweiternd auf die peripheren Blutgefäße.

Süßungsmittel

Honig ist ein ganz besonderes Süßungs- und Heilmittel. Seine Eigenschaften sind leicht und kalt, mit süßem und zusammenziehendem Geschmack. Er verringert alle drei *Doshas*. Aufgrund seines scharfen Geschmacks nach der Verdauung *(Katu Vipaka)* reduziert der Honig im Besonderen *Kapha* und Fettgewebe *(Meda Dhatu)*, fördert *Agni* und kann bis in die feinsten Kanäle des Körpers eindringen.

Jaggery ist brauner Zucker, der aus reinem Palmensaft oder Zuckerrohrsaft gewonnen wird. Aufgrund seiner süßen, zusammenziehenden, feuchten, aufbauenden und verjüngenden Eigenschaften wird er als *Rasayana*-Süßungsmittel bevorzugt.

Zucker zählt in der heutigen Zeit zu den kontrovers diskutierten Genussmitteln, denn der übermäßige und unkontrollierte Konsum von gezuckerten Softdrinks, Fruchtjoghurts und Süßigkeiten ist die Ursache vieler moderner Zivilisationskrankheiten. Doch aus ayurvedischer Sicht werden kleine Mengen von Zucker als Teil der Alltagsernährung empfohlen, um den Organismus schnell mit Energie zu versorgen und die *Dhatvagnis* zu stärken. Alle Zuckerarten haben übergeordnet einen süßen Geschmack, schwere und nährende Eigenschaften. Der braune, unbehandelte Zucker zeichnet sich durch eine kühlende Wirkung aus und wird für *Pitta* empfohlen. Raffinierter weißer Zucker hingegen wird als erhitzend und *Pitta*-störend beschrieben. Er sollte gemieden und gegen »gesunde Süße« ausgetauscht werden. Empfohlene Süßungsmittel im Ayurveda sind neben *Jaggery* und Honig auch Kokosblütenzucker, Agavendicksaft, Ahorn- und Reissirup. Der Reissirup ist fruktosefrei und deshalb für Menschen mit einer Fruktoseunverträglichkeit geeignet.

Getränke

Als Getränke werden im Ayurveda vorwiegend Wasser oder Tee empfohlen. Auch verdünnte Fruchtsäfte werden entsprechend ihrer individuellen Wirkung eingesetzt. Im medizinischen Bereich ist die Verabreichung von kleinen Mengen Wein sehr verbreitet, da er ein wertvolles *Rasayana* und Stärkungsmittel darstellt.

Wasser ist ein Lebenselixier im Ayurveda. Es wird heiß getrunken und wirkt in dieser Form besonders reinigend. Wird das Wasser vor der Einnahme für einige Minuten gekocht, so verbessern sich die Leitfähigkeit und Ausleitung.

Wein hat grundlegend einen sauren Geschmack und wirkt erhitzend. In kleinen Mengen genossen wirkt er erheiternd, nährend, vertreibt Angst, Kummer und Erschöpfung, fördert Zuversicht, Energie, Intelligenz, Zufriedenheit und Körperkraft. Wenn er von guten Menschen getrunken wird, die die ayurvedischen *Rasayana*-Regeln befolgen, wirkt er wie ein Elixier. Die Menge zur Gesundheitsförderung beträgt optimal 100 Milliliter und maximal 200 Milliliter pro Tag. Frischer Wein ist schwer und erhöht alle drei *Doshas.* Alter Wein klärt *Srotas,* ist verdauungsfördernd, leicht und schmackhaft.

Die Ayurveda-Küche

Die täglichen Mahlzeiten besitzen im Ayurveda einen hohen Stellenwert: Zwei bis drei liebevoll zubereitete Mahlzeiten jeden Tag mit frischen Zutaten und ausgewogenen Geschmacksrichtungen halten nicht nur Leib und Seele zusammen, sondern sind auch Therapie und Lebensgenuss zugleich. Mit dem, was wir essen, entscheiden wir über die Funktionen unseres Stoffwechsels, den Status unserer Lebensenergie und Immunkraft sowie über unsere Gefühlslage und Wahrnehmungsfähigkeit im emotionalen Bereich.

Je besser wir uns selbst mit unserer körperlichen und mentalen Konstitution auskennen, umso passender können wir unsere Mahlzeiten auf die eigenen Bedürfnisse abstimmen. Die Auswahl und Zubereitung von Nahrungsmitteln wird zum Indikator für das eigene Selbstverständnis und die Gesundheitspflege. Damit dieser ganzheitliche Umgang mit den täglichen Ernährungsgewohnheiten nicht mehr Zeit und Aufmerksamkeit erfordert, als es unser Alltag erlaubt, ist es notwendig, einen positiven Kontakt zum eigenen Körper zu trainieren, durch den wir bewusst unsere natürlichen Bedürfnisse erkennen können und diese intuitiv mit unserem Essverhalten beantworten.

Die Sprache unseres Körpers und unseres Appetits können wir mit dem Wissen um die Qualität unserer *Doshas* und des *Agnis* neu interpretieren. Und dabei die wahren Antworten auf unsere Mangelerscheinungen und Gelüste finden.

- Sie haben Heißhunger auf etwas Süßes? Oftmals signalisiert der Organismus durch Heißhunger eine Mangelerscheinung des Zellstoffwechsels und ein energetisches Ungleichgewicht der mentalen Konstitution. Statt mit Süßigkeiten den Glukosehaushalt auf die Schiffsschaukel zu schicken, helfen nun die sogenannten *Rasayana*-Nahrungsmittel wie Mandeln, Cashewnüsse, Rosinen und Datteln. Und wenn es unbedingt Schokolade sein soll, so bevorzugen Sie dunkle Bitterschokolade, denn durch die Bitterstoffe ist sie weniger schleimig und schwer. Und Schokolade mit Chili ist ein echter Muntermacher, der für die Freisetzung vieler Glückshormone sorgt.
- Sie sind am Nachmittag ausgepowert und können sich nicht mehr konzentrieren? Statt sich

mit schwarzem Nachmittagskaffee aufzuputschen und damit das Nervensystem zu überreizen, empfiehlt Ayurveda einen stärkenden Gewürztee mit Milch und Rohrzucker. Denn mit einem Gewürztee aus Ingwer, Nelke, Anis und Kardamom gleichen Sie diese *Kapha*-Disbalance aus und schenken sich nachhaltige Energie und Leistungsfähigkeit. Im Sommer darf es stattdessen auch gerne ein frischer Obstteller sein.
- Sie fühlen sich müde, schwer und antriebslos? Statt eines Mittagsschlafs brauchen Sie nun aktive Bewegung und scharfe Gewürze, um Ihr *Kapha* wieder zu senken und neue Lebensdynamik zu entwickeln.

Mit dem Wissen um die Zusammenhänge von Gesundheit, Konstitution und Appetit gewinnen wir ein neues Bewusstsein für unseren Körper und können unser Verhalten nachhaltig verändern. Für die praktische Umsetzung dessen benötigen wir nun noch die passenden Rezepte und Praxisanleitungen, die uns eine Alternative zum Altbekannten bieten.

Ayurvedisch kochen

Nutzen Sie die in diesem Buch enthaltenen Ayurveda-Rezepte als Inspiration für eine neue Esskultur. Lassen Sie sich mit allen Sinnen anregen, Ihre Bedürfnisse auf gesunde und wohlschmeckende Weise zu erfüllen. Die nachfolgend aufgeführten Rezepte zeigen Möglichkeiten, wie die ayurvedische Ernährung umgesetzt werden kann, doch es gibt noch viele weitere Küchenstile, um die ayurvedische Ernährung zu praktizieren. Denn die ayurvedische Ernährung ist keine einheitliche Diät, sondern ein universelles System, das in jedem kulturellen Umfeld eine neue Interpretation findet. So kochen die Inder natürlich indisch ayurvedisch und wir Europäer haben die Aufgabe, die ayurvedischen Ernährungsprinzipien auf die hiesige Esskultur und unsere regionalen Nahrungsmittel zu übertragen.

Ich selbst liebe Indien und Italien – und so ist mein persönlicher Küchenstil auch von diesen beiden Ländern und Esskulturen stark geprägt: Meine Familie und Freunde lieben diese kreativen Mixturen, in denen ich versuche, Tiramisu, Risotto und Spaghetti auf »ayurvedische Art« zuzubereiten, und die typisch indischen Ayurveda-Gerichte wie Dal und Curry, die ich so auf den hiesigen Gaumen abstimme, dass selbst meine Kinder mit großer Freude ihren *Khichari* löffeln.

Doch jeder Koch und jede Köchin sollte ihre eigene Sprache finden und die Nahrungszubereitung als Botschaft an das Leben nutzen. Im Ayurveda kochen wir frei aus unserer Inspiration heraus und nutzen Rezepte lediglich zur Anregung, nicht als strenge Anleitung. Mit dem, was wir kochen und wie wir es kochen, nähren wir uns selbst und andere mit Liebe, Vitalität und Lebensfreude.

Und so wie jeder Künstler seinen unverwechselbaren Stil hat, so schmeckt es auch in jeder Ayurveda-Küche anders und einzigartig. Dass dabei die regionalen Ernährungsgewohnheiten und -traditionen berücksichtigt werden sollen, betonen die ayurvedischen Schriften ausdrücklich, denn die am besten verträglichen Nahrungsmittel wachsen immer in der eigenen unmittelbaren Umgebung.

Da Ayurveda auf der ganzen Welt an Universitäten gelehrt und als Heilkunde praktiziert wird, gibt es in diesem Sinne auch nicht »die« Ayurveda-Küche, sondern nur ganz viele verschiedene Möglichkeiten, die universellen Prinzipien der ayurvedischen Ernährungslehre lokal zu adaptieren und intelligent anzuwenden. Auch in Indien hat jedes Gebiet seine regional geprägten Rezepte, und die Gerichte aus den Bundesstaaten Kerala oder Gujarat sind für den Inder genauso unterschiedlich, wie wenn wir französisch oder deutsch essen. Verwechseln wir also nicht die ayurvedische Küche mit einer indisch-vegetarischen Küche, sondern öffnen wir uns für die internationale Vielfalt der ayurvedischen Ernährung, die sich an den regionalen Ernährungsgewohnheiten orientiert.

Die Kunst des Kochens

Um eine vitalstoffreiche und energiespendende Mahlzeit im ayurvedischen Sinne zuzubereiten, bedarf es neben Kreativität und Inspiration auch des Wissens um die Ayurveda-Grundlagen, praktischer Fertigkeiten in der Speisezubereitung und eines ausgeglichenen Geistes, mit dem wir die positive Energie der Nahrung aufnehmen und weitergeben können. Damit machen wir die täglichen Mahlzeiten zur Medizin, zu einem Fest und zu einem Ritual, mit dem wir für alles Gute im Leben danken und es mit anderen teilen. Zudem pflegen wir damit die sozialen Kontakte.

Laut Ayurveda sollten unsere Speisen vitalstoffreich, optisch ansprechend, angenehm duftend, richtig gekocht, bekömmlich, einfach und schmackhaft sein. Sie halten die *Doshas* im Gleichgewicht, sind leicht verdaulich und liefern dem Körper alle notwendigen Vital- und Aufbaustoffe. Eine Nahrung, die diese Qualitäten enthält, führt die Menschen zu einem gesunden, glücklichen und selbsterfüllten Leben. Um eine in diesem Sinne optimale ayurvedische Mahlzeit zuzubereiten, spielen rationale, psychologische und seelische Faktoren eine entscheidende Rolle. Das bedeutet im Einzelnen:

- Neben der richtigen Auswahl und Zusammenstellung der Speisen und
- der gekonnten Zubereitung mit den richtigen Gewürzen ist auch
- die innere Einstellung des Kochs oder der Köchin von größter Bedeutung, um eine Mahlzeit schmackhaft, bekömmlich und heilsam zu machen.

Der Gemütszustand ist entscheidend

Im Ayurveda werden Köche als »Alchemisten der Lebensenergie« bezeichnet. In den klassischen Schriften wird ihnen empfohlen, sich vor der Zubereitung von Speisen zu reinigen und zu baden. Diese Sitte wird in Indien noch heute praktiziert, denn sie hilft dem Koch, sich innerlich auf seine Aufgabe vorzubereiten, und beseitigt Stress, Erschöpfung und Depressionen.

Auch für uns ist ein entspannter und freudiger Gemütszustand die beste Voraussetzung, um eine gute Mahlzeit herzustellen. Kochen wir hingegen in einem negativen Gemütszustand, so übertragen sich diese Schwingungen auf die Nahrung. So schmecken dieselben Rezepte von einem glücklichen Menschen, der mit Liebe kocht, völlig anders, als wenn sie von einem unglücklichen Menschen mit innerer Anspannung und Lustlosigkeit gekocht würden.

Ein guter ayurvedischer Koch erfreut sich einer ausgeglichenen Persönlichkeit und kennt die Kraft der Liebe: Sein Menü ist wie eine Herzensbotschaft, mit dem er seine Esser emotional berührt und seine Liebe zum Leben und zu den Mitmenschen ausdrückt. In jedem Bissen ist diese Liebe spürbar, und das Essen wird zu einem schmackhaften Hochgenuss, der alle Ebenen des Seins durchdringt. So wie der Maler mit ganzer Hingabe sein Bild malt und der Bildhauer mit Liebe aus dem groben Stein eine zarte Skulptur formt, so kreiert der Koch ein farbenfrohes und harmonisches Menü, das Leib und Seele erfreut. Auf der Basis eines fundierten Wissens um die Heilkraft und Wirkung der Nahrungsmittel verbinden sich nun Kulinarik und Medizin auf genussvolle Weise.

Mit Liebe schmeckt es besser

Einfache Empfehlungen, um Lebensenergie und Heilung vom Essen zu empfangen:

- Kochen Sie mit Lust und Liebe. Genießen Sie die Düfte in Ihrer Küche, singen Sie fröhliche Lieder und freuen Sie sich auf das Essen.
- Visualisieren Sie die vitale Lebenskraft, die Sie mit jedem Essen in sich aufnehmen und weitergeben.
- Vermeiden Sie Stress, Streit und anregende Diskussionen beim Kochen und beim Essen.
- Reinigen Sie vor dem Kochen Ihren Körper, Ihren Geist und Ihre Emotionen.
- Machen Sie vor dem Essen einen kleinen Spaziergang und holen Sie dabei tief Atem. Dies regt das Verdauungsfeuer an und verbessert die Verwertung Ihrer Speisen.
- Ruhen Sie nach dem Essen für etwa zehn Minuten in entspannter Sitzhaltung oder im Liegen aus. Das stärkt die Verdauungssäfte und unterstützt die vollständige Resorption der Speisen.

Mahlzeiten gestalten

Wenn wir Nahrungsmittel und Zubereitungsformen beim Kochen richtig auswählen wollen, ist unser gesamtes Wissen um die ayurvedische Ernährungslehre gefragt. Je nachdem, ob eine Mahlzeit der Reinigung oder Stärkung des Körpers dienen soll, ob sie am Mittag oder Abend verzehrt wird, wählen wir die Nahrungsmittel und Gewürze entsprechend ihren spezifischen Qualitäten und dem angestrebten Effekt aus.
Mit den täglichen Speisen schaffen wir einen Ausgleich für die *Doshas* und halten den Körper im Gleichgewicht. So ist die Berücksichtigung der individuellen Belastungsfaktoren von größter Wichtigkeit, um die Gesundheit zu stärken.

Flexibel sein

Die ayurvedische Küche ist sehr flexibel. In allen Rezepten können die angegebenen Zutaten gegen Ersatzstoffe ausgetauscht werden. In der Diätetik setzen wir spezielle Zubereitungsformen ein, mit deren Hilfe die notwendigen Empfehlungen und Regeln umgesetzt werden können.

- So können Sie, statt wie in der *Rasayana*-Küche üblich, mit Knoblauch zu würzen, auch *Hing* verwenden, wenn Sie die geistigen Qualitäten des Gerichts für das *Sattva-Guna* optimieren möchten.
- Sind Tomaten Ihnen aus therapeutischen Gründen nicht erlaubt, so nehmen Sie ersatzweise rote Paprikaschoten und etwas Zitronensaft für Ihre Saucen und Dips.
- Vertragen Sie die verschleimende Wirkung von Sahne und Joghurt nicht so gut oder wollen Sie auf alle tierischen Eiweiße verzichten? Dann verwenden Sie einfach Kokosmilch oder Sojasahne.

Nach den Jahreszeiten kochen

In den klassischen Ayurveda-Schriften werden die Regeln für eine jahreszeitengerechte Küche explizit aufgeführt, denn die saisonalen Temperatur- und Klimaveränderungen stellen für den Organismus eine große Herausforderung dar. Gerade in Zeiten der Klimaerwärmung und der damit verbundenen Wetterveränderung werden diese ayurvedischen Grundregeln für die einzelnen Jahresabschnitte immer wichtiger und schützen uns vor der alljährlichen Frühjahrsgrippe oder Wintermüdigkeit.

- Der Frühling ist als *Kapha*-Jahreszeit von Kälte, Nässe und Schwere geprägt. Zum Ausgleich sollten viele bittere Gemüsearten, trockene Speisen und scharfe Gewürze zum Kochen verwendet werden. Die salzigen, schweren, gebratenen und sauren Speisen sollten dagegen nicht zubereitet werden. Gute Gerichte für den Frühling sind z. B. gedünsteter Chicorée, Artischocken, Gerstensuppen oder Polenta mit vielen frischen Kräutern und anregenden Gewürzen.

- Der Sommer ist *Pitta*-Zeit. Alle kühlenden, süßen und bitteren Nahrungsmittel, wie z. B. Gurken, Melonen, Blattgemüse, Salat, Minze und Koriander, sollten nun den Speiseplan bestimmen. Leichte Sommergerichte sind z. B. Fenchelgemüse mit Reis und Raita-Joghurt, Ofenkartoffeln mit Gurkensalat oder Blattgemüse mit Getreide- oder Kichererbsenbratlingen.
- Im Herbst ist unser *Vata*-System besonders empfindlich und wir benötigen eine befeuchtende, kraftspendende und ausgleichende Ernährung. Warme und vitalstoffreiche Speisen mit süßlichen und anregenden Gewürzen, wie Kürbissuppe mit Ingwer oder Rote-Bete-Gemüse mit Meerrettichsahne, sind nun besonders empfehlenswert.
- Im Winter ist unser *Agni* stark und wir brauchen warme, ölige und saftige Nahrung, um das raue, kalte und trockene Klima auszugleichen. Schwere Speisen mit anregenden Gewürzen, wie Kartoffelgratin mit Muskatnuss, Linsengerichte mit Kreuzkümmel und *Hing* oder ein Milchreis mit Mandeln und Zimt, geben uns Wärme und Stabilität.

Der Bedarf an Energie- und Substanzträgern richtet sich nach den Jahreszeiten und den Klimazonen. Je wärmer es wird, umso mehr Leichtigkeit und Vitalenergie benötigt der Organismus für die Ausgewogenheit seiner Stoffwechsel- und Schutzfunktionen. Deshalb empfehlen die ayurvedischen Regeln viel Gemüse, Salat und Kräuter für die Frühjahrs- und Sommerernährung. Sobald Kälte und Wind zunehmen, erhöht sich auch der Anteil von substanziell stärkender Nahrung, wie Fett, Eiweiß und Kohlenhydrate. Diese Grundeinstellung finden wir in allen Regionen der Erde wieder: Das Verdauungsfeuer jedes Wüstenbewohners würde bei der fetthaltigen und schweren Ernährung eines Bergbauern kollabieren. Auch in Europa oder Asien können wir die unterschiedlichen Ernährungsbedürfnisse an den überlieferten Gebräuchen und Rezepten ablesen. Doch die globale Pizza- und Burger-Diät nimmt leider keine Rücksicht mehr auf die regionalen und saisonalen Bedürfnisse. Das führt zu Gesundheitsstörungen.

Auf Ausgewogenheit achten

Ein ayurvedisches Menü sollte immer aus der ausgewogenen Zusammenstellung aller Nahrungsbausteine bestehen. Die Nahrungsbausteine werden im Ayurveda durch die fünf Elemente *(Panchamahabhutas)* symbolisiert. In der modernen Ernährungslehre sprechen wir hingegen von Eiweißen, Kohlenhydraten, Fetten, Mineralstoffen, Vitaminen usw., die über eine vielseitige Kost mit Gemüse, Früchten, Getreide, Nüssen, Hülsenfrüchten, Fleisch und Milchprodukten aufgenommen werden können. Auch die sechs Geschmacksrichtungen werden durch die Vielfalt und Ausgewogenheit der Lebensmittel repräsentiert und durch Gewürze, Salz und Süßungsmittel ergänzt und verstärkt.

Entsprechend der individuellen Konstitution kann der Nahrungsbedarf unterschiedlich sein. So sollten Menschen mit einem langsamen *Kapha*-Stoffwechsel im Rahmen einer Mahlzeit immer viel Gemüse und mehr Gewürze essen, während ein *Vata*- oder *Pitta*-Typ unbedingt auf die Zufuhr von genügend Eiweiß und Kohlenhydraten achten muss. Dabei wird die Mahlzeit so gestaltet, dass sie für jede Konstitution gut verwertbar ist. Nur die Mengen und Reihenfolgen der Speisen werden individuell unterschiedlich gestaltet. Das harmonisch abgestimmte Menü hat für jeden das Passende dabei, und es ist nicht nötig, für jedes Familienmitglied etwas extra zu kochen, um seiner individuellen Konstitution Rechnung zu tragen.

Wichtig ist, dass es zur Hauptmahlzeit einen Salat oder eine Suppe gibt und sie auch einen Anteil an proteinhaltigen Nahrungsmitteln wie Hülsenfrüchte, Fisch, Fleisch oder Milchprodukte hat. Dazu passen Gemüse und Reis als wertvolle Beilagen. Um das Mittagsmenü abzurunden, bedarf es noch eines Chutneys und eines kleinen süßen Desserts. Je nach Konstitution, Jahreszeit und persönlichem Befinden können jetzt mehr Salat oder gekochtes Gemüse gegessen, das Fleisch oder die Hülsenfrüchte als Hauptbestandteile reduziert oder eher ganz gemieden sowie das süße Dessert zu Beginn oder ganz am Schluss gegessen werden.

Mit den richtig ausgewählten Gewürzen geben wir unseren Speisen nun den letzten Schliff und können ihre Qualitäten verstärken oder verändern. So schmeckt und wirkt ein scharfes Möhrencurry mit Chili, Ingwer und Kurkuma ganz anders als ein cremiges Möhrengemüse in milder Safran-Mandel-Sauce. Je nach Konstitution oder Jahreszeit können wir die Gewürze nutzen, um Gerichte für uns besser verdaulich und verträglich zu machen. Dabei kommt es auf die richtige Mischung und Menge an, denn viel hilft nicht immer viel mehr. Deshalb empfehle ich Ayurveda-Anfängern, mit drei oder vier wichtigen Gewürzen zu starten und diese innerhalb verschiedener Gerichte gut auszutesten, um anschließend mehr und mehr die ayurvedische Gewürzvielfalt zu erobern.

Die sechs Geschmacksrichtungen süß, sauer, salzig, scharf, bitter und zusammenziehend sind nicht nur für die Ausgeglichenheit unserer *Doshas* äußerst wichtig, sie machen unsere Mahlzeiten auch bekömmlich und sättigend. Der ausgewogene Geschmack schmeichelt dem Gaumen, befriedigt alle Sinne und schenkt uns das Gefühl der Zufriedenheit nach dem Essen.

Alle Geschmacksrichtungen in einer Mahlzeit

- Beginnen Sie Ihre Mahlzeit mit den natürlich süßen und warmen Speisen. Die Verdauung der süßen Speisen, wie z. B. Getreide, Teigwaren, süße Gemüse, beginnt bereits im Mund. So wird Ihr Körper in Sekundenschnelle mit Wärme und Energie versorgt. Menschen mit sehr starkem Appetit und einem ausgeprägten *Pitta-Dosha* dürfen den Nachtisch sogar als Vorspeise essen!
- Nach einigen Löffeln der süßen Speisen folgen die leicht sauren und scharfen Speisen, wie z. B. Gemüsegerichte mit Gewürzen und etwas Tomaten, ein Chutney mit Tamarinde oder Ähnlichem, die Sie gemeinsam mit den süßen Speisen verzehren.
- Beenden Sie Ihre Mahlzeit mit den bitteren und herben Speisen wie Salat, Blattgemüse oder mit einem schwarzen Kaffee oder Tee. Dies macht den Körper jetzt leicht und regt den gesamten Verdauungsapparat an.
- Sind in Ihrer Mahlzeit nicht alle Geschmacksrichtungen vertreten, so können Sie dies sehr gut mit einem Chutney ausgleichen. Dies enthält immer alle *Rasas:* Früchte (süß, sauer), Salz (salzig), Gewürze (scharf, bitter), Kräuter (bitter, herb).

Alle Nahrungsbausteine sind wichtig

Kohlenhydrate liefern unserem Organismus Brenn- und Aufbaustoffe für alle Körperaktivitäten. Ein Mangel hat Gewichtsverlust und Schwäche zur Folge. Alle stärkehaltigen Nahrungsmittel wie Getreide oder Kartoffeln zählen zu den Kohlenhydratspendern und sollten nach Ayurveda nur gekocht verwendet werden. Auch Süßungsmittel zählen im Ayurveda als direkt wirksame Nährsubstanzen.

Proteine dienen dem Körper zum Aufbau und zur Erneuerung von Körpergewebe. Im Bedarfsfall können sie vom Stoffwechsel auch in Kohlenhydrate umgewandelt werden. Ein Eiweißmangel hemmt den Körper in seinem Wachstum und der Zellerneuerung. In der Ayurveda-Küche stellen Hülsenfrüchte den wichtigsten Eiweißträger dar, und die tägliche Einnahme von Hülsenfrüchten, Nüssen und Samen ist unerlässlich. Für Nicht-Vegetarier sind auch etwas Geflügel, Milchprodukte und Eier empfehlenswerte Proteinspender. Da Eiweißprodukte für den Körper etwas schwerer zu verdauen sind, sollten sie mittags – wenn *Agni* und *Pitta* am stärksten sind – zusammen mit Gemüse verzehrt werden. Die Kombination von Eiweißen und Kohlenhydraten ist besonders nahrhaft, aber auch schwerer verdaulich. Deshalb empfiehlt Ayurveda den Reis primär als Beilage von Fisch, Fleisch und Linsen, denn Reis ist zusammen mit den gehaltvollen Proteinen besonders nährend und leicht zu verdauen.

Fette und Öle sind Kalorien- und Vitaminspender für den Körper. Ein Mangel an Fetten verursacht trockene Haut und Gewichtsverlust. Die im Fett enthaltenen Vitamine unterstützen den ordnungsgemäßen Ablauf der einzelnen Körperfunktionen. Sie sind unentbehrlich für den Aufbau der *Dhatus*, insbesondere für Augen, Haut, Zähne und Knochen. Auch für die Bildung von *Rakta* und die körpergerechte Aufnahme von Kohlenhydraten sind sie unerlässlich. Deshalb sollten Fette auch immer mit stärkehaltigen Lebensmitteln zusammen gegessen werden. Die am meisten empfohlenen Fette der Ayurveda-Küche sind Ghee, Sesamöl und Olivenöl. Sesamöl wird wegen seiner heißen und anregenden Eigenschaften für *Kapha* und Olivenöl wegen seiner kühlenden Qualität für *Pitta* empfohlen. Sonnenblumenöl wird in den klassischen Ayurveda-Schriften nicht erwähnt, findet aber in der heutigen Küche Indiens häufige Verwendung.

Gemüse, Salate und Früchte sind als Mineralstoff-, Vitamin- und Enzymspender wertvolle Energieträger für den Körper und unterstützen die Verdauung. Es ist gut, sie zu jeder Mahlzeit zu essen, denn ohne sie erleidet der Organismus einen großen Mangel an Lebensenergie. Bis auf Artischocken, Auberginen, grüne Bohnen, Brokkoli, Grünkohl, Okraschoten, Rhabarber, Rosenkohl, Schwarzwurzel, Spargel und Wirsing können alle Gemüse auch roh verzehrt werden. Leicht verdauliche Gemüse wie Blumenkohl, Fenchel, Kohlrabi, Möhren, Pastinaken und Zucchini eignen sich zum Knackig-Garen. Schwerer verdauliche Gemüse wie Kohl, Paprikaschoten sowie Hülsenfrüchte wie Bohnen werden weich gekocht.

Rohe Früchte werden immer alleine als Zwischenmahlzeit eingenommen, und gedünstete Früchte ergänzen in Chutneys und Desserts ein vollständiges Ayurveda-Menü.

Ayurveda-Ernährung für Berufstätige

Viele Berufstätige empfinden es als schwierig, an eine vollwertige und gesunde Mittagsmahlzeit zu kommen. Mit Zeit- und Versorgungsmangel hungern wir unser *Pitta* aus und entwickeln langfristig *Agni*-Störungen. Verdauungsstörungen, Leistungsabfall und Konzentrationsstörungen sind nur einige der Beschwerden, die aus einer unzureichenden Ernährung am Arbeitsplatz resultieren können.

Wenn mittags nichts Gutes zu essen in Reichweite ist, sollte unbedingt auf ein ausgewogenes und nährstoffreiches Frühstück und ein vollwertiges Abendessen geachtet werden. Mit einem guten Getreidebrei, gedünsteten Früchten und Nüssen am Morgen und einem ausgewogenen Abendessen mit Reis, Gemüse und einem Eiweißträger versorgen wir den Organismus mit allem, was er braucht, und können damit auch eine kleine oder einseitige Mittagsmahlzeit kompensieren. Man muss jedoch beachten, dass die Verlegung der Hauptmahlzeit auf den Abend zu einem vermehrten Substanz- und Gewichtsaufbau führt.

Um das *Pitta* am Mittag zu harmonisieren, helfen ein frischer Salat, Rohkostgemüse und Obst. Dies lässt sich auch von zu Hause gut mitnehmen und bildet mit einem Vollkornbrot und einem Aufstrich einen vitalstoffreichen Mittagssnack. Besonders zu empfehlen sind Aufstriche auf Basis von Linsen und Kichererbsen, um dem Körper auch das notwendige Eiweiß zuzuführen.

Viele Berufstätige und Singles bevorzugen nach einem anstrengenden Arbeitstag einen Restaurantbesuch am Abend. Hier entspannen sie sich bei einem guten Glas Wein oder Bier und Essen in anregender Gesellschaft. Dies kann zwar dem Ausgleich der gestressten Psyche dienen, ist aber aus ernährungsphysiologischer Sicht häufig gesundheitsschädlich. Teilweise haben sich Restaurants an die Wünsche ihrer gesundheitsbewussten Kunden mit frischen Bioprodukten und vegetarischen Gerichten angepasst. Gerade die mediterrane Küche bietet auch nach ayurvedischen Kriterien gute Möglichkeiten für ein gesundes Essen im Restaurant. Achten Sie aber darauf, dass dort mit gutem Fett und ohne Geschmacksverstärker gekocht wird. Starten Sie unbedingt mit einer

Ernährung am Arbeitsplatz

- Falls es an Ihrem Arbeitsplatz keinen Teekocher gibt, so bringen Sie sich von zu Hause eine Thermoskanne mit heißem Wasser, Ingwerwasser und/oder einen Yogi-Tee mit.
- Wenn Sie auf ein Mittagessen in der Kantine oder im Restaurant angewiesen sind, so ergänzen Sie dies gegebenenfalls durch ein Chutney oder eine eigene Gewürzmischung, um Befriedigung durch alle sechs Geschmacksrichtungen zu erhalten.
- Kochen Sie am Abend und nehmen Sie sich für den nächsten Tag einen Mittagssnack mit. Ideal sind Kichererbsenbratlinge, Couscous-Salat und Sandwiches mit vegetarischen Brotaufstrichen. Als Ergänzung dazu immer etwas Rohkost essen.
- Achten Sie bei Heißhunger oder Energieabfall auf vitale Zwischenmahlzeiten aus frischen Früchten, Nüssen und Trockenfrüchten.
- Versuchen Sie, Ihr Abendessen immer möglichst früh und als warmes Gericht einzunehmen, da es ja nun Ihre Hauptmahlzeit ist.

warmen Suppe, begnügen Sie sich mit einem kleinen Menü und achten Sie auf die dem Stoffwechsel zuträglichen Kombinationen.

Schneller, besser und gesünder ist es jedoch, sich zu Hause ein frisches Abendessen zuzubereiten. Mit ein wenig Übung braucht die Zubereitung eines ayurvedischen Menüs nicht länger als ein Fertiggericht: Eine Suppe ist in zehn Minuten fertig, wenn wir das Gemüse fein raspeln und als Getreideeinlage Grieß, Bulgur oder Couscous verwenden. Ein *Khichari* mit Reis, gelbem *Mung-Dal* und Gemüse ist eine vollwertige Hauptmahlzeit, deren aktive Zubereitung nicht länger als fünf Minuten Zeit braucht und die sich anschließend noch 20 Minuten selbst köchelt. Währenddessen können wir entweder einen Salat, ein Chutney und ein Dessert zubereiten, uns ausruhen oder einer anderen Tätigkeit nachgehen.

Die Praxis in der Küche

In den vorausgegangenen Kapiteln haben Sie erfahren, worum es im Ayurveda geht. Nun kommt endlich der Moment, in dem Sie Ihr Wissen in die Tat umsetzen und eine ayurvedische Mahlzeit zubereiten möchten.

- Nehmen Sie sich einen Moment Zeit und spüren Sie in sich hinein, was Sie eigentlich essen möchten. Oder, wenn Sie für mehrere Menschen kochen, fragen Sie sich, wie sich diese Menschen wohl gerade fühlen und was Sie ihnen gerne mit Ihren Speisen schenken wollen.
- Sehen, riechen und schmecken Sie Ihr Essen im Geiste und machen Sie sich eine ganz konkrete Vorstellung von Farbe, Konsistenz und Geschmack Ihrer Speisen. Die präzise Vorstellung des Essens ist wichtig, um den Speisen Energie zu geben. Ein harmonisches Ayurveda-Menü enthält immer sechs Geschmacksrichtungen und Texturen von flüssig bis fest.
- Das Wissen um die *Doshas* und deren Empfehlungen zum Ausgleich helfen Ihnen nun, das Essen nicht nur lecker, sondern auch gesund zu gestalten: Welches *Dosha* möchten Sie mit dieser Mahlzeit am meisten nähren? Was sollte angeregt und was beruhigt werden? In der Regel sollte ein Mittagessen immer das *Pitta* nähren, ein Abendessen *Vata* und *Kapha* ausgleichen und das Frühstück *Agni* anregen. Doch das kann bei Ihnen auch individuell ganz anders sein. Ebenso gibt es viele spezielle Rezepte aus der ayurvedischen *Rasayana*- und *Panchakarma*-Küche, die sich durch ihre Zutaten und therapeutische Ausrichtung grundsätzlich voneinander unterscheiden.
- Wählen Sie nun Ihr Gemüse, Ihre Gewürze und Ihre Menüzusammenstellung zur körperlichen und geistigen Harmonisierung aus und stimmen Sie Ihren Einkauf bzw. Ihre Vorräte darauf ab. Wenn Sie z. B. ein erhöhtes *Vata* haben, da Sie den ganzen Tag sehr intensiv geistig gearbeitet haben, viel reden mussten und stundenlang vor einem Bildschirm saßen, so fühlen Sie sich wahrscheinlich ausgelaugt, müde und etwas ruhelos. Sie haben Lust auf eine sämige Kürbissuppe mit Ingwer und Korianderblättern oder einen leckeren Risotto mit Spargel und Basilikumchutney. Sollten Sie jetzt aber keinen Kürbis zur Verfügung haben, so können Sie stattdessen auch Möhren verwenden. Fehlt Ihnen Basilikum für das Chutney, so nehmen Sie Petersilie und verarbeiten diese zu einem feinen Dip. Die Wirkung eines Rezeptes auf Körper, Geist und Seele hängt nicht allein von den Zutaten ab, sondern auch von den Gewürzen und der Zubereitungsart.
- Wenn Sie Ihr Ayurveda-Menü im Kopf fertig gestellt haben, so kann es jetzt mit dem Kochen losgehen! Beginnen Sie damit, dass Sie alle Zutaten vorbereiten. Schneiden Sie Ihr Gemüse, weichen Sie Ihr Getreide ein,

waschen Sie den Salat. Entspannen Sie sich dabei und genießen Sie den Umgang mit den frischen Nahrungsmitteln, die Ihnen neue Lebenskraft schenken werden.

Während der Vorbereitungen erfahren Sie innere Ruhe und Gelassenheit, und dies ist auch ganz wichtig, um Ihre Verdauungskraft zu mobilisieren. Denn eine gute Verdauung arbeitet nur in einem entspannten Nervenzustand, und dazu müssen wir erst einmal vom Alltagsstress loskommen. Es macht Spaß, in der Küche zu stehen und allein, mit der Familie oder mit guten Freunden das Essen vorzubereiten. Mit allen Sinnen können wir die aufbauende Kraft und lebendige Freude unseres Essens genießen.

- Jetzt wird das Feuer entfacht! In dieser Phase arbeiten wir schnell, präzise und konzentriert. Wir schwelgen in den Gewürzen der ayurvedischen Küche, genießen die bunten Farben unserer Zutaten und erfreuen uns am aromatischen Duft.
  Bereits während der Zubereitung des Essens wird das Verdauungsfeuer *Agni* angeregt. Die Hitze des Kochens ist ein alchemistischer Vorgang, bei dem die Speisen zu leicht verdaulichen Lebensspendern werden. Hier sollten Sie alle Sinne und Gedanken konzentriert sammeln, um die volle Ausdruckskraft in Ihr Essen zu bringen.
- Schalten Sie Ihre Kochstelle an und erhitzen Sie das Ghee in einem schweren Topf. Ghee ist ein *Snehana*, ein reines Butterfett, das Liebe und Lebensenergie in sich speichert. Geben Sie die Gewürzsamen in das heiße Ghee und lassen Sie diese kurz aufspringen. Nun kommen (je nach Rezept) fein gewürfelte Zwiebeln, Chili, Ingwer oder Knoblauch hinzu. Sind diese Zutaten angebräunt, fügen Sie die gemahlenen Gewürze hinzu. Nun können Sie die Seele Ihres Essens riechen und spüren. Mischen Sie Gemüse oder Getreide unter und gießen Sie alles mit etwas Flüssigkeit auf. Lassen Sie das Gericht zugedeckt in Ruhe gar köcheln.
- Zum Schluss darf abgeschmeckt werden. Probieren Sie ein wenig vom Sud Ihres Gerichtes und prüfen Sie, ob es genauso schmeckt und aussieht, wie Sie es sich vorgestellt haben. Gerne können Sie am Ende mit frischen Kräutern, Koriander, Salz oder Zitronensaft noch etwas nachwürzen.

Arbeitsabläufe optimieren

Da ein ayurvedisches Menü fast immer aus verschiedenen Komponenten wie Getreide, Gemüse, Hülsenfrüchten oder Chutney besteht, ist ein zeitsparender Ablauf sinnvoll, um alle Speisen schnell und genussfertig auf den Tisch zu bekommen. Beginnen Sie bei der Zubereitung immer mit den Hülsenfrüchten, denn diese benötigen die längste Zeit, um weich und sämig zu werden. Dann folgt das Getreide, und anschließend konzentrieren Sie sich ganz auf das Gemüse, es ist der Höhepunkt Ihres Gaumenschmauses. Den Salat können Sie am Schluss vollenden, während alles andere im Kochtopf fertig gart. Das Dessert, Chutneys und andere Beilagen werden ebenfalls am Ende oder ganz zu Beginn des Kochens zubereitet.

Wenn alles fertig ist, lassen Sie die gekochten Speisen im geschlossenen Topf noch etwas ruhen. Nehmen Sie sich Zeit, die Küche etwas aufzuräumen und den Tisch schön zu decken. Jetzt können Sie Ihre leckere Mahlzeit mit allen Sinnen voll genießen und diesen Moment als krönenden Höhepunkt Ihres Tages betrachten. Gelingt es uns, eine Mahlzeit in dieser Form zu kochen und einzunehmen, so sind Körper, Geist und Seele auf vitalisierende und erneuernde Weise genährt und versorgt. Heißhunger, Gelüste und ungesunde Gewohnheiten verabschieden sich von allein, da wir unserem Körper nun eine bessere Alternative anbieten.

Mahlzeiten in der richtigen Reihenfolge genießen

- Beginnen Sie Ihre Mahlzeit mit den natürlich süßen und warmen Speisen. Die Verdauung der süßen Speisen (wie z.B. Getreide, Teigwaren, süße Gemüse) beginnt bereits im Mund. So wird Ihr Körper in Sekundenschnelle mit Wärme und Energie versorgt. Menschen mit sehr starkem Appetit und einem ausgeprägten *Pitta-Dosha* dürfen den Nachtisch sogar als Vorspeise essen!
- Nach einigen Löffeln der süßen Speisen folgen die leicht sauren und scharfen Speisen, wie z. B Gemüsegerichte mit Gewürzen und etwas Tomaten, ein Chutney mit Tamarinde oder Ähnlichem, die Sie gemeinsam mit den süßen Speisen verzehren.
- Beenden Sie Ihre Mahlzeit mit den bitteren und herben Speisen (z.B. etwas Salat). Dies macht den Körper jetzt leicht und regt den gesamten Verdauungsapparat an. Menschen, die von Natur aus bereits sehr viel Süße im Organismus haben, z.B. *Kapha*-Konstitutionen, wird geraten, keinen Nachtisch mehr zu essen. Stattdessen ist ein schöner Kräutertee oder etwas schwarzer Tee mit Ingwer und Milch eine sehr gute Alternative. Selbst ein kleiner Kaffee ist aufgrund seiner Bitterstoffe und verdauungsfördernden Wirkung nicht ganz verpönt.

Küchenausstattung

Die ayurvedische Küche ist einfach, schnell und für jeden gut umsetzbar. Sie benötigen keine speziellen Gerätschaften außer einem Mörser und einem Stabmixer. Zum Kochen eignen sich Edelstahltöpfe mit einem dicken Boden besonders gut, welche die Hitze gut weiterleiten. Aluminiumtöpfe und Teflonpfannen sollten nicht verwendet werden. In der klassischen Literatur wird das Kochen in Kupfertöpfen sehr gelobt.

Gewürze – der besondere Schatz

Der Geschmack und die individuelle Wirkung der Speisen sind dem Einsatz von Gewürzen zu verdanken. Bereits kleine Mengen von Gewürzen können die Wirkung der Nahrung verändern und mit der Gewürzpaste entscheiden wir über den Charakter unseres Essens.

In der ayurvedischen Küche gibt es einige Zutaten und Gewürzmischungen, die fast in jedem Rezept vorkommen. Sie sollten in jedem Haushalt vorhanden sein. Häufig machen »Ayurveda-Anfänger« jedoch den Fehler, zu viele unbekannte Gewürze ins Essen zu geben. Doch hier ist weniger mehr! Verwenden Sie die Gewürze sparsam und lernen Sie ihren Geschmack und ihre Wirkung mit jeder Speise besser kennen. Wer mit fertigen Gewürzmischungen kocht, spart Zeit und geht auf Nummer sicher, dass das Essen schmeckt. Doch die Kunst des Kochens beginnt, wenn wir mit den Gewürzen spielen und die Geschmacksnuancen selbst festlegen. Für die schnelle Küche am Abend ist es jedoch völlig ausreichend, auf bewährte Masala- und Currymischungen zurückzugreifen.

Churnas

Im Ayurveda werden gemahlene Gewürzmischungen *Churnas* genannt. Jede ayurvedische Köchin und jeder ayurvedische Koch hat seine eigenen Lieblings-*Churnas*, deren Zusammensetzung ungern verraten wird. Das Besondere an einem ayurvedischen *Churna* ist die ausgewogene Geschmacksvielfalt und die spezielle Zubereitung: Alle Gewürze werden in Ghee angeröstet, getrocknet und dann zu einem Pulver gemörsert und vermischt. Dadurch entfalten sich der Geschmack und die Heilkraft der Gewürze auf optimale Weise.

Curry und *Garam Masala* sind die bekanntesten Gewürzmischungen in der traditionellen indischen Küche. Jede Hausfrau mischt ihr eigenes Curry, das sie am Anfang den Speisen zusetzt, oder ihr eigenes *Garam Masala*, das seinen aromatisch-erdigen Geschmack am besten entfaltet, wenn es erst zum Schluss mit der Gewürzpaste vermengt wird. Es gibt viele verschiedene Currymischungen, die einen eher scharf, die anderen etwas milder, doch alle basieren auf den Gewürzen Kurkuma, Kreuzkümmel und *Methi* (Bockshornkleesamen). Lassen Sie sich inspirieren und verwenden Sie die auf Seite 153 f. angegebenen Gewürzmischungen in allen Rezepten, in denen Currys oder *Garam Masala* gefragt sind.

Aufbewahrung der Gewürze

Die Samen, Rinden, Kräuter und Pulver sollten in dunklen Gläsern luftdicht aufbewahrt werden. Noch praktischer ist es, sie in eine »*Masala*-Box« umzufüllen. Die Blechdosen sind in jedem indischen Lebensmittelgeschäft zu kaufen und enthalten sieben kleine Gewürzdöschen. Ich selbst habe in meiner Küche drei verschiedene *Masala*-Boxen stehen: Eine mit meinen persönlichen Alltagsgewürzen Kurkuma, Kreuzkümmelsamen, Gewürznelken, Fenchelsamen, Senfsamen, Chilipulver und Ingwerpulver. Eine andere mit Ajwain, *Hing*, Muskatnuss, *Methi*, Koriander, Galgant und Pfeffer, sozusagen als Therapiebox, in der ich die wichtigsten Gewürze meiner Hausapotheke zum Ausgleich von *Vata*- und *Kapha*-Störungen finde. Und die dritte ist die *Rasayana*-Box mit allen süßen, stärkenden Gewürzen wie grünem und schwarzem Kardamom, Safran, Zimtstangen, Piment und Vanille. Den Rest, also meine Gewürzmischungen, getrockneten Küchenkräuter und das Salz, bewahre ich dagegen nicht in einer Dose, sondern jeweils einzeln und gut beschriftet in dunklen Gläsern auf.

Die Küche als Hausapotheke

In Indien werden alle Familienmitglieder mit Gewürzen als tägliches Hausmittel gegen vielerlei Alltagsbeschwerden behandelt. Dieses alte Wissen fließt automatisch in die Küchenpraxis mit ein:

- Gegen Erkältung und Schnupfen einen Tee aus 1 Esslöffel frisch geriebenem Ingwer und Nelkensamen oder alternativ ½ Teelöffel Süßholz und 1 Esslöffel frisch geriebenem Ingwer zubereiten.
- Gegen Halsentzündung, Hautbeschwerden und Darmpilze ½ Teelöffel Kurkuma in Wasser aufkochen und den abgekühlten Tee trinken.
- Bei akuten Verdauungsstörungen und Blähungen vor dem Essen aus je ¼ Teelöffel Anis und Ajwain mit heißem Wasser eine Tasse Tee zubereiten und diese schlückchenweise trinken.
- Bei Appetitlosigkeit 1 Scheibe frischen Ingwer und ½ Teelöffel Galgantpulver in ½ Liter Wasser für 15 Minuten köcheln lassen und den Tee circa 20 Minuten vor dem Essen trinken.
- Gegen Blähungen 1 Teelöffel geriebenen Ingwer mit 1 Teelöffel Kreuzkümmel und 1 Teelöffel *Hing* in ½ Liter Wasser zum Kochen bringen und auf die Hälfte einkochen lassen. In kleinen Schlucken trinken.
- Gegen Durchfall gekochten Reis mit frischem Joghurt mischen und mit etwas geriebener Muskatnuss würzen. Die Speise verzehren, um den Durchfall zu stoppen.

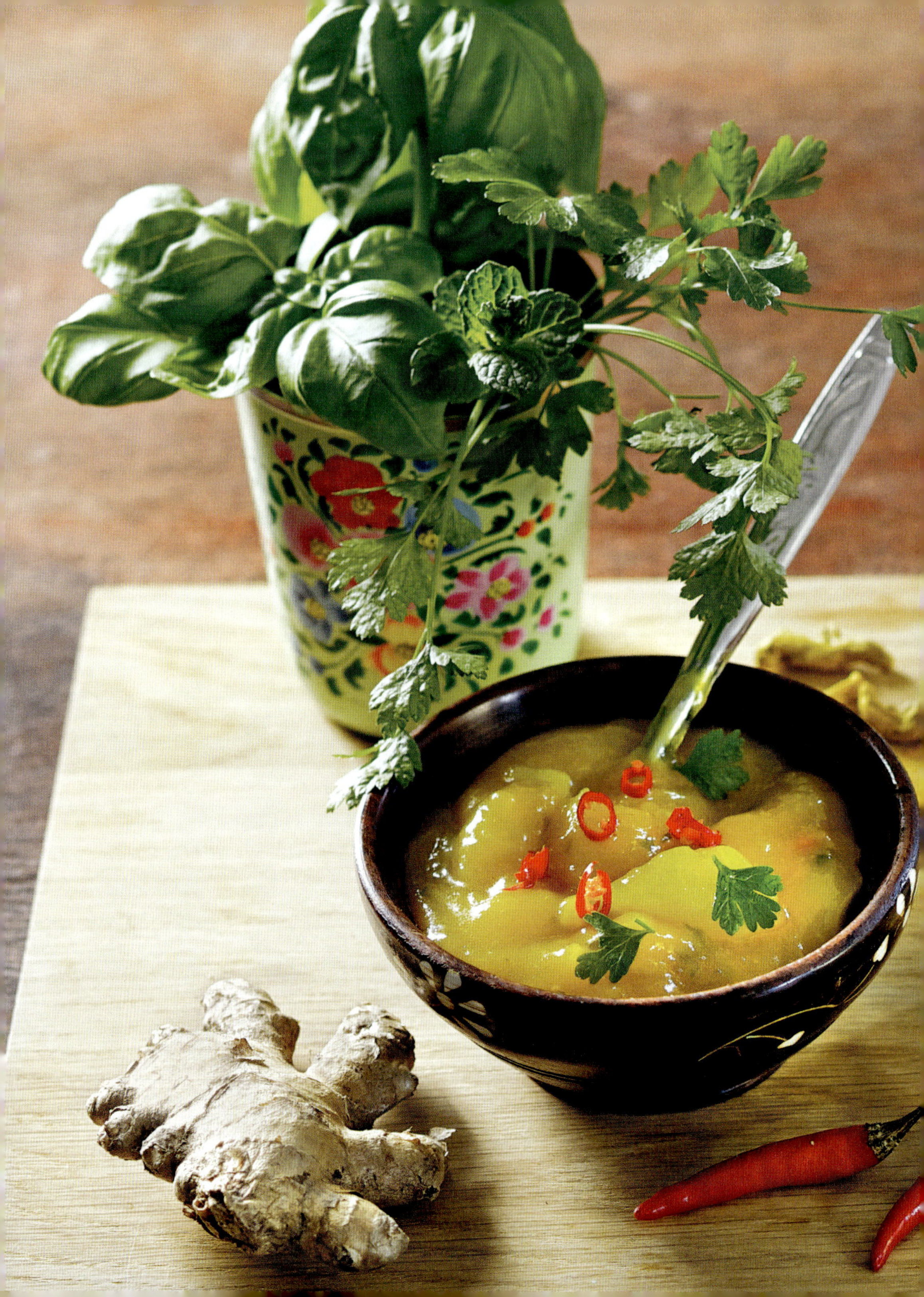

Ayurveda-Rezepte

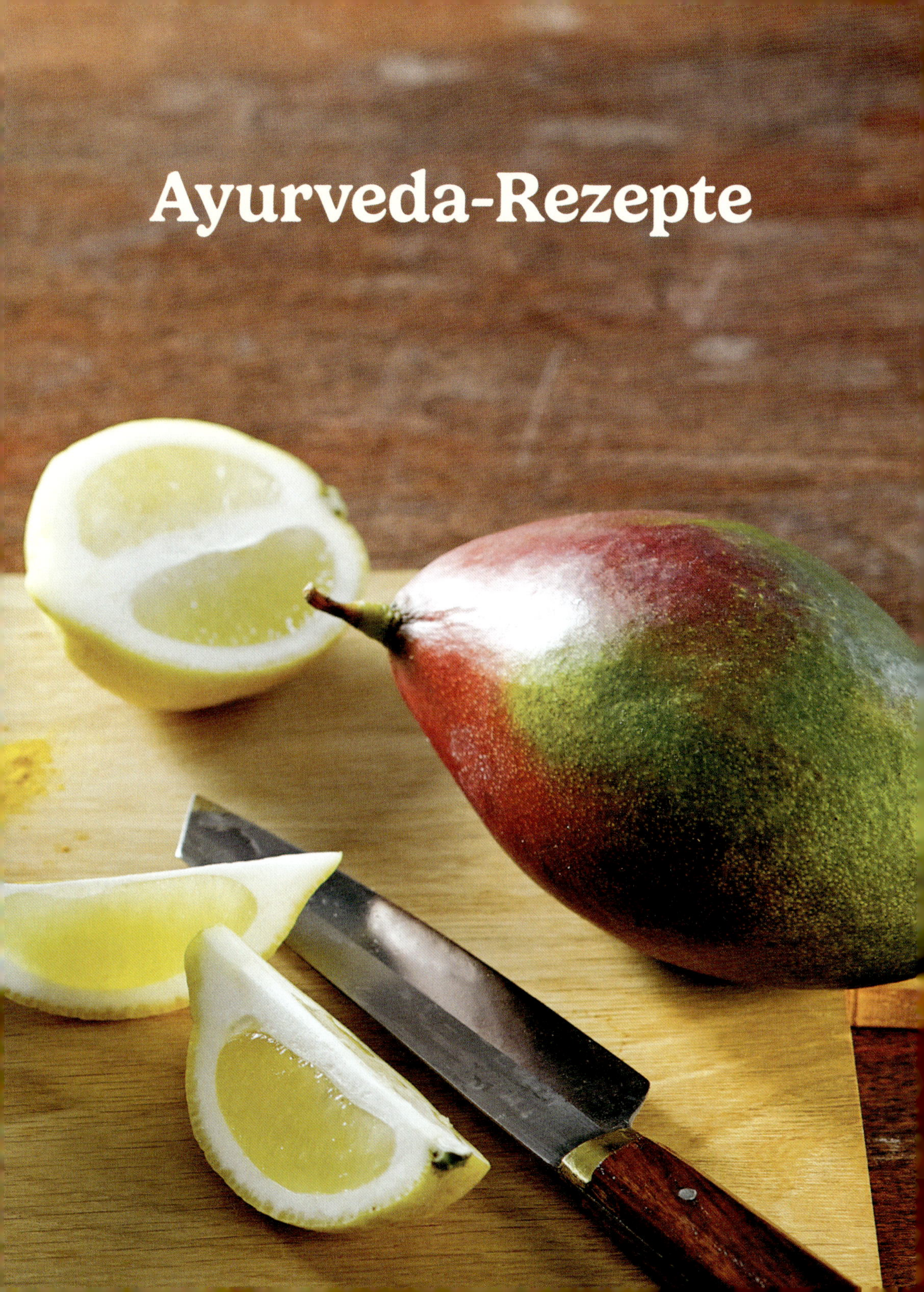

Ghee

Zubereitungszeit: 45 Minuten

Für 1 Glas

500 g Butter (Bio-Qualität))

Außerdem

1 Topf mit dickem Boden

1 Mulltuch (Stoffwindel)

1 Metallsieb

1 Glas mit 500 ml Inhalt, heiß ausgespült

1 Die Butter in einem Topf mit dickem Boden bei schwacher Hitze ganz langsam erwärmen, bis sie schmilzt. Die flüssige Butter sanft köcheln lassen und dabei nach Bedarf ab und zu umrühren, damit sie nicht anbrennt, sondern goldklar bleibt. Dabei entsteht ein weißer Schaum, der sich nach 35 bis 45 Minuten an der Oberfläche verkrustet und beim Abgießen von dem Butterfett getrennt wird.

2 Dazu ein Mulltuch befeuchten und das Sieb damit auslegen. Das flüssige Butterfett durch das Tuch in das saubere Glas abgießen.

3 Das Mulltuch sofort nach dem Gebrauch mit Geschirrspülmittel auswaschen. Alternativ kann das Ghee auch durch ein Stück Küchenkrepppapier abgesiebt werden. Dies dauert zwar etwas länger, das Papier kann dann aber direkt im Müll entsorgt werden.

4 Ghee kann einige Wochen oder Monate lang im offenen Glas bei Zimmertemperatur aufbewahrt werden.

Ghee ist »das« bevorzugte Koch- und Bratfett im Ayurveda. Es dient nicht nur der Zubereitung von Gemüse- und Getreidegerichten, sondern wird auch für die beliebten Gewürzpasten verwendet, bei denen die Gewürze vorab gebraten werden.

In ayurvedischen Kochbüchern gibt es zahlreiche Anleitungen zur Herstellung von Ghee: Mit Süßrahmbutter, Sauerrahmbutter oder Joghurtbutter, die vorher gewaschen werden (oder auch nicht) und anschließend unterschiedlich lang kochen müssen. In meiner langjährigen Küchenerfahrung bei der Herstellung von Ghee konnte ich keine entscheidenden Qualitätsunterschiede bei den unterschiedlichen Herstellungsweisen feststellen.

Garam Masala

Zubereitungszeit: 35 Minuten

Für etwa 150 g

- 50 g Koriandersamen
- 25 g Kreuzkümmelsamen (Cumin)
- 10 g schwarze Pfefferkörner
- 10 g weiße Pfefferkörner
- 2 Ceylon-Zimtstangen
- 15 g grüne Kardamomkapseln
- 10 g dunkle Kardamomkapseln
- 5 Lorbeerblätter
- 10 g Fenchelsamen
- 5 g ganze Nelken
- 5 g Muskatnuss, frisch gerieben

1. Den Backofen auf 100 °C Ober-/Unterhitze (Umluft 80 °C) vorheizen.
2. Alle Zutaten, außer dem Muskat, in einer feuerfesten Form miteinander vermischen. Die Form in den Backofen stellen und die Gewürze 30 Minuten anrösten, ohne dass sie zu braun werden oder gar anbrennen. Gewürze herausholen und zum Abkühlen beiseitestellen.
3. Die abgekühlten Gewürze portionsweise in einem Mörser oder einer elektrischen Kaffeemühle vermahlen. Das Muskatpulver untermischen.
4. Das Gewürzpulver in dicht schließende, dunkle Schraubdeckelgläser füllen.

Klassischer Agni-Trunk

Zubereitungszeit: 10 Minuten

Für 1 Person

- 1 Scheibe frischer Ingwer (ca. 1 cm dick)
- 1½ TL Kreuzkümmelsamen (Cumin)
- 5 schwarze Pfefferkörner
- ½ TL Methi (Bockshornkleesamen)
- ¼ TL Salz
- ¼ TL Vollrohrzucker

1. Ingwer schälen. In einem kleinen Topf 200 Milliliter Wasser erhitzen. Alle Zutaten hineingeben, aufkochen, die Hitze reduzieren und das Gewürzwasser 10 Minuten köcheln lassen.
2. Das Getränk leicht abkühlen lassen und absieben. Noch lauwarm trinken.

Zur Verdauungsanregung wird im Ayurveda vor der Hauptmahlzeit ein *Agni*-Trunk empfohlen. Der Gewürzcocktail sollte 10 Minuten vor dem Essen lauwarm in kleinen Schlucken eingenommen werden.

Klassische Currymischung

Zubereitungszeit: 10 Minuten

Für etwa 100 g

6 getrocknete Chilischoten
1 EL Ghee (siehe Seite 152)
3 TL Koriandersamen
1 TL Senfkörner
2 TL Kreuzkümmelsamen (Cumin)
1 TL schwarze Pfefferkörner
1 TL Methi (Bockshornkleesamen)
20 Curryblätter
2 EL Kurkuma, gemahlen

1 Chilischoten waschen, trocken tupfen und die Stielansätze entfernen.

2 Ghee in einem Topf erhitzen. Chilischoten, Koriandersamen, Senfkörner, Kreuzkümmelsamen, Pfefferkörner, Bockshornkleesamen und Curryblätter zum Ghee geben. Die Gewürze unter Rühren anrösten, den Topf von der Kochstelle nehmen und alles abkühlen lassen.

3 Die gerösteten Gewürze in einer elektrischen Kaffeemühle, einer Gewürzmühle oder in einem Mörser fein vermahlen. Kurkumapulver untermischen.

4 Das Currypulver in ein Gefäß geben und dieses fest verschließen.

Milde Currymischung

Zubereitungszeit: 10 Minuten

Für etwa 150 g

1 EL Ghee (siehe Seite 152)
2 Ceylon-Zimtstangen
5 EL Koriandersamen
3 EL Kreuzkümmelsamen
1 TL schwarze Pfefferkörner
1 EL schwarze Senfsamen
1 EL Methi (Bockshornkleesamen)
1 TL Fenchelsamen
2 EL Kurkuma, gemahlen

1 Ghee in einem Topf erhitzen. Gewürze – außer Kurkuma – zugeben und unter Rühren anrösten. Abkühlen lassen.

2 Die Gewürze in einer elektrischen Kaffeemühle, einer Gewürzmühle oder in einem Mörser fein vermahlen. Das Kurkumapulver untermischen.

3 Das Currypulver in ein Gefäß geben und dieses fest verschließen.

Zur Aufbewahrung der aromatischen Gewürzmischungen bieten sich dunkle Schraubgläser oder Gewürzboxen aus Blech an (siehe dazu auch Seite 149).

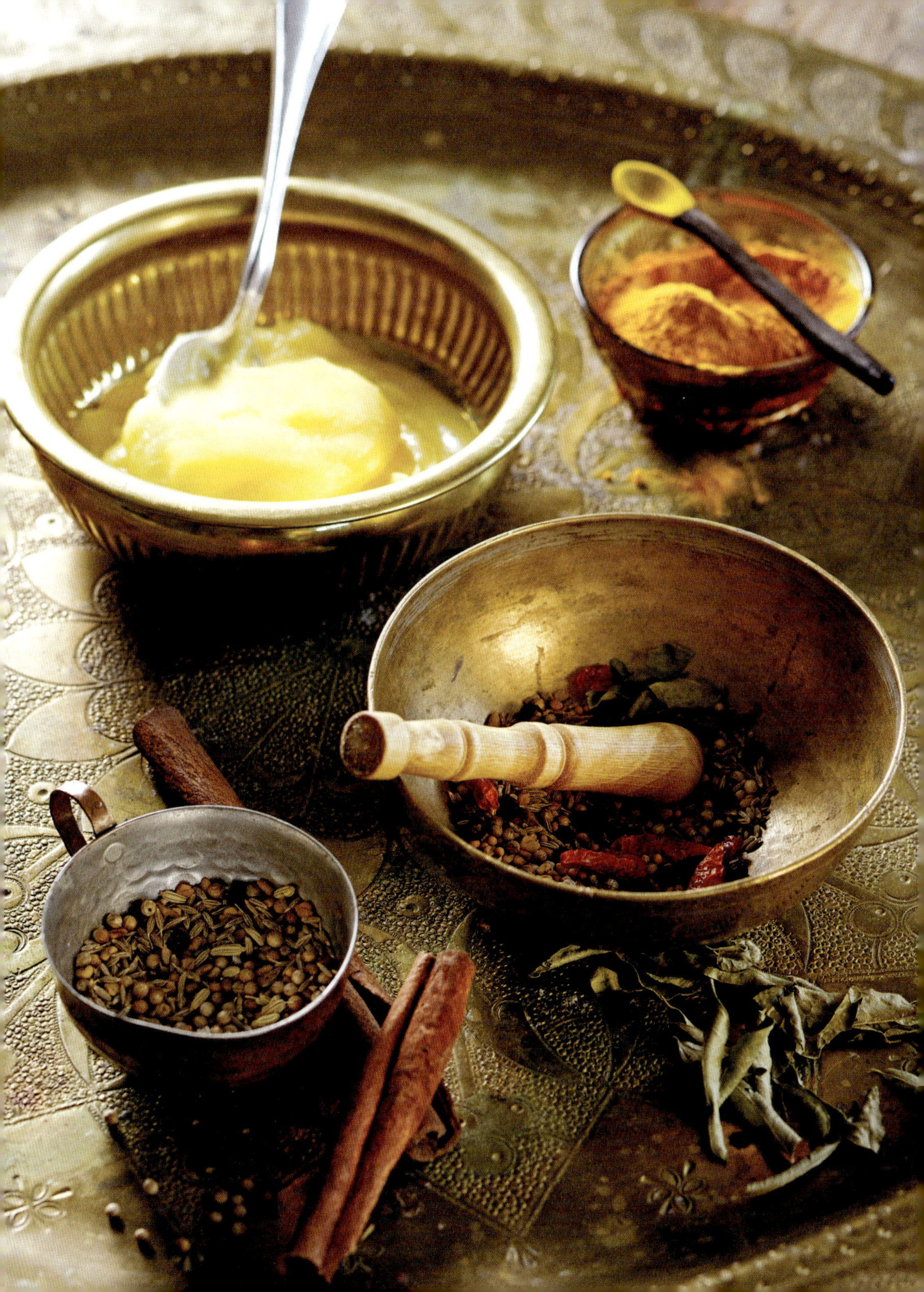

Gemüsecurry im Gewürzsud

Zubereitungszeit: 25 Minuten

Für 4 Personen

1 kleine Zwiebel

500 g Gemüse nach Wahl

2 TL Ghee (siehe Seite 152)

½ TL Kreuzkümmel- (Cumin) oder Senfsamen

1 TL frische Gewürze (gehackter Ingwer, Knoblauch oder Chili)

1 TL milde Currymischung (siehe Seite 154)

Salz

50 ml Flüssigkeit (Wasser, Gemüsebrühe oder Ingwerwasser, siehe Seite 135)

1 Zwiebel abziehen und fein würfeln. Gemüse waschen, putzen und klein schneiden.

2 Ghee erhitzen und Kreuzkümmel- oder Senfsamen darin anrösten, bis sie springen. Die Zwiebelwürfel und die frischen Gewürze zugeben und kurz mit anschwitzen. Die Currymischung zugeben und unter Rühren anbraten.

3 Das Gemüse mit etwas Salz in den Gewürzsud legen und kurz anbraten. Die Flüssigkeit zugießen und das Gemüse weich kochen.

Gemüse wird in der ayurvedischen Küche generell in einem Gewürzsud gegart. Die in Ghee angerösteten Gewürze verleihen den Speisen einen aromatischen und harmonischen Geschmack und entfalten auch *Agni*- und *Dosha*-ausgleichende Heilwirkungen.
Vata-betonte Menschen sollten täglich frisch gekochtes Gemüse, das weich, saftig und mit milden Gewürzen zubereitet wurde, verspeisen. Der Gewürzsud kann mit Tomaten oder Joghurt angereichert werden, denn die saure und befeuchtende Qualität ist sehr bekömmlich.
Pitta-betonte Menschen dürfen Kürbisse, Kartoffeln und viel rohes und knackig gegartes Gemüse zu sich nehmen. Sehr scharfe Gewürze und saure Saucen sollten gemieden werden. Bekömmlich und nährend sind Saucen und Currys aus Kokosmilch oder -flocken. Diese Zubereitungsweise gleicht große Hitze aus und harmonisiert in Kombination mit scharfen Gewürzen *Pitta* und *Agni*.
Für ***Kapha***-betonte Menschen sollte Gemüse den Hauptbestandteil der täglichen Mahlzeiten darstellen. Alle Blattgemüse- und Kohlarten sind besonders verträglich. Das Gemüse wird eher trocken und scharf mit anregenden Gewürzen angebraten. Frische Kräuter wirken belebend.

Alternative: Ofengemüse im Gewürzsud
Für die schnelle Küche und als Meal Prep kann dasselbe Prinzip auch bei Ofengemüse angewendet werden: Die Gewürze werden in Ghee oder Sesamöl angeröstet und mit dem Gemüse, das fertig geschält und geschnitten in einer Auflaufform liegt, vermischt. Anschließend in den Ofen schieben, backen, fertig.

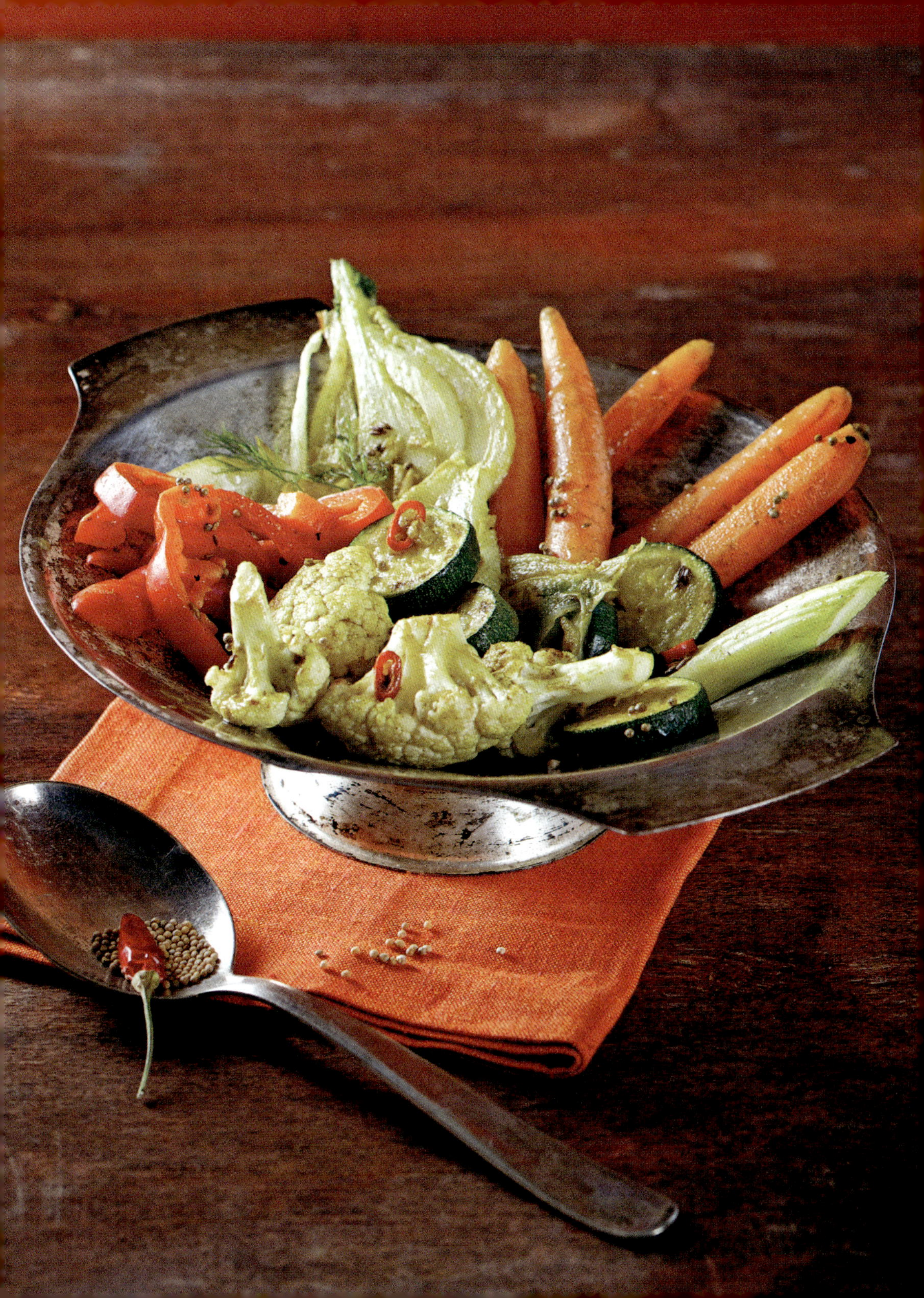

Geschmorte Auberginen

Zubereitungszeit: 45 Minuten

Für 4 Personen

2 mittelgroße Auberginen
2 Frühlingszwiebeln
1 Knoblauchzehe
1 große Scheibe frischer Ingwer
1 rote Chilischote
2 Fleischtomaten
2 EL Sesamöl
1 TL Senfsamen
¼ TL gemahlene Kurkuma
¼ TL gemahlener Koriander
½ TL Salz
¼ TL Garam Masala (siehe Seite 153)
¼ TL Chilipulver

1 Den Backofen auf 180 °C Ober-/Unterhitze (Umluft 160 °C, Gas Stufe 2–3) vorheizen. Auberginen waschen, halbieren, mit der Gabel 2- bis 3-mal einstechen, mit der Schnittfläche nach oben auf ein Backblech legen und im Backofen 40 Minuten backen. Etwas abkühlen lassen. Das Fruchtfleisch aus der Schale lösen und mit einer Gabel zu Mus zerdrücken.

2 Frühlingszwiebeln waschen und putzen. Knoblauch abziehen, Ingwer schälen, Chilischote putzen. Alles fein hacken. Die Tomaten kreuzförmig einritzen, kurz mit kochendem Wasser überbrühen, häuten, entkernen und das Fruchtfleisch würfeln.

3 Sesamöl in einem Topf erhitzen und darin die Senfsamen anrösten. Zwiebeln, Knoblauch, Ingwer und Chilistücke zufügen und anschwitzen. Die Tomatenwürfel, Kurkuma, Koriander und Salz untermischen und einige Minuten köcheln lassen. Das Auberginenmus unterrühren. Nach Belieben mit Garam Masala und Chilipulver abschmecken.

Dieses klassisch-indische Gericht wird normalerweise zusammen mit Raita-Joghurt (Rezept Seite 235) und Reis serviert.

Zum Ausgleich von *Vata* das Gericht am Ende noch mit 1 Esslöffel Tomatenmark, 1 Esslöffel Ghee und frischem Koriandergrün verfeinern.
Zum Ausgleich von *Pitta* das Gericht ohne Tomaten zubereiten und stattdessen eine rote Paprikaschote im Backofen mitschmoren und diese pürieren. Der Gewürzpaste sollten noch 2 Nelken sowie etwas mehr Koriandersamen und Ghee zugesetzt werden.
Zum Ausgleich von *Kapha* alles ein bisschen weniger ölig und etwas schärfer zubereiten.

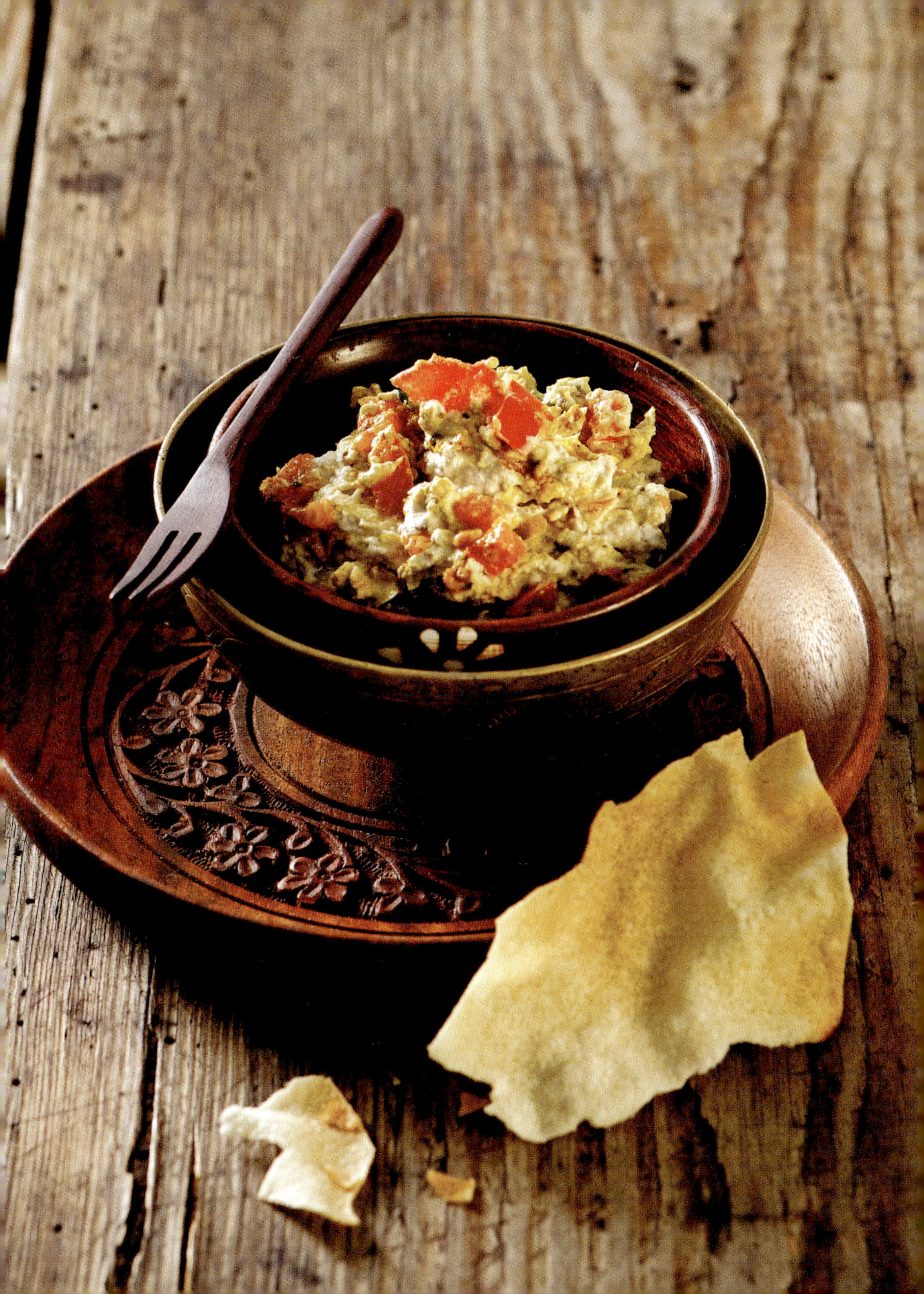

Blumenkohl im Kokosmantel

Zubereitungszeit: 25 Minuten

Für 4 Personen

50 g Kokosflocken
1 kleiner Blumenkohl
1 Scheibe frischer Ingwer
1 EL Ghee (siehe Seite 152)
½ TL Kreuzkümmelsamen (Cumin)
1 TL Curryblätter
5 Nelken
¼ TL gemahlener Koriander
¼ TL gemahlene Kurkuma
Salz
¼ TL Garam Masala (siehe Seite 153)
1 Spritzer Zitronensaft

1 Kokosflocken in 50 Milliliter Wasser einweichen. Blumenkohl waschen, putzen und in Röschen teilen. Ingwer schälen und fein reiben.

2 Ghee in einem Topf erhitzen. Kreuzkümmelsamen, Curryblätter und Nelken hineingeben und kurz erhitzen. Koriander, Kurkuma und Ingwer hinzufügen und unter Rühren leicht anrösten.

3 150 Milliliter Wasser in den Topf gießen und salzen. Den Blumenkohl hineinlegen und 10 bis 15 Minuten im Gewürzsud köcheln lassen, bis er angenehm bissfest gegart ist.

4 Die eingeweichten Kokosflocken untermischen. Mit Garam Masala und 1 Spritzer Zitronensaft würzen.

Dieses Gericht schmeckt natürlich noch viel besser, wenn es mit frischer Kokosnuss zubereitet werden kann. Wer die Arbeit und Kosten nicht scheut, der kann gerne eine frische Kokosnuss schälen, fein raspeln und zusammen mit der Kokosmilch dem Blumenkohl zufügen.

Für die *Pitta*-Konstitution ist das milde Blumenkohlgemüse im Kokosmantel optimal. Es passt auch hervorragend zu einem leichten Sommeressen mit Salat, Reis und mildem Chutney.
Für den *Vata*-Ausgleich das Rezept noch mit etwas Kokosmilch (Dose) ergänzen, um noch mehr Sauce und Nährwerte zu erhalten.
Für *Kapha*-Typen ist es sehr bekömmlich, das Blumenkohlgemüse mit einem scharfen Chutney zu kombinieren.

Porree-Süßkartoffel-Curry

Zubereitungszeit: 25 Minuten

1 Porree waschen, putzen und in 4 Zentimeter lange Stücke schneiden. Süßkartoffel waschen, schälen und würfeln. Knoblauch abziehen und fein hacken. Methi- und Fenchelsamen in einem Mörser grob zerreiben.

2 Ghee in einem Topf erhitzen und die Gewürze aus dem Mörser darin anrösten. Süßkartoffelwürfel, Knoblauch, Kurkuma und Gemüsebrühe zufügen. 100 Milliliter Wasser aufgießen und den Topfinhalt 5 Minuten köcheln lassen.

3 Porreestücke und Kokosmilch untermischen und alles etwa 15 Minuten köcheln lassen, bis das Gemüse weich ist. Mit Salz und Pfeffer würzen. Koriandergrün waschen, trocken schütteln, fein hacken und über das Curry streuen.

Porree ist ein süßes und stärkendes Gemüse.

Zum Ausgleich von *Vata* können zusätzlich etwas *Ajwain* und Sahne zugefügt werden.
Für *Pitta* sind frische Granatapfelkerne eine ideale Ergänzung, denn sie wirken nicht nur ausgleichend, sondern schmecken auch gut.
Wer sein *Kapha* mit diesem Gericht ausgleichen möchte, der kann noch etwas Chili und frischen Ingwer daran geben.

Für 4 Personen

400 g Porree/Lauch
1 Süßkartoffel
1 Knoblauchzehe
1 TL Methi (Bockshornkleesamen)
½ TL Fenchelsamen
1 EL Ghee (siehe Seite 152)
¼ TL gemahlene Kurkuma
1 TL gekörnte Gemüsebrühe
200 ml dünne Kokosmilch
Salz
frisch gemahlener schwarzer Pfeffer
frisches Koriandergrün

Pakora im Kichererbsenmantel

Zubereitungszeit: 35 Minuten

Für 4 Personen

500 g Blumenkohl

Salz

Für den Teig

6 EL Kichererbsenmehl

2 EL Reismehl

½ TL Backpulver

½ TL gemahlener Kreuzkümmel (Cumin)

1 Messerspitze gemahlenes Methi (Bockshornkleesamen)

¼ TL gemahlener Ingwer

1 TL Salz

Außerdem

Ghee oder Öl zum Ausbacken

1 Blumenkohl waschen, putzen und in Röschen teilen. Gesalzenes Wasser erhitzen und den Blumenkohl darin 3–4 Minuten blanchieren. Herausheben und mit kaltem Wasser abschrecken.

2 Für den Teig alle Zutaten mischen und mit 200 Milliliter kaltem Wasser glatt rühren. Den Teig mindestens 10 Minuten ruhen lassen.

3 Fett zum Ausbacken in einer Pfanne oder einem Wok erhitzen. Die Blumenkohlröschen portionsweise in den Kichererbsenteig tauchen und nacheinander vorsichtig goldgelb herausbraten. Nach dem Backen auf einem Stück Küchenkrepp abtropfen lassen.

Pakora, das Gemüse im Teigmantel, ist ein typischer Snack der indischen Küche, der auch mit Auberginen, Zucchini, Zwiebeln, Kartoffeln und Chilischoten nach diesem Grundrezept zubereitet werden kann. Klassischerweise wird das Gemüse im Kichererbsenteig in Öl frittiert, doch das sanfte Ausbacken in Ghee ist weitaus bekömmlicher.

Pakoras können als Vorspeise mit einem Basilikum-Möhren-Chutney (siehe Seite 231) oder einem beliebigen anderen Chutney zu Salat gegessen oder als Hauptgericht mit Reis verzehrt werden. Basilikum ist eine der heiligen Pflanzen Indiens. Es schenkt Harmonie in Körper und Geist und gehört neben Kardamom, *Brahmi* und Safran zu den *sattvischen* Kräutern. Auch die Möhre ist ein sehr hoch gelobtes Gemüse, das sowohl in der *sattvischen* Ernährung als auch in der *Rasayana*-Küche einen wichtigen Stellenwert besitzt. So ist das Basilikum-Möhren-Chutney eine sehr ausgewogene Komposition für Körper und Geist.

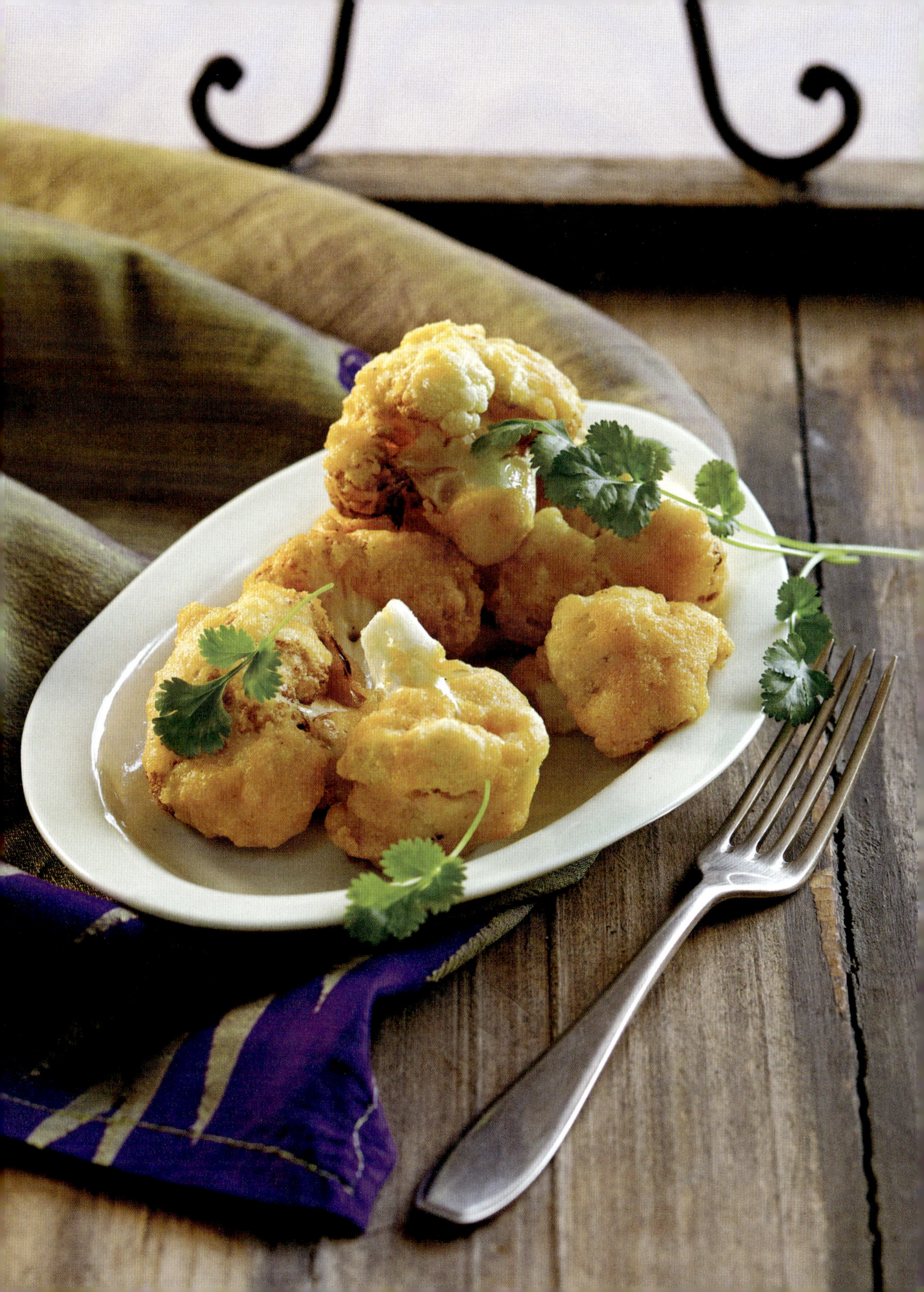

Gedünsteter Chicorée

Zubereitungszeit: 30 Minuten

Für 4 Personen

4 Chicoréekolben
1 unbehandelte Zitrone
2 Zwiebeln
1 Scheibe frischer Ingwer
1 Chilischote
2 EL Olivenöl
1 TL Kreuzkümmelsamen (Cumin)
¼ TL gemahlene Kurkuma
1 TL klassische Currymischung (siehe Seite 154)
1 TL Methi (Bockshornkleeblätter)
½ TL gemahlener Ingwer
1 EL Ahornsirup
1 Messerspitze frisch geriebene Muskatnuss
Salz
frisch gemahlener schwarzer Pfeffer

1 Chicorée putzen und längs vierteln. Zitrone waschen und in Scheiben schneiden. Wasser aufkochen, die Zitronenscheiben einlegen und die Chicoréeviertel in dem Zitronenwasser 5 Minuten blanchieren.

2 Zwiebeln abziehen und in feine Ringe schneiden. Ingwer schälen, Chilischote putzen und beides in feine Streifen schneiden.

3 Öl in einer Pfanne erhitzen und darin die Kreuzkümmelsamen anbraten. Zwiebeln, Ingwer und Chili hinzufügen und unter Rühren anbräunen. Kurkuma, Curry und Bockshornkleeblätter unterrühren und bei schwacher Hitze alles gemeinsam 5 Minuten schmoren lassen.

4 Backofen auf 175 °C Ober-/Unterhitze (Umluft: 155 °C, Gas: Stufe 1–2) vorheizen.

5 Den Pfanneninhalt mit 100 Millilitern Wasser verrühren und mit Ingwerpulver, Ahornsirup, Muskat, Salz und Pfeffer würzen. Chicoréekolben nebeneinander in eine Auflaufform schichten und den Gewürzsud darübergießen. Im Backofen 20 Minuten braten.

Chicorée hat bei richtiger Würzung eine ausgleichende Wirkung. Deshalb verwenden wir:

Zum *Vata*-Ausgleich *Ajwain*, Kreuzkümmel, Ingwer und Zitronensaft.
Zum *Pitta*-Ausgleich Fenchelsamen, Koriandersamen und frisches Koriandergrün.
Zum *Kapha*-Ausgleich *Methi*, Ingwer, Chili und am Ende etwas Honig.

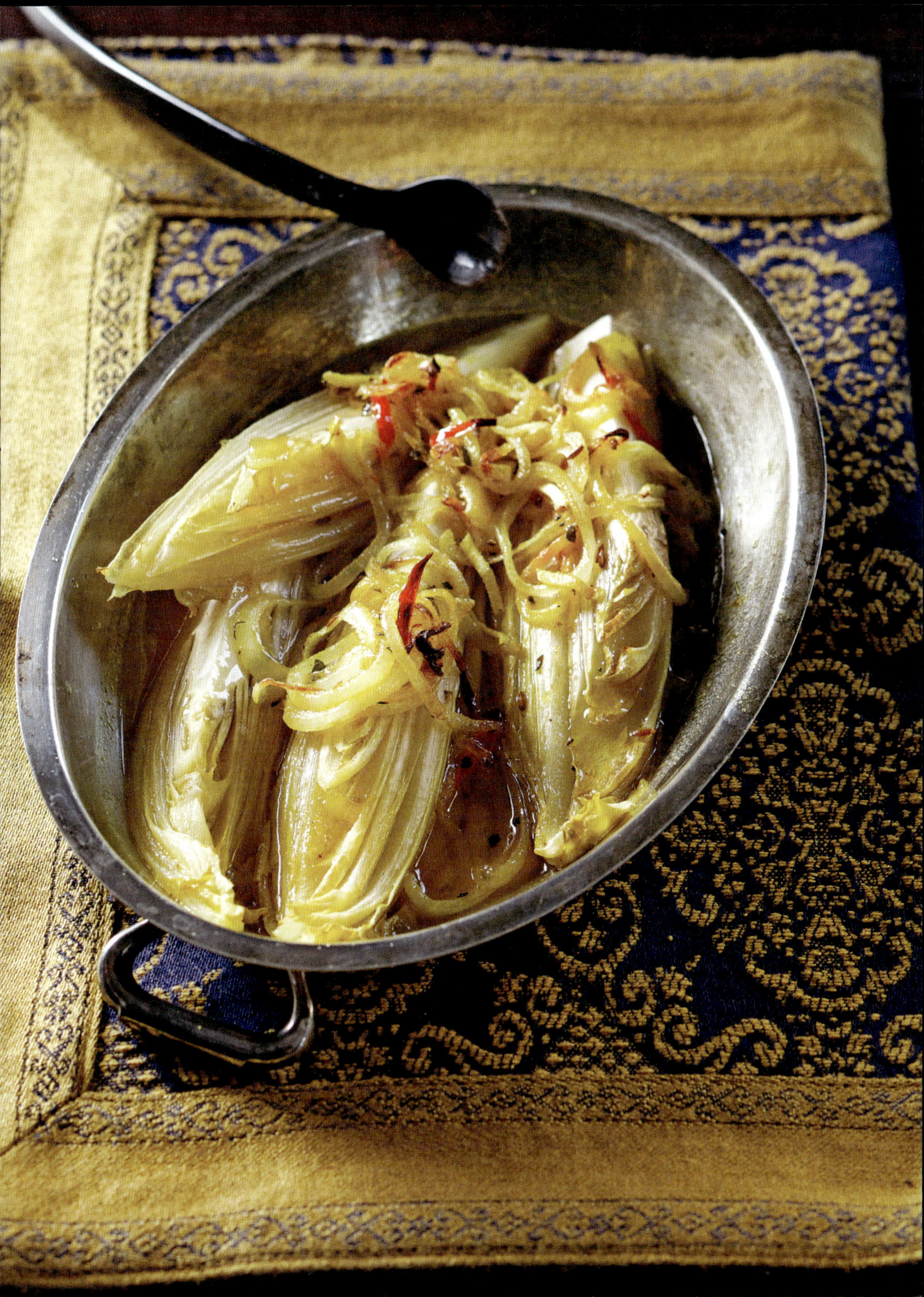

Geschmorter Kürbis aus dem Backofen

Zubereitungszeit: 50 Minuten

Für 4 Personen

1 kleiner Hokkaidokürbis

Für die Marinade

6 EL Olivenöl

1 EL Ahornsirup

3 EL Sojasauce

1 EL Zitronensaft

2 EL Rosmarinnadeln plus 1 Zweig zum Garnieren

½ TL gemahlener Ingwer

½ TL Salz

1. Backofen auf 180 °C Ober-/Unterhitze (Umluft: 160 °C, Gas: Stufe 2–3) vorheizen.

2. Den Kürbis vierteln, die Kerne entfernen und das Fruchtfleisch in circa 2 Zentimeter dicke Scheiben schneiden.

3. Alle Zutaten für die Marinade mit 2 Esslöffeln Wasser vermischen. Die Marinade in eine Auflaufform gießen. Die Kürbisscheiben einlegen und in der Marinade wälzen.

4. Die Form in den heißen Backofen schieben und den Kürbis etwa 40 Minuten backen, bis er weich und leicht angebräunt ist.

Gemüse zu marinieren und im Backofen zu schmoren, ist eine äußerst leckere und schnelle Art des Kochens. Sie eignet sich besonders für einfache Gemüsegerichte, die am Abend zu Nudeln, Getreide oder Brot gereicht werden können. Nach diesem Rezept können auch Zucchini, Paprikaschoten, Süßkartoffeln oder Rote Beten zubereitet werden.

Zum *Vata*-Ausgleich ein paar Rosinen und einige Panir-Würfel untermischen. Wie man Panir-Käse herstellt, steht auf Seite 178.
Zum *Pitta*-Ausgleich etwas Tofu dazugeben und am Ende mit frischen Kräutern bestreuen.
Zum *Kapha*-Ausgleich eine frische Chilischote fein schneiden und in die Marinade einrühren.

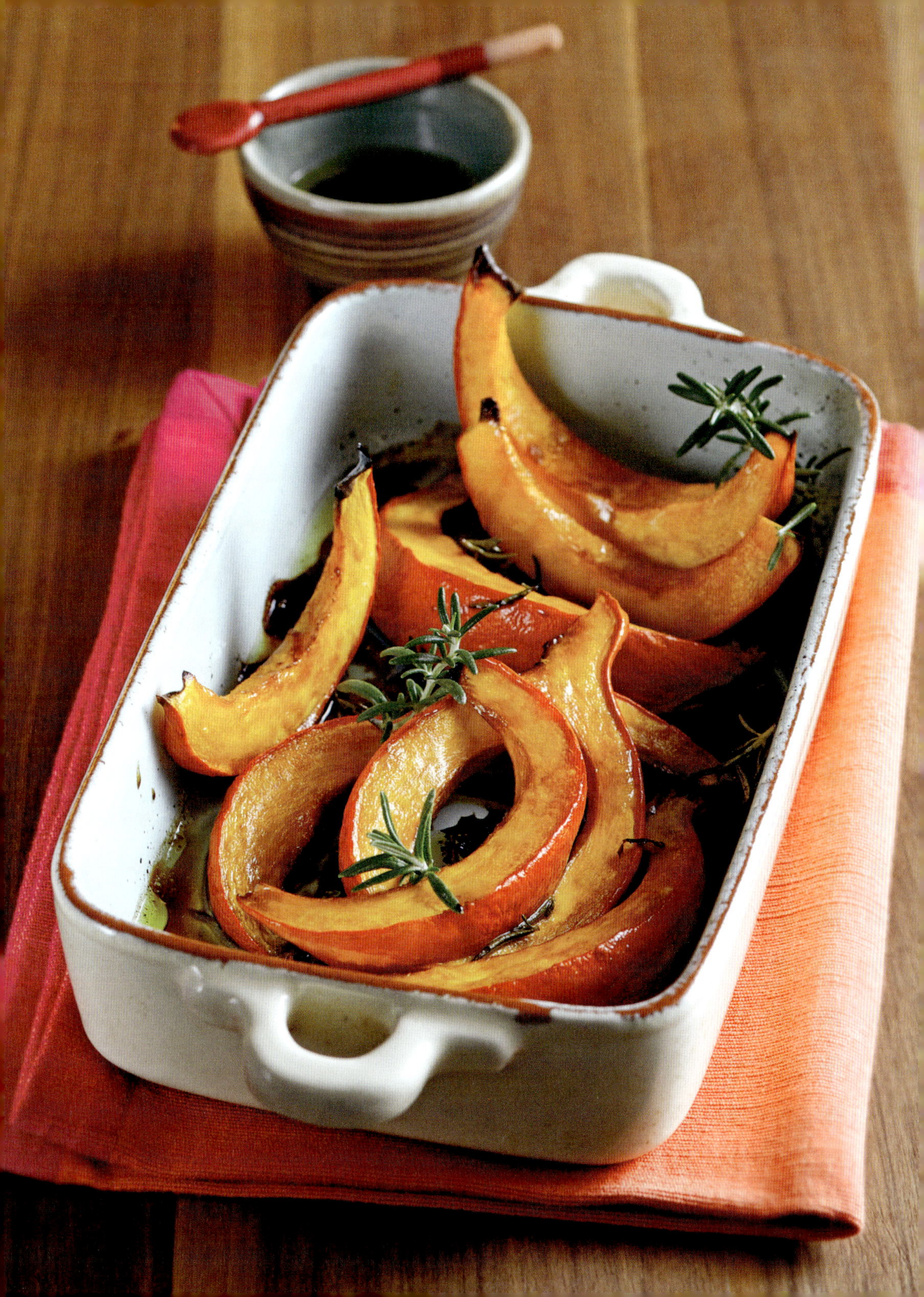

Kartoffeln aus dem Backofen

Zubereitungszeit: 45 Minuten

Für 4 Personen

500 g mittelgroße Kartoffeln
1 rote Zwiebel
1 Knoblauchzehe
1 EL Ghee
½ TL Salz
½ TL gemahlene Kurkuma
½ TL gemahlener Kreuzkümmel (Cumin)
¼ TL gemahlener Koriander
½ TL Paprikapulver
1 Messerspitze gemahlene Muskatblüte (Macis)
1 EL Rosmarin
1 EL Ahornsirup
1 EL Sojasauce

1 Kartoffeln waschen, schälen und der Länge nach vierteln. Zwiebel abziehen und in feine Halbringe schneiden. Knoblauch abziehen und fein hacken.

2 Kartoffeln, Zwiebel und Knoblauch mit Ghee vermischen und in eine Backform geben.

3 Backofen auf 180 °C Ober-/Unterhitze (Umluft: 160 °C, Gas: Stufe 2–3) vorheizen.

4 Alle Gewürze mit 30 Millilitern Wasser, Ahornsirup und Sojasauce verrühren. Die Marinade mit den Kartoffeln vermischen und mindestens 5 Minuten einziehen lassen.

5 Die marinierten Kartoffeln 30–35 Minuten backen. Hin und wieder umrühren, damit sie gleichmäßig gegart und gebräunt werden.

Sesamkartoffeln

Zubereitungszeit: 50 Minuten

Für 4 Personen

500 g Kartoffeln
1 TL Fenchelsamen
½ TL Methi (Bockshornkleesamen)
2 TL Salz
50 g Sesamsamen
2 EL Ghee (siehe Seite 152)

1 Kartoffeln waschen, schälen und je nach Größe halbieren oder vierteln. Die Fenchel- und Methisamen in einem Mörser zerreiben und mit Salz und Sesam mischen.

2 Den Backofen vorheizen auf 180 °C (Umluft 160 °C, Gas Stufe 2–3). Ein Backblech mit Ghee einfetten.

3 Die Samenmischung in einer dicken Schicht auf dem Backblech verstreichen. Die Kartoffeln darauflegen und mit etwas Ghee bestreichen. Die Kartoffeln im heißen Backofen 30 bis 40 Minuten backen.

Gemüsepuffer

Zubereitungszeit: 35 Minuten

Für 4 Personen

200 g Kürbis

2 Süßkartoffeln

2 Kartoffeln

1 große Scheibe frischer Ingwer (ca. 1,5 cm dick)

1 Chilischote

100 g Kichererbsenmehl

1 TL getrockneter Methi (Bockshornkleeblätter)

1 TL Salz

Außerdem

Ghee zum Ausbacken

1 Kürbis, Süßkartoffeln und Kartoffeln waschen, schälen und mit einer Gemüsereibe fein raspeln. Ingwer schälen und ganz fein raspeln. Chilischote waschen, putzen und sehr fein hacken.

2 Das Gemüse mit Kichererbsenmehl, Methi-Blättern und den Gewürzen inklusive Salz zu einem Teig verrühren. Den Teig 10 Minuten durchziehen lassen.

3 Ghee in einer schweren Pfanne erhitzen. Mit 2 Esslöffeln aus der Puffermasse runde Taler mit einem Durchmesser von etwa 7 Zentimetern formen und in das heiße Fett geben. Die Puffer von beiden Seiten goldgelb ausbacken.

Solch leckere Puffer lassen sich nach diesem Rezept mit vielen verschiedenen Gemüsesorten zubereiten:

Zum *Vata*-Ausgleich einen Teig aus geraspelter Rote Bete oder Möhre mit Piment und Nelke zubereiten.
Zum *Pitta*-Ausgleich einen Teig aus geraspelter Kartoffel und Sellerie mit Koriander herstellen.
Zum *Kapha*-Ausgleich einen Teig aus geraspelter Zucchini und Kartoffel mit Ingwer und Methi anrühren.

Als geschmackliche Ergänzung passt Minz-Koriander-Chutney (siehe Seite 231) besonders gut dazu. Oder Sie reichen einen **frischen Minzjoghurt** dazu, für den Sie 2 Bund Minze waschen, die Blättchen abzupfen und mit 1 grünen Chilischote, 1 Tomate, je 1 Teelöffel Vollrohrzucker und Salz, je 1 Messerspitze Kardamom und Kreuzkümmel (Cumin) sowie 150 Gramm Naturjoghurt in einem Mixer pürieren.

Bundmöhren mit Möhrengrün-Pesto aus dem Ofen

Zubereitungszeit: 35 Minuten

Für 4 Personen

1 Bund Möhren mit Grün
½ Bund Koriandergrün
30 ml Sesamöl
30 ml Olivenöl
Saft von 1 Zitrone
1 Scheibe frischer Ingwer
1 Messerspitze Piment
¼ TL Ceylon-Zimt
¼ TL getrockneter Ingwer
1 Messerspitze frisch gemahlener schwarzer Pfeffer
1 EL Kürbiskerne
1 EL Agavendicksaft
½ TL Steinsalz

1 Den Backofen auf 175 °C Ober-/Unterhitze (Umluft: 155 °C, Gas: Stufe 1–2) vorheizen.

2 Das Grün der Bundmöhren circa 2 cm über den Möhren abschneiden. Die Möhren waschen und abschaben. Circa ein Drittel vom Möhrengrün für das Pesto waschen und abtropfen lassen. Der Rest kann entsorgt oder anderwertig verwendet werden.

3 Die Möhren in eine feuerfeste Auflaufform schichten.

4 Das Möhrengrün mit dem Koriander, Sesam- und Olivenöl, Zitronensaft, Ingwer, Piment, Zimt, getrocknetem Ingwer und Pfeffer, Kürbiskernen, Agavendicksaft und Salz im Mixer zu einem Pesto fein pürieren.

5 Die Möhren mit dem Pesto übergießen und im vorgeheizten Ofen für 30 Minuten bei 175 °C backen.

Mit ihrem Reichtum an Vitaminen, Mineralstoffen und Beta-Carotin sind Möhren ein echtes Superfood zum *Pitta*-Ausgleich: Sie stärken die Sehkraft, verbessern Hautbild und Schleimhäute, wirken blutreinigend, entzündungshemmend und darmregulierend bei Durchfall. In Kombination mit dem Pesto verstärken sich diese Heilqualitäten.

Zum *Vata*-Ausgleich: Am Ende 1–2 Esslöffel Joghurt als Dip zu den Möhren geben.
Zum *Pitta*-Ausgleich: Anstatt Zimt lieber etwas Koriandersamen in das Pesto geben.
Zum *Kapha*-Ausgleich: Das Pesto ohne Agavendicksaft zubereiten und stattdessen direkt vor dem Verzehr etwas Honig darüberträufeln.

Geschmorter Fenchel mit Pinienkernen

Zubereitungszeit: 20 Minuten

Für 4 Personen als Beilage

- 2 große Fenchelknollen
- 1 EL Ghee
- ¼ TL Ajwain-Samen
- 1 TL Fenchelsamen
- 2 EL Olivenöl
- 1 TL heller Balsamicoessig
- 2 EL Agavendicksaft
- ¼ TL milde Currymischung (siehe S. 154)
- etwas grobes Salz
- schwarzer Pfeffer aus der Mühle
- 3 EL Pinienkerne
- 1–2 Stängel frischer Dill

1 Den Fenchel waschen, die Stängel mit Grün abschneiden und das Grüne als Garnitur beiseitelegen. Falls notwendig (da braun oder trocken), die äußere Fenchelschale entfernen. Den Fenchel längs in Viertel oder Achtel schneiden (je nach Dicke der Fenchelknolle), sodass der Strunk intakt bleibt und Scheiben entstehen.

2 Die Fenchelstücke in einem Topf mit kochendem Wasser übergießen, salzen und für 4–5 Minuten blanchieren, dann kalt abschrecken.

3 Das Ghee in eine große Bratpfanne geben. Ajwain und Fenchelsamen anrösten, sobald das Ghee heiß ist. Dann die blanchierten Fenchelstücke dazugeben und anrösten.

4 Olivenöl, hellen Balsamicoessig, Agavendicksaft und Currymischung zu einer Marinade verrühren und über den Fenchel geben. Das Ganze für 2–3 Minuten anbraten und sanft karamellisieren lassen. Zum Schluss etwas grobes Salz, schwarzen Pfeffer, Pinienkerne sowie grob gehacktes Fenchel- und Dillgrün darüberstreuen.

Zum *Vata*-Ausgleich mit etwas Ziegenfrischkäse oder Joghurtdip kombinieren.
Zum *Pitta*-Ausgleich anstatt hellem Balsamico gerne Granatapfelsaft verwenden und zum Schluss noch 1 weiteren Esslöffel Olivenöl sowie frische Granatapfelsamen darübergeben.
Zum *Kapha*-Ausgleich die Marinade ohne Agavendicksaft anrühren und stattdessen am Ende etwas Honig über den fertigen Fenchel träufeln.

Indisches Okragemüse

Zubereitungszeit: 25 Minuten

Für 4 Personen

500 g Okraschoten
3 Tomaten
1 Zwiebel
1 Knoblauchzehe
1 Chilischote
1 EL Ghee (siehe Seite 152)
5 grüne Kardamomkapseln
2 TL Senfsamen
2 TL Curryblätter
½ TL gemahlene Kurkuma
Salz
½ TL gemahlener Koriander
½ TL Garam Masala (siehe Seite 153)

Außerdem

frisch gehacktes Koriandergrün
frische Ingwerstifte

1 Okraschoten waschen und so vorsichtig den Ansatz abschneiden (keine Spitze entfernen!), dass sie selbst nicht verletzt werden, sonst werden sie beim Kochen äußerst schleimig. Okraschoten auf ein Backblech legen und bei 180 °C Ober-/Unterhitze (Umluft: 160 °C, Gas: Stufe 2–3) 10 Minuten vorbacken.

2 Tomaten waschen, putzen und achteln. Zwiebel abziehen und in Halbringe schneiden. Knoblauch abziehen und in Stifte schneiden. Chilischote putzen und in feine Streifen schneiden.

3 Ghee in einer Pfanne erhitzen und darin Kardamom, Senf und Curryblätter kurz erwärmen. Zwiebeln, Knoblauch und Chili hinzufügen. Die Okraschoten darin für 2 Minuten scharf anbraten. Dann Tomaten untermengen und alles sanft köcheln lassen. Mit Kurkuma und Salz würzen. Circa 10 Minuten köcheln lassen, bis die Okraschoten weich sind, aber ihre Form noch behalten.

4 Das Gericht mit Korianderpulver und Garam Masala würzen und mit Koriandergrün und Ingwerstiften garnieren.

Okraschoten sind ein wertvolles *Rasayana* mit aphrodisierenden Eigenschaften. Mit ihrer süßen, fetten, schweren Wirkung eignen sie sich vor allem für ***Vata*-Konstitutionen,** gestresste und ältere Menschen.
Auch ***Pitta*-Konstitutionen** vertragen Okraschoten sehr gut, vor allem wenn sie mit einem frischen Korianderchutney gereicht werden. ***Kapha*-Konstitutionen** sollten Okraschoten nur in kleinen Mengen zu sich nehmen, am besten mit einem scharfen Chutney und *Mung-Dal.*

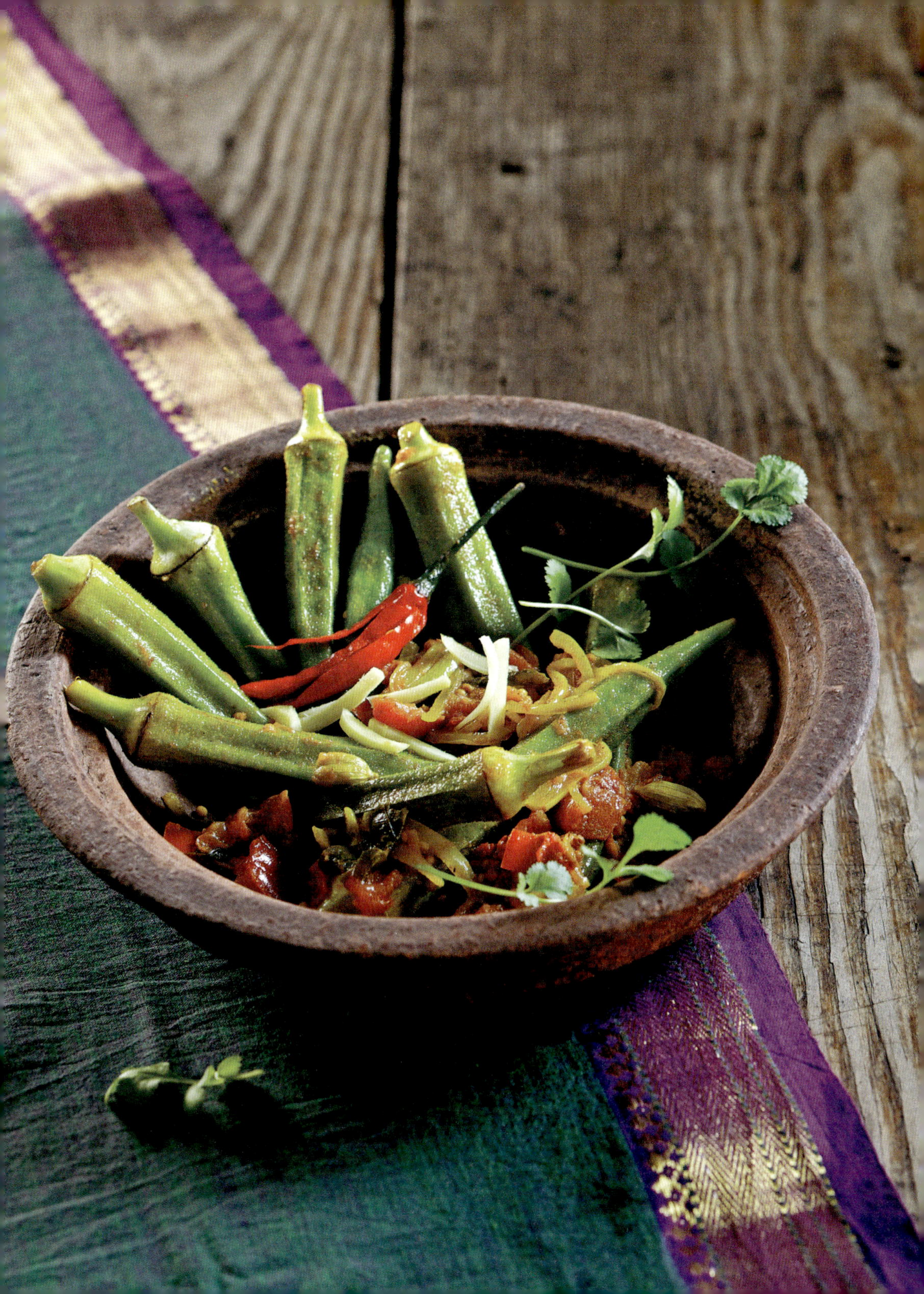

Rote-Bete-Carpaccio

Zubereitungszeit: 1 Stunde

Für 4 Personen

2 Rote-Bete-Knollen
1 Granatapfel
1 große rote Zwiebel
1 TL Ghee (siehe Seite 152)
2 Nelken
1 Sternanis
3 EL Apfelessig
2 EL Rosinen oder Cranberrys
¼ TL gemahlener Ingwer
1 TL brauner Zucker
1 EL Ahornsirup
1 EL Olivenöl
Salz
½ TL frisch gemahlener schwarzer Pfeffer

1 Rote Beten waschen und im Ganzen 20 Minuten in etwas Wasser weich kochen. Herausheben, abtropfen und abkühlen lassen.

2 Granatapfel halbieren. Aus einer Hälfte die Kerne herauslösen und aus der anderen den Saft mithilfe einer Zitruspresse gewinnen. Zwiebel abziehen und in Ringe schneiden.

3 Ghee in einem Topf erhitzen und die Zwiebel darin anschwitzen. Nelken und Sternanis zufügen. Mit Apfelessig ablöschen. Unter Rühren Rosinen (oder Cranberrys), Granatapfelsaft, Ingwerpulver und Zucker zufügen. Den Zwiebelsud etwas einköcheln lassen.

4 Den Zwiebelsud von der Kochstelle nehmen und Ahornsirup und Olivenöl untermischen. Mit Salz würzen.

5 Die ausgekühlten Rote-Bete-Knollen schälen (Einmalhandschuhe tragen!) und in dünne Scheiben schneiden. Die Scheiben dekorativ als Carpaccio auf Tellern anrichten. Die Zwiebeln in ihrem Sud darübergeben und das Carpaccio mindestens 30 Minuten durchziehen lassen.

6 Vor dem Servieren das Carpaccio mit Granatapfelkernen bestreuen und etwas schwarzen Pfeffer frisch darübermahlen.

Das Rote-Bete-Carpaccio kann warm oder kalt als Vorspeise oder Hauptgericht gegessen werden. Die aromatische Komposition ist ein Highlight auf jedem festlichen Büffet und passt hervorragend zu Minz-Koriander-Chutney (siehe Seite 231) oder Wassermelonenchutney (siehe Seite 234). Mit Polenta und gegrilltem Gemüse ist es superlecker.

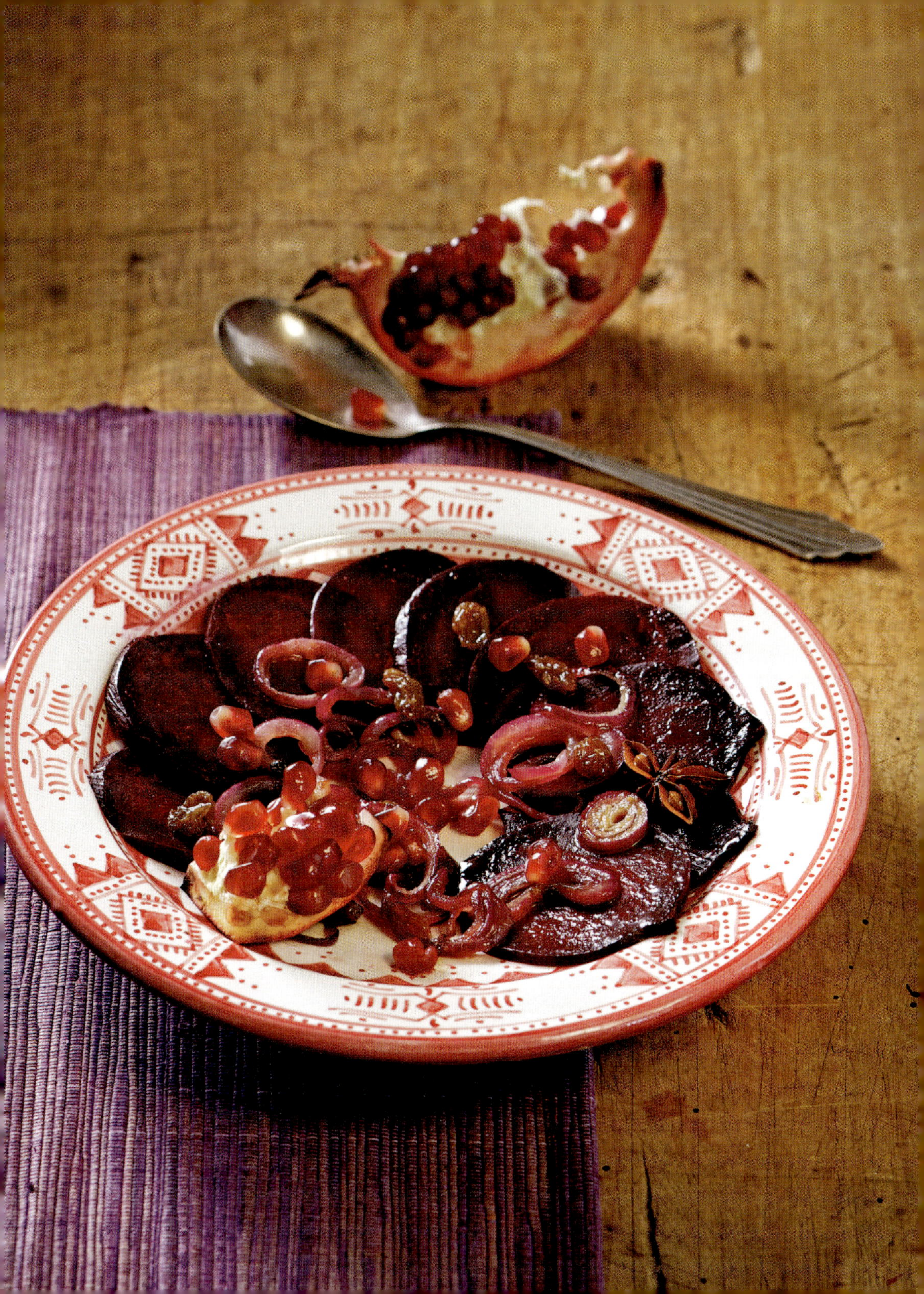

Brokkoli mit Mandeln

Zubereitungszeit: 25 Minuten

Für 4 Personen

2 Brokkoliköpfe
1 Zwiebel
1 Scheibe frischer Ingwer
½ rote Chilischote
3 EL geschälte Mandeln
2 EL Ghee (siehe Seite 152)
2 Nelken
1 TL Kreuzkümmelsamen (Cumin)
½ TL Koriandersamen
1 EL Curryblätter, getrocknet
1 TL Salz
¼ TL Garam Masala (siehe Seite 153)
1 Messerspitze gemahlener Safran

1 Brokkoli waschen, in Röschen trennen, den Stiel schälen und in Stifte schneiden. Zwiebel abziehen und in feine Halbringe schneiden. Ingwer schälen und fein reiben. Chilischote halbieren, entkernen und in feine Ringe schneiden.

2 2 Esslöffel Mandeln mit Wasser bedecken und 15 Minuten einweichen.

3 Ghee in einem Topf erhitzen und darin Nelken, Kreuzkümmel- und Koriandersamen anrösten. Zwiebeln und Chili zufügen und unter gelegentlichem Rühren glasig dünsten.

4 Gewürfelte Brokkolistiele, Curryblätter und Ingwer zufügen und anschwitzen. 150 Milliliter Wasser und Salz zufügen und den Brokkoli 15 Minuten weich dünsten.

5 2–3 Esslöffel vom Brokkoligemüse mit Sud zu den eingeweichten Mandeln geben und im Mixer zu einer feinen Paste pürieren.

6 Brokkoliröschen auch in den Topf geben. Mit Garam Masala und Safran würzen. 8 Minuten köcheln lassen. Ganze Mandeln und die pürierte Mandelpaste einrühren und weitere 5 Minuten durchziehen lassen. Eventuell noch etwas Flüssigkeit zugeben, sodass alles schön cremig ist.

Mit seinen süßen und herben Eigenschaften ist der Brokkoli das optimale Gemüse zum ***Pitta*-Ausgleich.** Diese Eigenschaften können durch die Zugabe von frischen Kräutern und süßer Sahne noch weiter hervorgehoben werden.
Um es auch ***Vata*** und ***Kapha*** optimal anzupassen, können bittere Gewürze und Kräuter zugefügt werden: Für ***Vata*** am Ende noch etwas Ingwer und Muskat dazugeben, und für ***Kapha*** mit Pfeffer und *Methi*-Samen abrunden.

Kohlrabi nach Kaschmir-Art

Zubereitungszeit: 20 Minuten

1 Kohlrabi schälen und würfeln. Kreuzkümmel, Methi und Nelken in einem Mörser nur grob zerstoßen. Chilischote putzen, entkernen und fein hacken. Ingwer schälen und fein hacken.

2 Ghee in einem Topf erhitzen und darin die Gewürze aus dem Mörser und das Hing anrösten. Kohlrabiwürfel hineingeben und unter Rühren 2 Minuten anbraten. Die Hitzezufuhr zurückschalten, etwa 50 Milliliter Wasser zufügen und den Kohlrabi im geschlossenen Topf einige Minuten weich dünsten.

3 Frische Chili- und Ingwerstückchen, Kurkuma, Koriander, Garam Masala, Ingwer- und Chilipulver und Salz zufügen. Gut umrühren, bis die Gewürze duften. 100 Milliliter Wasser angießen und das Gemüse bei schwacher Hitze 10 Minuten fertig garen. Zum Schluss mit Ahornsirup abrunden.

Dieses einfache Gemüsegericht kann noch typgerecht variiert werden:

Um den nährenden und befriedigenden Effekt auf das ***Vata*** und ***Pitta*** noch zu verstärken, kann statt Wasser Sahne verwendet werden. Einfach weniger Wasser zum Weichgaren verwenden und am Ende (Schritt 3) 100 Gramm Sahne zugeben.
Zum Ausgleich von *Kapha* ist es empfehlenswert, am Ende noch frische Kräuter wie Basilikum, Petersilie oder Koriandergrün hinzuzufügen.

Für 4 Personen

500 g Kohlrabi

½ TL Kreuzkümmelsamen (Cumin)

½ TL Methi (Bockshornkleesamen)

2 Nelken

1 grüne Chilischote

1 Scheibe frischer Ingwer

3 EL Ghee (siehe Seite 152)

1 Messerspitze Hing (Asafoetida)

1 TL gemahlene Kurkuma

1 TL gemahlener Koriander

½ TL Garam Masala (siehe Seite 153)

½ TL gemahlener Ingwer

¼ TL Chilipulver

½ TL Salz

1 EL Ahornsirup

Spinat mit Panir

Zubereitungszeit: 20 Minuten
(plus 2 Stunden für den Käse)

Für 4 Personen

1 l Vorzugsvollmilch

4 EL frisch gepresster Zitronensaft

2 EL Ghee (siehe Seite 152)

Für den Spinat

Panir-Käse (siehe Teilrezept)

800 g frischer Spinat oder 400 g TK-Ware

1 kleine Zwiebel

1 Knoblauchzehe

1 Scheibe frischer Ingwer

1 EL Ghee

½ TL gemahlener Koriander

½ TL gemahlene Kurkuma

1 TL gemahlener Kreuzkümmel (Cumin)

½ TL Chilipulver

Salz

½ TL Vollrohrzucker

2 TL getrocknetes Methi (Bockshornkleeblätter)

100 g Sojasahne

1 Messerspitze frisch geriebene Muskatnuss

Außerdem

1 großes Sieb

1 Mulltuch (Stoffwindel)

1 Für den Käse die Milch aufkochen und dann löffelweise den Zitronensaft zugeben. Die Milch köcheln lassen, bis sich feste Stücke absetzen. Das Sieb mit dem Mulltuch auslegen und über eine Schüssel hängen. Den Topfinhalt in das Mulltuch gießen, das Tuch darüber zusammenschlagen und die Käsemasse zum Abtropfen mit einem Gewicht beschweren. Die Käsemasse für mindestens 2 Stunden ruhen und abtropfen lassen.

2 Den feuchten Käse auf ein Arbeitsbrett stürzen und würfeln. 2 Esslöffel Ghee erhitzen, die Käsewürfel darin etwa 4 Minuten anbraten, bis sie leicht gebräunt sind, und herausnehmen.

3 Frischen Spinat putzen, waschen, abtropfen lassen und etwas klein schneiden. Zwiebel abziehen und in Halbringe schneiden. Knoblauch abziehen und zerdrücken. Ingwer schälen und fein reiben.

4 In der Pfanne 1 Esslöffel Ghee erhitzen und darin Zwiebel, Knoblauch und Ingwer in 3–5 Minuten goldbraun anbraten. Koriander, Kurkuma, Kreuzkümmel und Chilipulver hinzufügen und etwa 2 Minuten rösten. Gehackten frischen (oder tiefgekühlten) Spinat dazugeben und zugedeckt bei mittlerer Hitze etwa 15 Minuten garen.

5 Salz, etwas Zucker und die Methi-Blätter zum Spinat geben und gut verrühren. Sahne und gebratene Panir-Würfel hinzufügen und weitere 5 Minuten zugedeckt bei schwacher Hitze dünsten. Ganz am Ende mit frisch geriebener Muskatnuss abrunden.

Zum *Vata*-Ausgleich Koriandergrün und Muskatblüte zugeben.
Zum *Pitta*-Ausgleich Koriandergrün und Koriandersamen zufügen.
Zum *Kapha*-Ausgleich am Ende mit frisch geraspeltem Ingwer und Garam Masala abschmecken.

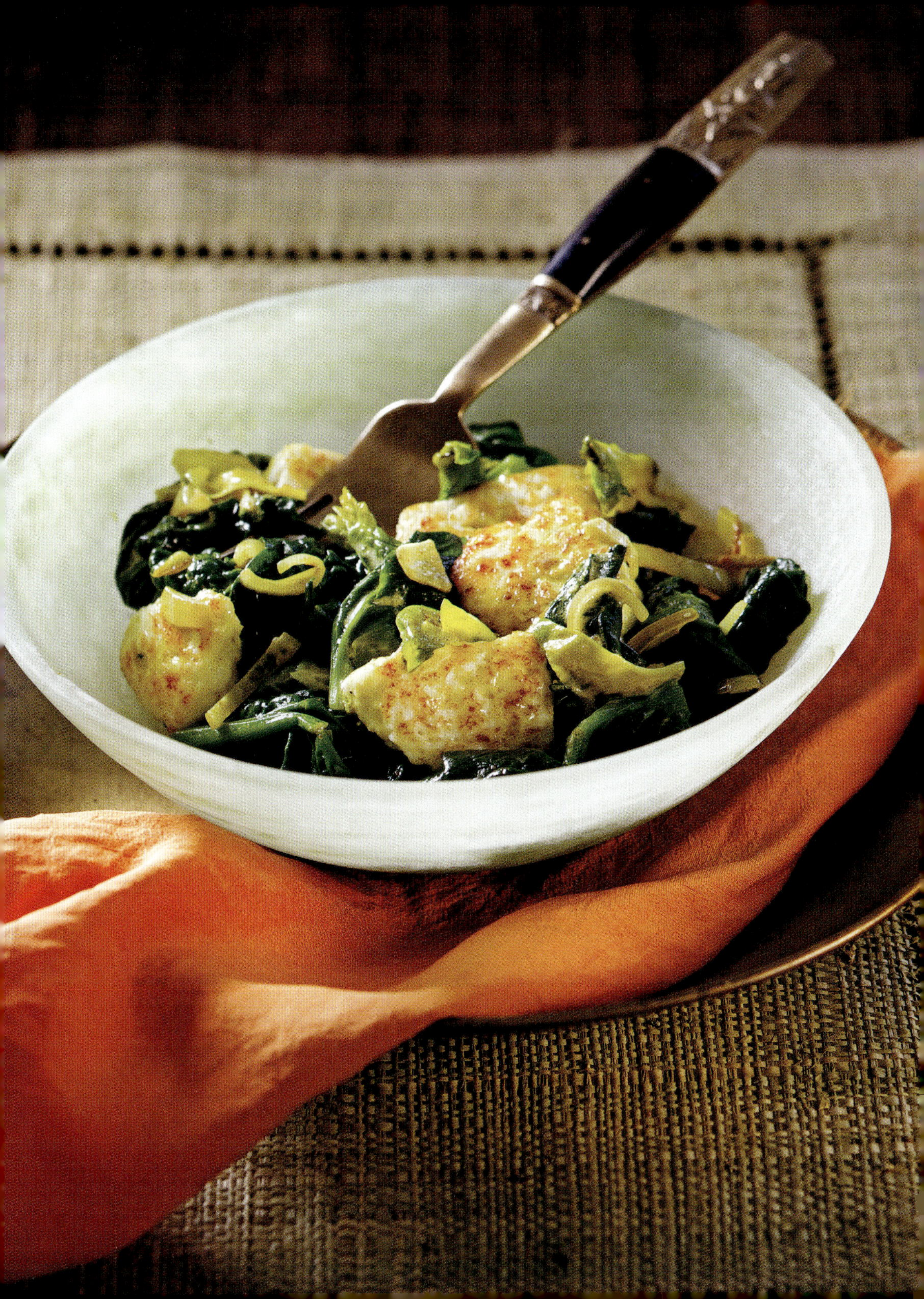

Spitzkohl mit getrockneten Tomaten und Zimt

Zubereitungszeit: 30 Minuten

Für 4 Personen

1 kleiner Spitzkohl
2 EL Ghee
1 TL gemahlene Ajwain-Samen
1 TL gemahlene Fenchelsamen
1 Zwiebel, gehackt
1 Knoblauchzehe, fein gehackt
1 grüne Chilischote, fein gehackt
100 g getrocknete Tomaten
1 EL Tomatenmark
1 TL Thymian
1 TL Kurkuma
250 ml Gemüsebrühe
1 TL Steinsalz
½ TL Pippali-Pfeffer, alternativ: schwarzer Pfeffer
½ TL Ceylon-Zimt
1 TL Agavendicksaft
2 EL Petersilie, gehackt

1 Den Spitzkohl vierteln, Strunk entfernen und in Streifen schneiden.

2 Ghee in einem Topf erhitzen. Ajwain- und Fenchelsamen kurz anrösten, Zwiebel, Knoblauch und Chili zufügen und anbräunen.

3 Spitzkohl, getrocknete Tomaten und Tomatenmark in die Gewürzpaste geben und einige Minuten anschwitzen.

4 Mit Gemüsebrühe ablöschen und im geschlossenen Topf 20 Minuten sanft köcheln lassen. Salz, Pfeffer und Zimt zufügen, mit Agavendicksaft abschmecken und Petersilie darüberstreuen.

Ein schönes Rezept für die Wintertage. Die natürliche Säure der getrockneten Tomaten hilft zusätzlich, das winterliche *Vata-Dosha* auszugleichen. Der Zimt verleiht dem Spitzkohl nicht nur einen unvergleichlichen Geschmack, sondern wirkt auch wärmend und unterstützt die Atemwege.

Zum **Vata-Ausgleich:** gerne noch etwas Olivenöl, Ghee oder Sahne zufügen.
Zum ***Pitta*-Ausgleich:** die getrockneten Tomaten durch fein geschnittene getrocknete Aprikosen ersetzen.
Zum ***Kapha*-Ausgleich:** am Ende noch kräftig frischen Ingwer darüberreiben.

Gefüllte Paprika

Zubereitungszeit: 45 Minuten

1 Zwiebel und Knoblauch fein hacken. Karotte und Zucchini waschen und in kleine Würfel schneiden. Blumenkohl ebenfalls waschen und fein hacken.

2 Das Ghee erhitzen. Ajwain-Samen und angemörserte Fenchelsamen darin anrösten. Curry, Bulgur, Karotten, Zucchini und Blumenkohl zufügen, unterrühren, anschmoren, Wasser und Salz zugeben und weich kochen.

3 Koriandergrün fein hacken und mit Sojasauce und etwas Pfeffer unter den fertigen Gemüse-Bulgur mischen.

4 Für die Sauce die gelbe Paprika und die Fleischtomate in grobe Stücke schneiden. Einen kleinen Topf erhitzen, Gemüse darin in etwas Ghee anbraten. Tomatenmark, Tamarinde und circa 30 Milliliter Wasser zugeben und weich köcheln. Dann mit Olivenöl und den Kräutern der Provence zusammen in einen Mixer geben und pürieren. Den Boden der Auflaufform mit der Paprika-Tomaten-Sauce bedecken.

5 Die roten Paprikaschoten waschen, längs halbieren, vom Stiel, den Trennwänden und den Kernen befreien. Die Paprikahälften in die mit der Sauce bedeckte Auflaufform legen und mit dem Gemüse-Bulgur füllen.

6 Im vorgeheizten Backofen bei 180 °C Ober-/Unterhitze (Umluft: 160 °C, Gas: Stufe 2–3) 30 Minuten backen.

Zum *Vata*-Ausgleich ¼ Hokkaidokürbis für die Sauce verwenden, er kann auch mit Karotte und Fleischtomate gemischt werden.
Zum *Pitta*-Ausgleich die Fleischtomate für die Sauce durch Sellerie und Petersilienwurzel ersetzen.
Zum *Kapha*-Ausgleich den Weizen-Bulgur gegen Buchweizen oder Hirse ersetzen.

Für 4 Personen

3 rote Paprikaschoten

Für die Füllung

1 Zwiebel
1 Knoblauchzehe
1 Karotte
½ Zucchini
¼ Blumenkohl
2 TL Ghee
¼ TL Ajwain-Samen
½ TL Fenchelsamen, im Mörser grob zerstoßen
¼ TL Currypulver
50 g Bulgur
200 ml Wasser
¼ TL Steinsalz
½ Bund Koriandergrün
1 EL Sojasauce
frisch gemahlener schwarzer Pfeffer

Für die Sauce

1 gelbe Paprika
etwas Ghee
1 Fleischtomate
1 EL Tomatenmark
¼ TL Tamarindenpaste
2 EL Olivenöl
½ TL Kräuter der Provence

Außerdem

1 feuerfeste Form

Mangold-Quinoa-Strudel

Zubereitungszeit: 60 Minuten

Für 4 Personen

Für den Teig

450 g Dinkelmehl

ca. 180 ml Wasser

80 g Ghee

Salz

Für die Füllung

150 g Quinoa

400 ml Wasser

600 g Mangold

1 cm frischer Ingwer

1 EL Ghee plus etwas mehr zum Bestreichen

¼ TL Hing (Asafoetida)

1 TL Currypulver

¼ TL Kurkuma

1 EL Salbeiblätter

Salz

1 Messerspitze frisch geriebener Muskat

Außerdem

etwas Mehl für die Arbeitsfläche

etwas Fett für das Backblech

1 sauberes Geschirrtuch

1. Für den Strudelteig alle Zutaten mischen und zu einem glatten Teig verarbeiten. Mindestens 2–3 Stunden in einer abgedeckten Schüssel ruhen lassen.

2. Die Quinoa waschen, in einen Topf mit 400 ml Wasser geben, 15–20 Minuten leicht köcheln und danach ausquellen lassen.

3. Mangold waschen und in 2–3 cm breite Streifen schneiden. Den Ingwer fein schneiden.

4. Das Ghee in einem Topf erhitzen, Ingwer und Hing hinzufügen und kurz darauf auch Curry und Kurkuma in das Fett geben.

5. Mangold einrühren und andünsten, 10 Minuten köcheln lassen. Fein gehackten Salbei, Salz und Muskat zufügen. Quinoa unterziehen und die Masse abkühlen lassen.

6. Den Strudelteig auf dem bemehlten Geschirrtuch rechteckig ausrollen. Die Mangold-Quinoa-Füllung daraufstreichen und den Strudel aufrollen (wie eine Biskuitrolle).

7. Mit der Naht nach unten auf ein gefettetes Backblech legen, mit etwas Ghee bestreichen und bei 190 °C Ober-/Unterhitze 40–45 Minuten backen.

Anstatt den Strudelteig selbst zu machen, kann auch fertig gekaufter Blätter-, Filo- oder Strudelteig verwendet werden.

Zum *Vata*-Ausgleich etwas Sahne (oder vegane Hafersahne) und Muskatblüte hinzugeben.
Zum *Pitta*-Ausgleich noch eine gute Handvoll frisches Koriandergrün oder Minze zufügen.
Zum *Kapha*-Ausgleich kann anstatt Mangold auch Wirsing verwendet werden.

Samosas – gefüllte Blätterteigtaschen mit Minzsauce

Zubereitungszeit: 50 Minuten

1. Kartoffeln weich kochen, schälen, klein schneiden.
2. Zwiebel fein hacken, Ingwer reiben, Tomate fein würfeln.
3. Ghee in einer Pfanne erhitzen, Kreuzkümmelsamen und frische Chili anrösten, Zwiebel und Ingwer dazugeben, dann Curry, Fenchel, Kreuzkümmelpulver und Tomaten dazugeben und für 1–2 Minuten mitbraten.
4. Die gekochten Kartoffeln und TK-Erbsen dazugeben, weitere 2–3 Minuten braten.
5. Mit Salz, Methi-Kraut, Garam Masala und fein gehacktem Koriandergrün abschmecken.
6. Den Blätterteig aus der Gefriertruhe nehmen, in Quadrate schneiden und diese diagonal durchscheiden. Jeweils 1 gehäuften Teelöffel Kartoffelfüllung in die Mitte geben, die Teigblätter diagonal zu Dreiecken zusammenklappen und die Ränder der entstandenen Teigtaschen mit einer kleinen Gabel fest zusammendrücken.
7. Im vorgeheizten Backofen bei 185 °C Ober-/Unterhitze (165 °C Umluft, Gas Stufe 2–3) 25 Minuten goldbraun backen.
8. Für die Joghurt-Minz-Sauce die Gurke waschen, die Kerne herauskratzen, das Fruchtfleisch fein raspeln und die Minze ganz fein hacken. Den Joghurt mit Gewürzen, geraspelter Gurke und Minze verrühren, mindestens 10 Minuten durchziehen lassen – fertig.

Samosas sind ein typisch indisches Streetfood. Sie eignen sich sehr gut als Vorspeise, zum Picknick oder zum Meal Prep. Auch für Veganer sind Samosas ein toller Snack: Einfach veganen Blätterteig verwenden, die Gewürze in Sesamöl anrösten anstatt in Ghee und den Minzjoghurt mit veganem Kokosjoghurt zubereiten.

Für 12 Samosas

- 2 mehligkochende Kartoffeln (ca. 300 g)
- 1 kleine Zwiebel (ca. 40 g)
- 1 großes Stück frischer Ingwer, ca. 15–20 g, fein gerieben
- 1 kleine Tomate (ca. 50 g)
- 1 EL Ghee (siehe Seite 152)
- ½ TL Kreuzkümmelsamen
- ¼ TL Chilipulver oder 1 frische Chili
- 1 TL scharfe Currymischung
- ¼ TL gemahlene Fenchelsamen
- ½ TL gemahlener Kreuzkümmel
- 125 g TK-Erbsen
- ¾ TL Salz
- ½ TL Methi-Kraut
- ¼ TL Garam Masala (siehe Seite 153)
- frisches Koriandergrün
- 1 Pck. Dinkel-Blätterteig (6 Blatt)

Für die Minzsauce

- ½ Salatgurke
- ½ Bund frische Minze
- 150 g griechischer Bio-Vollfettjoghurt
- 1 Messerspitze gemahlener Kreuzkümmel
- 1 Messerspitze Salz

Kartoffel-Gemüse-Auflauf

Zubereitungszeit: 75 Minuten

Für 6 Personen

6 große festkochende Kartoffeln
2 große Möhren
1 kleine Sellerieknolle
1 große Zucchini
1 Scheibe frischer Ingwer
1 TL Pippali-Körner
1 TL Koriandersamen
1 TL Ajwain-Samen
5 schwarze Pfefferkörner
1–2 EL Ghee (siehe Seite 152)
250 g Schlagsahne oder Sojasahne
½ TL gemahlene Kurkuma
½ TL Oregano
½ TL Majoran
Salz
½ TL Hing (Asafoetida)

Außerdem

1 feuerfeste Form

1 Kartoffeln waschen, schälen und in dünne Scheiben schneiden oder hobeln. Möhren, Sellerie und Zucchini putzen und grob raspeln. Ingwer schälen und fein hacken.

2 Pippali, Koriander, Ajwain und Pfeffer in einem Mörser fein zerstoßen. Etwas Ghee in einem Topf erhitzen und darin die gemörserten Gewürze kurz anrösten. Gemüseraspel und Ingwer zugeben und kurz anschwitzen. Sahne zugießen. Kurkuma, Oregano und Majoran beigeben und alles aufkochen lassen. Mit Salz würzen.

3 Den Backofen auf 180 °C Ober-/Unterhitze (Umluft 160 °C, Gas Stufe 2–3) vorheizen. Die Auflaufform mit dem restlichen Ghee einfetten.

4 In die Form eine dünne Schicht Kartoffeln einlegen und mit wenig Salz und Hing würzen. Eine Schicht Gemüse daraufgeben und dann im Wechsel Gemüse und Kartoffeln einschichten; mit Gemüse abschließen. Den Kartoffel-Gemüse-Auflauf in den heißen Backofen stellen und 1 Stunde backen.

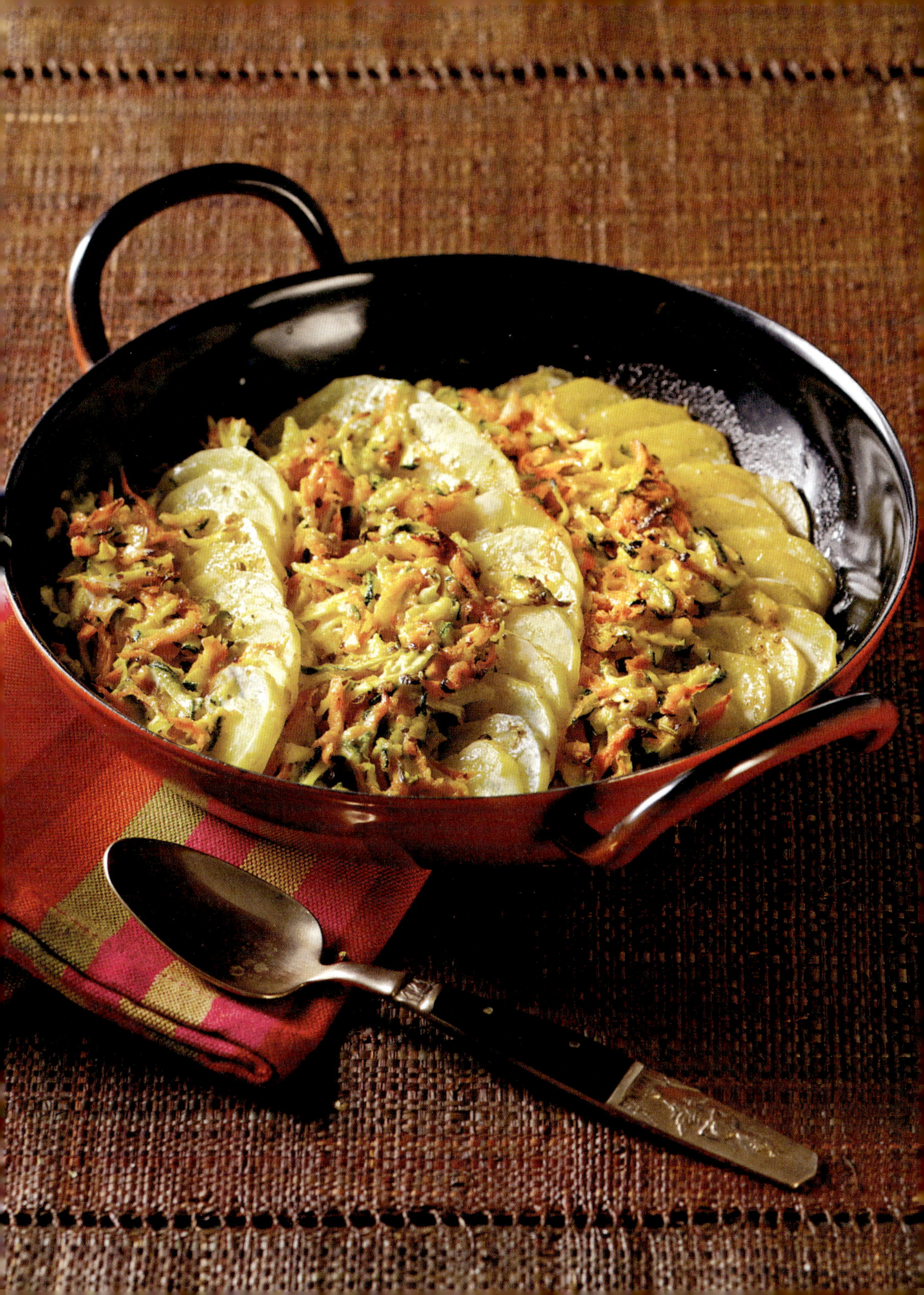

Grundrezept Getreidebeilagen

Zubereitungszeit: 35 Minuten

Für 4 Personen

2 Tassen Getreide

½ TL Salz

1 TL Ghee (siehe Seite 152)

½–1 TL gemischte Gewürze (z. B. Kreuzkümmel, Senfsamen, Nelken, Kardamom)

½ Tasse Gemüse

1 Getreide waschen und mit der dreifachen Menge Wasser (bei 2 Tassen Getreide 6 Tassen Wasser) aufsetzen. Salz zufügen, alles aufkochen und das Getreide bei schwacher Hitze 25–30 Minuten köcheln lassen, bis die gesamte Flüssigkeit verkocht ist.

2 Soll das Getreide gewürzt oder mit Gemüse angereichert werden, dann das Ghee separat erhitzen, die Gewürze anrösten und das Gemüse – klein geschnitten bzw. geraspelt – darin weich dünsten.

3 Wenn das Getreide und das Gemüse weich sind, beides vermischen.

Reis mit Roter Bete

Zubereitungszeit: 30 Minuten

Für 4 Personen

2 Tassen Basmatireis

1 Ceylon-Zimtstange

2 Nelken

5 grüne Kardamomkapseln

½ TL Salz

1 Rote Bete-Knolle

1 TL Ghee (siehe Seite 152)

1 In einen Topf 5 Tassen Wasser füllen, Reis und alle Gewürze hineingeben. Zum Kochen bringen, die Hitzezufuhr reduzieren und den Reis sanft köcheln lassen, bis das Wasser verkocht ist.

2 Rote Beten waschen, schälen und fein raspeln (Einmalhandschuhe tragen!). Ghee in einer Pfanne erhitzen und darin die Rote-Bete-Raspel anbraten. Rote Bete unter den fertigen Reis mischen.

Der Basmatireis kann nach demselben Rezept mit verschiedenen Gemüsearten angereichert werden: Für ***Vata*** passt auch Kürbis oder Möhre. Für ***Pitta*** passt auch Zucchini oder Kürbis. Für ***Kapha*** passt auch Chinakohl oder Knollensellerie.

Gelber Zitronenreis

Zubereitungszeit: 35 Minuten

1 Den Reis gründlich waschen und anschließend gut abtropfen lassen.

2 Ghee in einem kleinen Topf erhitzen. Kurkuma und den Reis hineingeben und unter Rühren 1–2 Minuten anrösten, bis er nussig riecht.

3 2 ½ Tassen Wasser, Salz, Nelke und Zimtstange zugeben, umrühren und zum Kochen bringen.

4 Die Zitrone vierteln und auf den köchelnden Reis legen. Mit geschlossenem Deckel weitere 10 Minuten köcheln lassen.

5 Zum Schluss die Sesamsamen unter den Reis heben und einmal aufkochen lassen. Dann den Reis vom Herd nehmen und weitere 10–15 Minuten mit geschlossenem Deckel ausquellen lassen.

Für 4 Personen

1 Tasse Basmatireis
1 TL Ghee (siehe Seite 152)
½ TL gemahlene Kurkuma
½ TL Salz
3 Nelken
½ Ceylon-Zimstange
1 Bio-Zitrone
2 EL Sesamsamen

Der leicht saure Geschmack der Zitrone wirkt harmonisierend auf das ***Vata***-Dosha. Die Sesamsamen wirken erhitzend. Beides gleicht die winterlichen Temperaturen aus und passt gut zu trockenen Gemüsearten wie Blattgemüse, Mais, Kohlrabi oder Wirsing. Wer viel ***Pitta*** hat oder den Reis auch im Sommer essen möchte, der gibt am Ende noch frischen Dill dazu. Dieser balanciert das ***Pitta*** optimal, denn er ist süß, bitter und kühl. Damit gleicht er die Hitze und Säure der Zitrone aus.

Reis »Nektar der Götter«

Zubereitungszeit: 30 Minuten

Für 4 Personen

1 Möhre
2 TL Ghee
(siehe Seite 152)
4 Nelken
6 grüne Kardamomkapseln
1 Ceylon-Zimtstange
2 Tassen Basmatireis
1 Messerspitze gemahlener Safran
¼ TL gemahlene Kurkuma
Salz
40 g Cashewnüsse
25 g Rosinen

1 Möhre waschen, schälen und in kleine Würfel schneiden. Ghee in einem Topf erhitzen und darin Nelken, Kardamomkapseln und Zimtstange sowie die Möhrenwürfel etwas anschwitzen.

2 Reis in die Gewürzmischung einrühren. 5 Tassen Wasser dazugießen. Mit Safran, Kurkuma und etwas Salz würzen. Den Reis im geschlossenen Topf zunächst 10 Minuten köcheln lassen.

3 Cashewnüsse und Rosinen hinzufügen und alles zusammen in weiteren 5–10 Minuten fertig kochen.

Das Reisgericht »Nektar der Götter« ist ein sehr beliebtes Ayurveda-Rezept mit hervorragender Wirkung auf das körperliche und emotionale Gleichgewicht. Die süßen, nährenden, wärmenden und aromatischen Zutaten sind echte *Rasayanas*, die dem Organismus viel Lebensenergie, *Ojas*, schenken.

Zum *Vata*-Ausgleich kann auch Risottoreis verwendet werden.
Zum *Pitta*-Ausgleich kann auch Vollkorn-Basmatireis (vor dem Kochen circa 1 Stunde einweichen) gewählt werden.
Zum *Kapha*-Ausgleich kann auch roter Camargue-Reis (vor dem Kochen circa 1 Stunde einweichen) zubereitet werden.

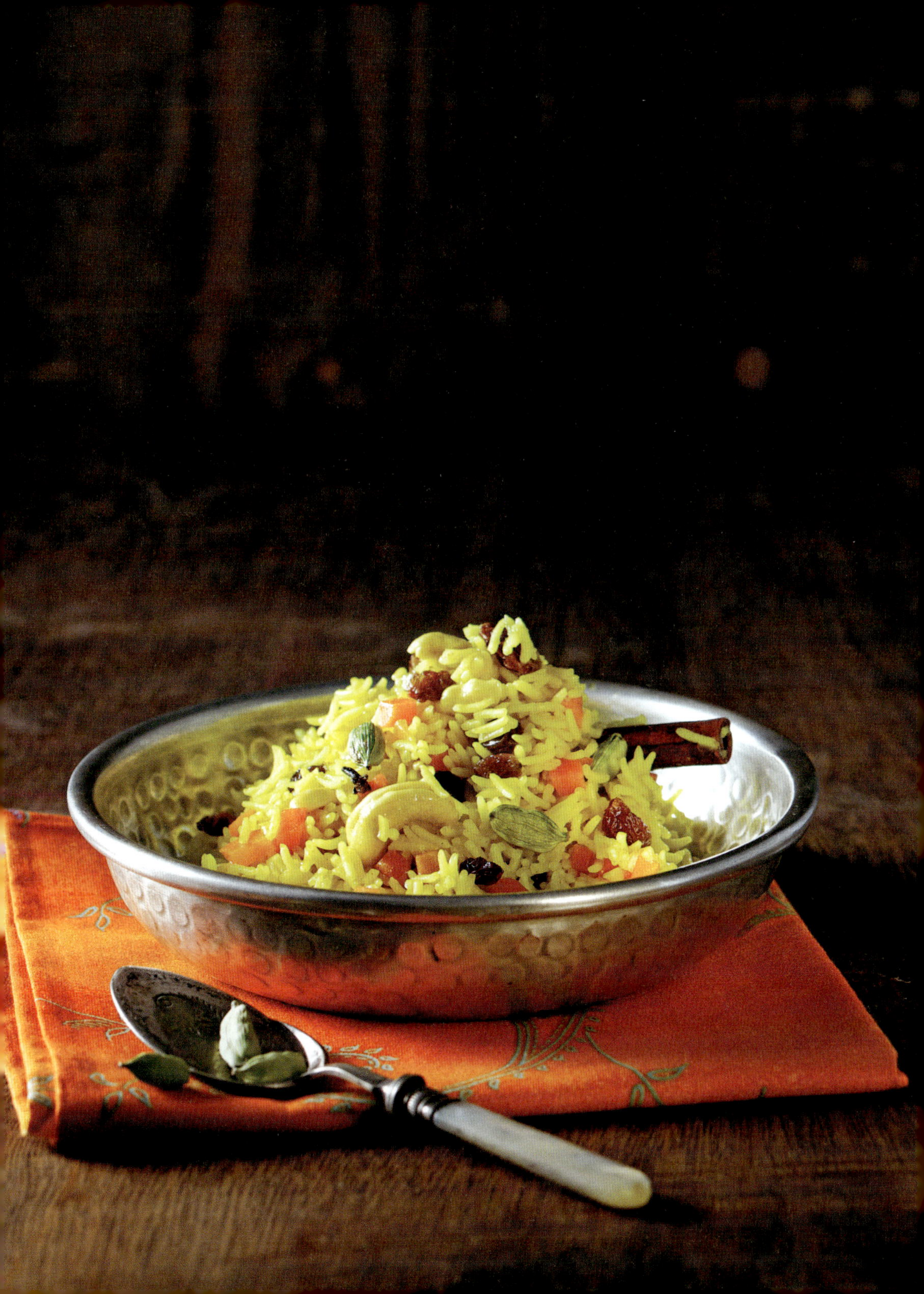

Polentaplätzchen

Zubereitungszeit: 1 Stunde

Für 4 Personen

2 EL Olivenöl

200 g Maisgrieß-Polenta

¼ Hokkaidokürbis

1 Scheibe frischer Ingwer

Salz

3 Tomaten

1 Kugel Mozzarella

einige kleine Zweige frischer Rosmarin

frisch gemahlener schwarzer Pfeffer

1 Ein Backblech mit 1 Esslöffel Olivenöl bestreichen. Polenta in einen Topf geben und bei starker Hitze unter Rühren kurz anrösten. 500 Milliliter Wasser zugießen und unter ständigem Rühren zum Kochen bringen. 20 Minuten bei schwacher Hitze weiterköcheln lassen, dabei ab und zu umrühren. Die fertig gekochte Polenta auf das gefettete Backblech geben und glatt streichen.

2 Kürbis schälen, entkernen, waschen und in Stücke schneiden. Ingwer schälen. Kürbis, Ingwerscheibe und etwas Salz in circa 200 Millilitern Wasser kochen, bis das Wasser verdampft ist. Den Kürbis mit dem Stabmixer glatt pürieren.

3 Tomaten waschen, putzen und in ½ Zentimeter dicke Scheiben schneiden. Den Mozzarella in dünne Scheiben schneiden.

4 Backofen auf 180 °C Ober-/Unterhitze (Umluft 160 °C, Gas Stufe 2–3) vorheizen.

6 Ein zweites Backblech mit dem restlichen Olivenöl bestreichen. Aus der erkalteten Polenta mit einem Glas Teigtaler ausstechen und auf das Blech legen. Mit Kürbispüree bestreichen. Je 1 Tomaten- und 1 Mozzarellascheibe auflegen. Mit je 1 kleinen Rosmarinzweig belegen und mit grob gemahlenem Pfeffer bestreuen.

7 Die »Minipizzas« im heißen Backofen 20 Minuten backen.

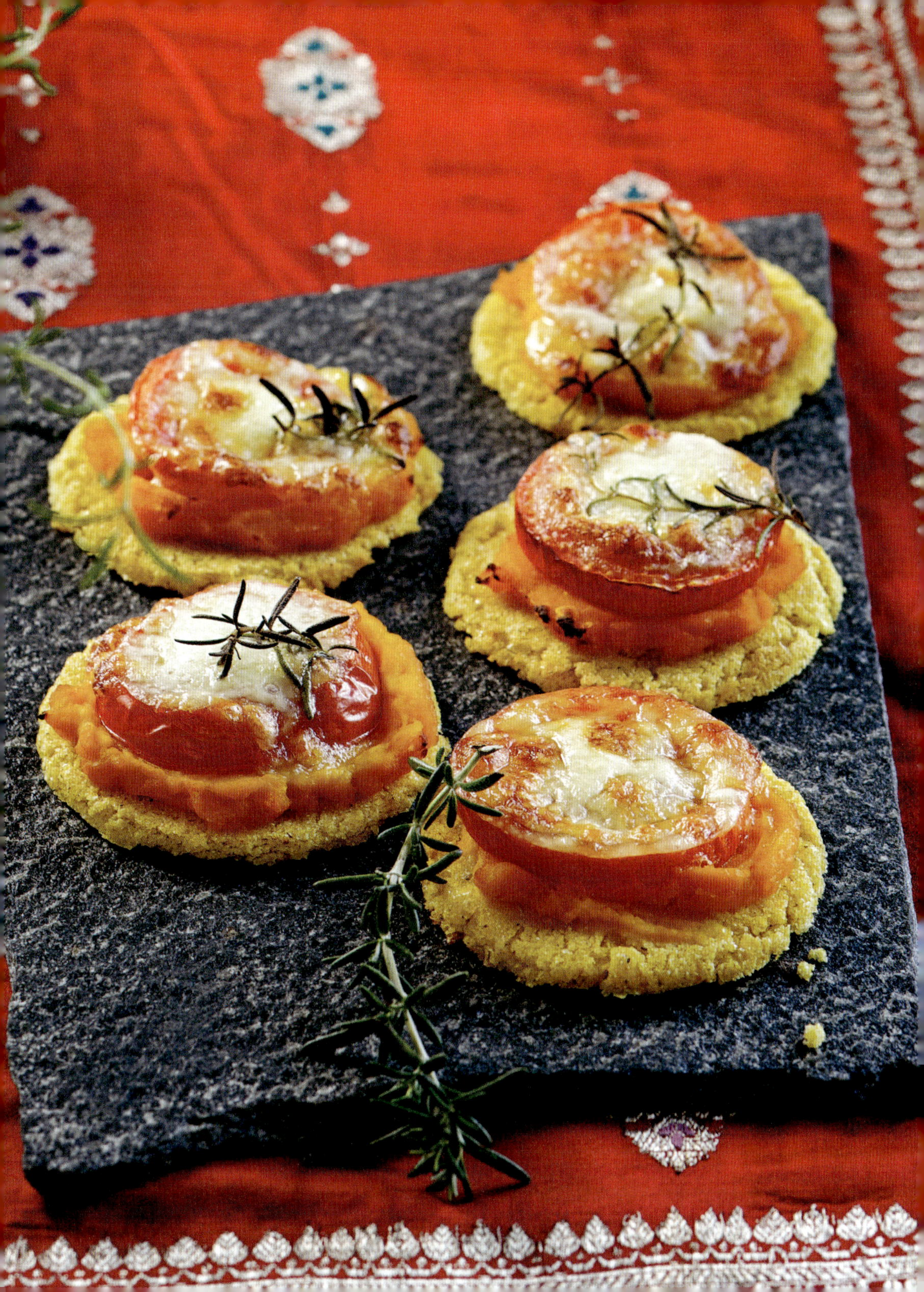

Hirsebällchen

Zubereitungszeit: 50 Minuten

Für 4 Personen

1 Tasse Hirse

2 TL gekörnte Gemüsebrühe

2 große Kartoffeln

½ Zwiebel

1 EL Ghee (siehe Seite 152)

½ TL Kreuzkümmelsamen (Cumin)

1 TL klassische Currymischung (siehe Seite 154)

¼ TL Chilipulver

½ TL Garam Masala (siehe Seite 153)

1 TL getrockneter Thymian, gerebelt

½ TL getrockneter Oregano

1 EL Sojasauce

Salz

frisch gemahlener schwarzer Pfeffer

etwas Fett für das Backblech

1 Hirse mit 3 Tassen Wasser und Gemüsebrühe aufkochen. Die Hitze reduzieren und die Hirse bei schwacher Hitze in 20 Minuten zugedeckt weich kochen. Abkühlen lassen.

2 Kartoffeln waschen und mit Schale in etwa 20 Minuten weich kochen. Die noch heißen Kartoffeln pellen und durch eine Kartoffelpresse drücken oder mit einem Stampfer zerquetschen.

3 Zwiebel abziehen und ganz fein würfeln. Ghee in einem kleinen Topf erhitzen und darin die Kreuzkümmelsamen anrösten. Zwiebelwürfel hineingeben und mitbräunen. Curry, Chili, Garam Masala, Thymian und Oregano zufügen. Alles zu einer Gewürzpaste verrühren und kurz braten.

4 Den Backofen vorheizen auf 195 °C Ober-/Unterhitze (Umluft 175 °C, Gas Stufe 3–4). Ein Backblech einfetten.

5 Hirse, Kartoffelbrei und die Gewürzpaste vermischen. Mit Sojasauce, Salz und Pfeffer würzen. Aus der Masse kleine Bällchen formen, auf das Backblech legen und im Backofen 30 Minuten backen.

Getreidebällchen sind eine sehr schöne Beilage zu Spinat, Kohlgemüse oder Roter Bete.
Zum *Vata*-Ausgleich passen Quinoa, Couscous oder Basmatireis dazu.
Zum *Pitta*-Ausgleich passen Hirse, Grünkern oder Vollkornreis dazu.
Zum *Kapha*-Ausgleich passen Gerste, Buchweizen, Hirse oder roter Reis dazu.

Gemüsereis

Zubereitungszeit: 40 Minuten

Für 4 Personen

2 Tassen Basmatireis

200 g Buschbohnen

1 Möhre

1 kleine Zwiebel

1 Scheibe frischer Ingwer

etwas Koriandergrün oder Basilikum

1 Tomate

½ TL gemahlene Kurkuma

1 EL Ghee (siehe Seite 152)

½ Ceylon-Zimtstange

2 Nelken

2 Kardamomkapseln

200 g Erbsen (frisch oder tiefgefroren)

1 TL Salz

1 Reis in kaltem Wasser waschen und 15 Minuten einweichen. Durch ein feinmaschiges Sieb abtropfen lassen.

2 Gemüse waschen und putzen. Bohnen in feine Streifen, Möhre in kleine Würfel schneiden. Zwiebel abziehen und grob würfeln. Ingwer schälen. Kräuter waschen und trocken schütteln.

3 Tomate waschen, putzen und in einem Mixer mit Kurkuma, Ingwer und Koriandergrün/Basilikum zu einer Gewürzpaste pürieren.

4 Ghee in einem Topf erhitzen und darin Zimt, Nelken und Kardamom anrösten. Zwiebelwürfel hinzufügen und alles unter Rühren goldbraun anschwitzen. Gemüse und Erbsen hinzufügen. Nach 5 Minuten die Gewürzpaste dazugeben und unter Rühren 2–3 Minuten mitköcheln lassen.

5 Reis, 5 Tassen Wasser und Salz in den Topf geben. Zum Kochen bringen und bei schwacher Hitze 20 Minuten köcheln lassen, bis das gesamte Wasser aufgenommen wurde. Zimtstange und Nelken herausfischen.

Reis ist im Ayurveda die wichtigste Beilage zu Gemüse, Hülsenfrüchten und tierischem Eiweiß. Die bevorzugte Reissorte Indiens ist der Basmatireis, denn er ist besonders leicht verdaulich und edel im Geschmack. Speziell in allen *Biryanis* und Pilaws (Gemüsereis-Variationen) schmeckt er unvergleichlich gut.

Entsprechend der individuellen *Dosha*-Qualität kann aber auch anderer Reis verwendet werden: Für ***Vata*** ist Risotto- oder Patna-Reis sehr zu empfehlen, für ***Pitta*** Basmati-Vollkornreis und für ***Kapha*** roter Reis.

Couscous

Zubereitungszeit: 15 Minuten

Für 4 Personen

2 Tassen Couscous
1 TL Salz
1 kleine Möhre
2 EL Ghee (siehe Seite 152)
3 EL Cashewnüsse
1 EL Pinienkerne
1 EL Pistazien
½ TL gemahlener Ingwer
½ TL Garam Masala (siehe Seite 153)
1 TL Honig
Koriandergrün oder Blattpetersilie

1 Couscous mit etwas Salz in 3 ½ Tassen kaltem Wasser aufsetzen und aufkochen. Die Hitzezufuhr ausschalten und den Couscous zugedeckt ausquellen lassen.

2 Möhre waschen, schälen und in kleine Würfel schneiden.

3 Ghee in einer Pfanne erhitzen und darin Möhrenwürfel, Cashewnüsse, Pinienkerne und Pistazien anrösten. Ingwerpulver und Garam Masala untermischen und alles zusammen weitere 5 Minuten rösten. Mit Honig, gehacktem frischem Koriandergrün oder Blattpetersilie mischen.

4 Sobald der Couscous ausgequollen ist, in eine Schüssel umfüllen und die glasierten Nüsse und Kräuter als Garnitur darübergeben.

Upma mit Gemüse

Zubereitungszeit: 15 Minuten

Für 4 Personen

1 Möhre
1 EL Ghee (siehe Seite 152)
½ TL Kreuzkümmelsamen
¼ TL Kurkuma, gemahlen
1 Messerspitze Hing
150 g Dinkelgrieß
50 g Erbsen, tiefgefroren
1 TL Vollrohrzucker
½ TL Salz
2 EL Kokosflocken
1 TL Zitronensaft

1 Möhre schälen und raspeln. 600 Milliliter Wasser aufkochen. Ghee erhitzen und darin Kreuzkümmel, Kurkuma und Hing anrösten. Grieß unter Rühren einrieseln lassen und anrösten.

2 Möhrenraspel und Erbsen unterrühren. Zucker, Salz und das heiße Wasser hinzufügen. Alles unter ständigem Rühren 5 Minuten köcheln lassen. Zum Schluss Kokosflocken und Zitronensaft unterziehen.

Für *Vata* Weizengrieß, Möhre und Erbsen kombinieren und am Ende noch etwas Ghee und Wasser zufügen. **Für *Pitta*** Dinkelgrieß, Möhre und grüne Bohnen mischen und etwas frische Petersilie oder Koriandergrün dazugeben. **Für *Kapha*** Maisgrieß, Möhre und grüne Paprikaschote nehmen und Petersilie oder Koriandergrün zufügen.

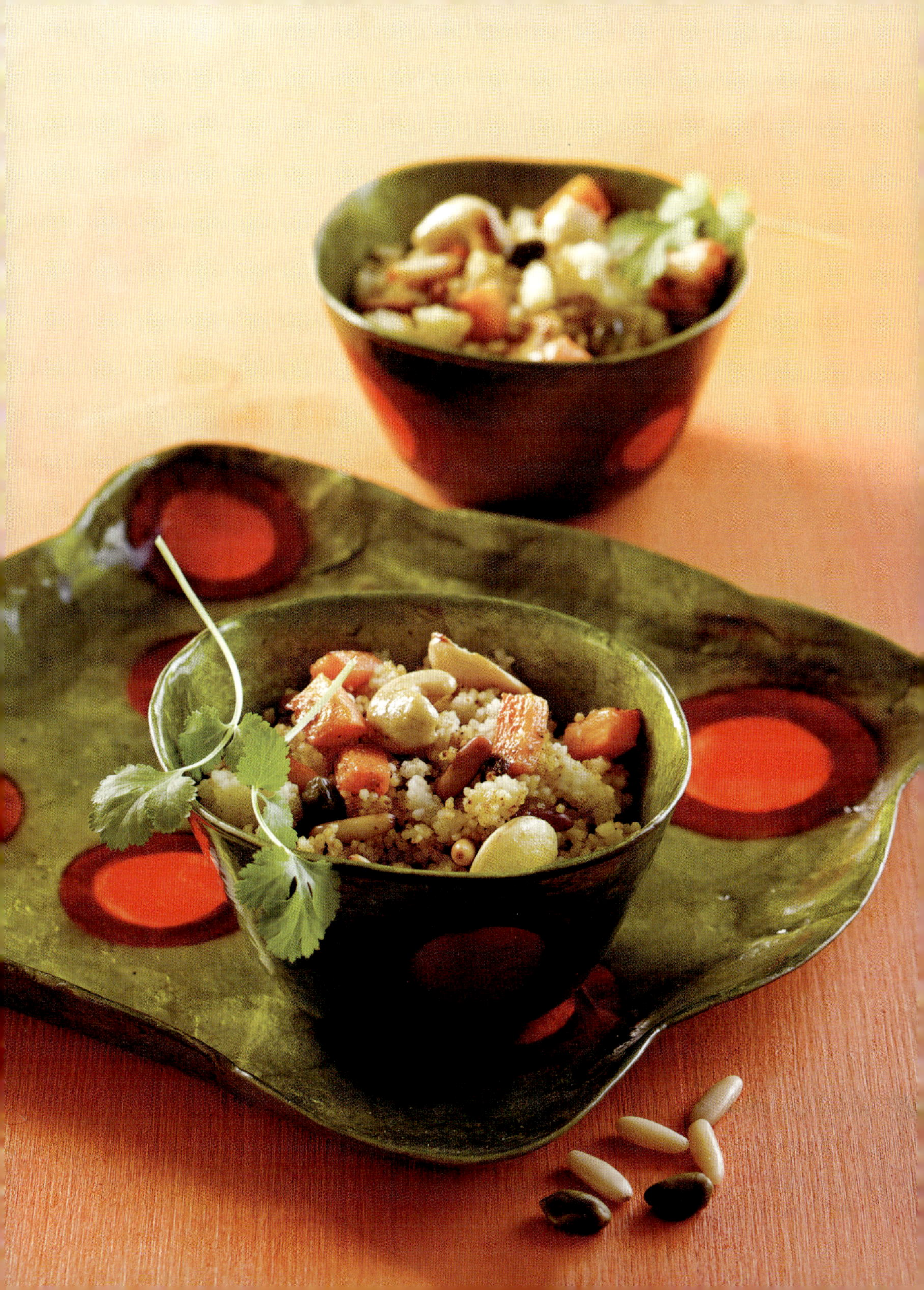

Rawa Upma – pikanter Gemüsegrieß

Zubereitungszeit: 15 Minuten

Für 4 Personen

1 Frühlingszwiebel

2 große Scheiben frischer Ingwer

1 grüne Chilischote

frisches Koriandergrün

1 EL Ghee (siehe Seite 152)

150 g Hartweizengrieß

½ TL Senfsamen

8 frische Curryblätter (oder getrocknete eingeweicht)

½ TL Salz

1 EL Zitronensaft

2 EL Cashewnüsse

1 Frühlingszwiebel waschen, putzen und fein schneiden. Ingwer schälen, Chilischote putzen und beides fein hacken. Koriandergrün waschen und trocken schleudern.

2 Ghee in einem Topf erhitzen und darin Frühlingszwiebel, Ingwer und Chili anbraten. Den Grieß unter Rühren einrieseln lassen und ebenfalls anbräunen. Senfsamen und Curryblätter dazugeben. 500 Milliliter Wasser zugießen und aufkochen lassen, mit Salz würzen und den Grieß unter leichtem Rühren garen, bis die Masse sämig ist.

3 Cashewnüsse halbieren oder vierteln. Koriandergrün, Zitronensaft und Cashewnüsse unter den Grieß rühren und alles zusammen 2–3 Minuten ziehen lassen.

Rawa Upma ist ein typisches Frühstücksgericht aus Südindien. Der pikante Grieß ist würzig, nährend und leicht verdaulich. Wir können das Getreidegericht aber auch sehr gut mit einem Chutney oder einem leichten Gemüsecurry am Abend essen.

Das Rezept kann auch mit anderen Getreidearten variiert werden:
Für *Vata* ist auch Couscous sehr empfehlenswert.
Für *Pitta* Bulgur aus Weizen oder Gerste wählen.
Für *Kapha* eignet sich ebenfalls Gersten-Bulgur oder Maisgrieß.

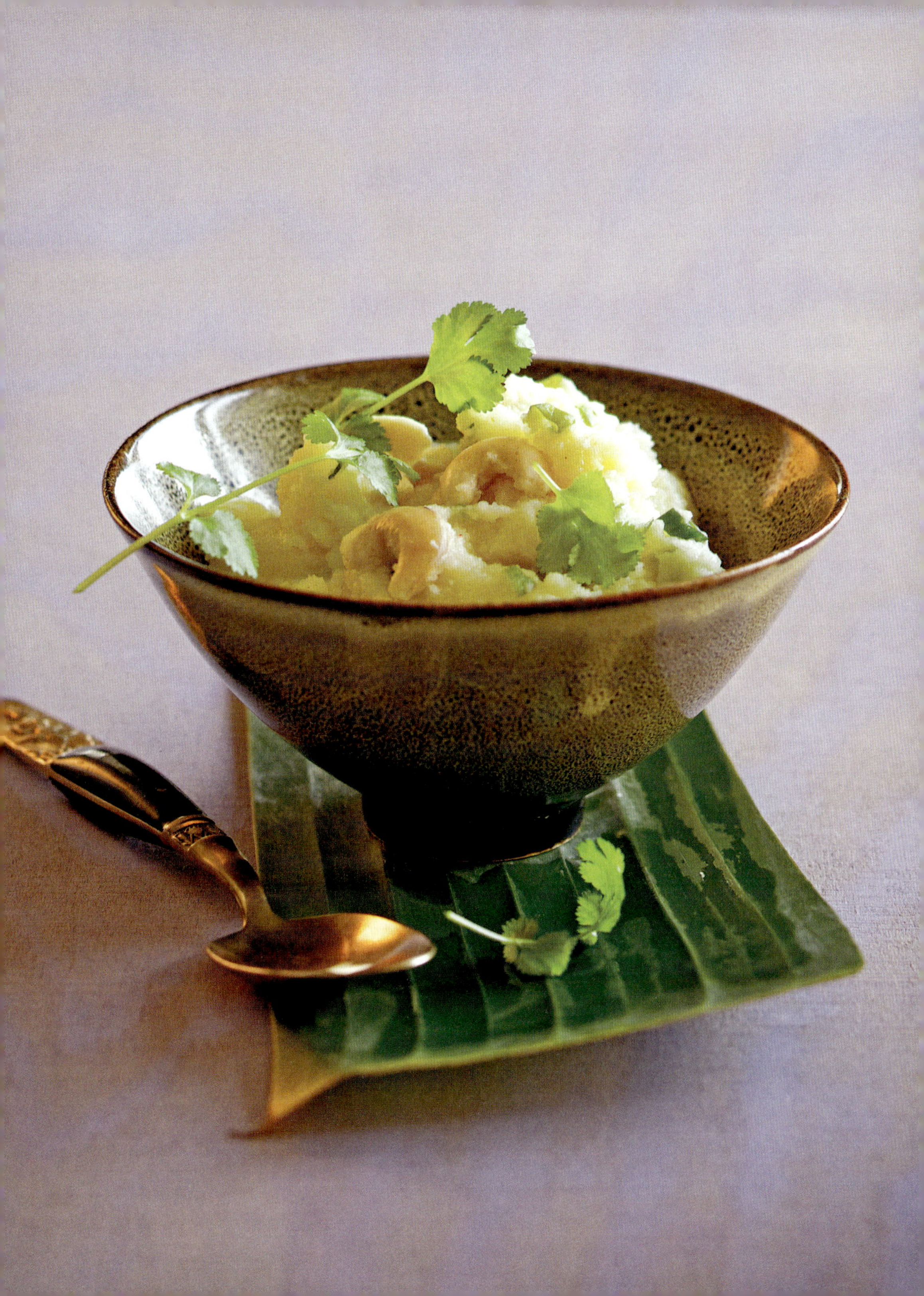

Dal – Grundrezept für Linsen

Zubereitungszeit: 50 Minuten

Für 4 Personen

1 ½ Tassen Linsen (z. B. braune oder Tellerlinsen)

¼ TL Hing (Asafoetida)

Für die Gewürzpaste

1 Zwiebel

1 Knoblauchzehe

1 Chilischote

1 Scheibe frischer Ingwer

1 EL Ghee (siehe Seite 152)

1 TL Kreuzkümmelsamen (Cumin)

½ TL Senfsamen

1 Tomate

1 TL scharfes Currypulver

¼ TL Hing (Asafoetida)

1 TL Salz

Zum Fertigstellen

½ TL Koriandersamen

frisches Koriandergrün

2 TL Ghee (siehe Seite 152)

¼ TL Salz

¼ TL frisch gemahlener schwarzer Pfeffer

1 EL Zitronensaft oder Joghurt

1 Linsen waschen und mit 6 Tassen kaltem Wasser und Hing aufsetzen. Aufkochen, die Hitzezufuhr reduzieren und die Linsen zugedeckt bei schwacher Hitze 30–40 Minuten köcheln lassen, bis sie weich sind und das Wasser verkocht ist.

2 Für die Gewürzpaste Zwiebel und Knoblauch abziehen, Chilischote putzen, Ingwer schälen und alles hacken. Ghee in einem Topf erhitzen und darin Kreuzkümmel- und Senfsamen anrösten. Die vorbereiteten Gewürze zufügen und alles zusammen anbräunen lassen.

3 Tomate würfeln, Currypulver, Hing und Salz zufügen und 2 Minuten mitköcheln lassen. Linsen hineingeben und kurz aufkochen lassen.

4 Koriandersamen grob zerreiben. Koriandergrün fein hacken. Ghee erhitzen und darin den zerriebenen Koriander anbraten. Koriandergrün zugeben, kurz mitbraten, salzen und pfeffern. Zitronensaft (oder Joghurt) untermischen. Über den fertigen Dal geben.

Dies ist ein Grundrezept für jeden *Dal* und jedes *Khichari*. Es ist ideal für Berufstätige oder Singles, denn die Hülsenfrüchte lassen sich gut vorkochen (Kochzeiten für Bohnen sind länger) und schnell und in kleinen Portionen mit der Gewürzpaste zubereiten.
Für Vata eignen sich vor allem *Mung-Dal* oder *Urad-Dal* mit Möhren, Kartoffeln, Fenchel und/oder Zucchini.
Für Pitta kann es *Mung-Dal, Masur-Dal* oder *Channa-Dal* sein, kombiniert mit Spinat, Mangold, Zucchini, Paprikaschoten, grünen Bohnen und/oder Kartoffeln.
Für Kapha ist die Mungbohne ideal, etwa mit Spinat, Mangold, Paprikaschoten, Kohl und/oder grünen Erbsen.

Klassischer Mung-Dal

Zubereitungszeit: 40 Minuten

Für 4 Personen

1 Tomate
1 Chilischote
1 Zwiebel
1 Knoblauchzehe
2 TL Ghee (siehe Seite 152)
1 TL Kreuzkümmelsamen (Cumin)
½ TL Hing (Asafoetida)
½ TL gemahlene Kurkuma
1 Tasse Mung-Dal
1 TL Salz
½ TL Garam Masala (siehe Seite 153)
1 TL frisch gehacktes Koriandergrün
1 EL Zitronensaft

1 Tomate und Chilischote putzen, Zwiebel und Knoblauch abziehen und alles fein hacken.

2 Ghee in einem schweren Topf erhitzen und die Kreuzkümmelsamen darin anrösten. Hing und Kurkuma hinzufügen. Tomate, Chili, Zwiebel und Knoblauch dazugeben und anbraten.

3 Mung-Dal waschen, mit der Gewürzpaste vermischen und kurz anbraten. 2 ½ Tassen Wasser zugießen. Salz hinzufügen, umrühren und aufkochen lassen. Sobald die Hülsenfrüchte kochen, die Hitzezufuhr reduzieren und den Dal bei schwacher Hitze 30 Minuten köcheln lassen, bis das Wasser verkocht ist.

4 Erst jetzt den Dal umrühren (so wird er sämig). Mit Garam Masala, Koriandergrün und Zitronensaft würzen.

Mung-Dal nennt man halbierte und geschälte Mungbohnen. Wegen ihrer hellgelben Farbe werden sie umgangssprachlich auch als »gelbe Linsen« bezeichnet. In der ayurvedischen Küche werden sie zu einer schmackhaften und kraftspendenden Beilage verarbeitet. *Mung-Dal* ist ein wertvoller Eiweiß- und Kalziumträger, weshalb er in Indien regelmäßig als Fleischersatz gegessen wird. Um *Dal* schmackhaft zu machen, benötigt man viele Gewürze, etwas Saures und genügend Salz.
Leider sind Hülsenfrüchte für viele Menschen schwer verdaulich. Sie rufen aufgrund ihrer trockenen Eigenschaften als typisches Wind-Symptom Blähungen hervor. Dagegen helfen langes Kochen und die Geschmackskomponenten sauer, salzig und scharf. Schon unsere Großmütter wussten dies und haben ihre Linsensuppe immer mit genügend Salz und Essig gewürzt.

Dal aus roten Linsen

Zubereitungszeit: 35 Minuten

Für 4 Personen

1 Zwiebel

1 Knoblauchzehe

1 rote Chilischote

1 Scheibe frischer Ingwer

1 rote Paprikaschote

1 ½ Tassen *Masur-Dal* (rote Linsen)

2 EL Ghee (siehe Seite 152)

1 TL Kreuzkümmelsamen (Cumin)

¼ TL Hing (Asafoetida)

2 Lorbeerblätter

½ TL gemahlener Koriander

3 Nelken

¼ TL gemahlene Kurkuma

1 EL Kokosmark

1 TL Salz

½ TL Garam Masala (siehe Seite 153)

¼ TL Chilipulver

1 EL Joghurt

frisch gehacktes Koriandergrün

frisch gemahlener schwarzer Pfeffer

1 Zwiebel und Knoblauch abziehen, Chilischote putzen, Ingwer schälen und alles hacken. Paprikaschote waschen, putzen und das Fruchtfleisch würfeln. Linsen waschen und abtropfen lassen.

2 Ghee in einem Topf erhitzen und darin Kreuzkümmel und Hing anbraten. Zwiebel, Knoblauch, Ingwer und Chili dazugeben und anbräunen. Lorbeer, Koriander, Nelken und Kurkuma zufügen und umrühren. Paprikawürfel und Linsen dazugeben und unter Rühren 1 Minute anrösten.

3 In den Topf 4 Tassen Wasser gießen, zum Kochen bringen und nun nicht mehr umrühren. Die Linsen bei schwacher Hitze in etwa 25 Minuten weich köcheln.

4 Kokosmark und Salz zufügen. Dal mit einem Mixstab kurz pürieren. Mit Garam Masala, Chilipulver, Joghurt, Koriandergrün und Pfeffer würzen.

Der rote *Dal* ist ein gutes ***Pitta***-Rezept. Er ist eher mild, nährend, aromatisch und gleicht zu viel Hitze im Körper aus. So kann er hervorragend im Sommer gegessen oder in einem *Tridosha*-Menü mit scharfen Gemüsecurrys kombiniert werden.
Zum *Kapha*-Ausgleich auf Kokosmark lieber verzichten und maximal 1 Esslöffel Kokosflocken zufügen.

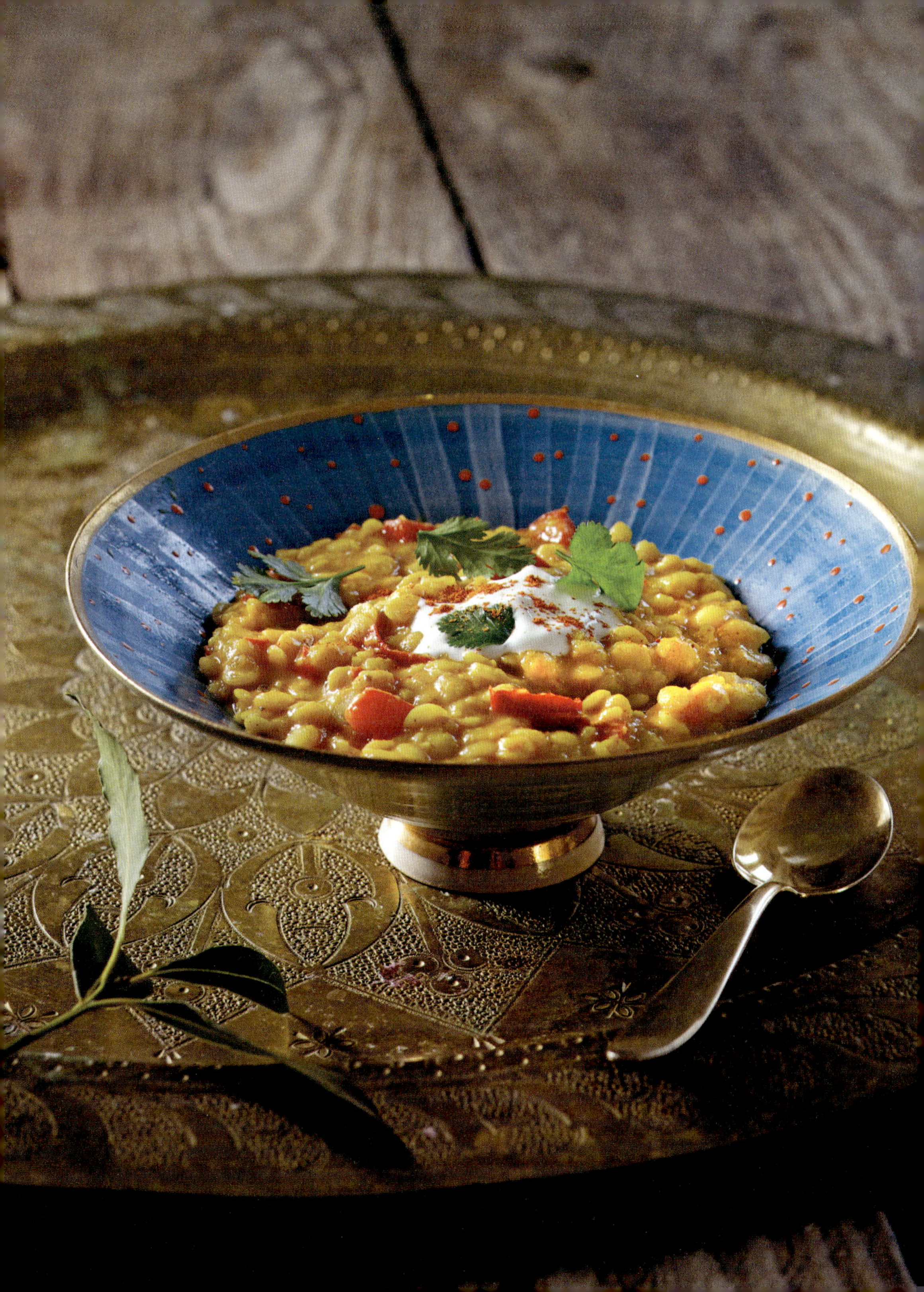

Belugalinsen in Cashewsahne

Zubereitungszeit: 60 Minuten

Für 4 Personen

150 g Belugalinsen
80 g Cashewnüsse
3 TL Ghee (siehe Seite 152)
½ TL Kreuzkümmelsamen
1 Chilischote, fein geschnitten
1 Knoblauch, fein gehackt
1 Stange Porree/Lauch, fein geschnitten
¼ TL gemahlene Kurkuma
1 TL gemahlener Kreuzkümmel (Cumin)
Ghee
¾ TL Steinsalz
¼ TL gemahlener Ingwer
¼ TL Paprikapulver
1 Messerspitze frisch gemahlener schwarzer Pfeffer
2 EL frisch gehackte Petersilie oder Koriandergrün

1 Die Belugalinsen in einer Schüssel mit der dreifachen Menge Wasser bedecken und über Nacht einweichen. Am nächsten Tag abgießen, abspülen und im Sieb abtropfen lassen.

2 40 Gramm Cashewnüsse in ein Mixglas geben und mit der dreifachen Menge Wasser bedecken.

3 2 Teelöffel Ghee in einem Topf erhitzen. Kreuzkümmelsamen im heißen Fett kurz anrösten, dann fein geschnittene Chili und Knoblauch darin anbraten, Kurkuma und gemahlenen Kreuzkümmel zugeben. Dann die Belugalinsen unter Rühren in der Gewürzpaste anrösten.

4 Den fein geschnittenen Lauch unterrühren und circa 700 ml Wasser zugeben. Zum Kochen bringen und bei mittlerer Hitze circa 40 Minuten köcheln lassen.

5 Die restlichen Cashewnüsse pürieren, unter die Linsen geben und 1–2 Minuten einköcheln lassen. Zum Schluss 1 gehäuften Teelöffel Ghee zugeben und das Gericht mit Steinsalz, Ingwer, Paprikapulver und Pfeffer abschmecken. Frisch gehackte Petersilie oder Koriandergrün darübergeben.

Kichererbsen-Curry

Zubereitungszeit: 90 Minuten + Einweichen über Nacht

1 Die Kichererbsen über Nacht einweichen. Am nächsten Tag das Einweichwasser abgießen und die Kichererbsen gründlich abspülen.

2 Die Zwiebel schälen und fein hacken. Den frischen Ingwer schälen und fein raspeln oder hacken.

3 Das Sesamöl in einem Topf erhitzen. Senfsamen und Kreuzkümmelsamen hineingeben und braten, bis sie leicht springen. Die fein gehackte Zwiebel zufügen, kurz anbräunen. Dann Hing, Sternanis, Nelken, den frischen Ingwer und die ganze Chilischote in den Sud geben. Zum Schluss die scharfe Currymischung unterrühren. Dann die Kichererbsen zugeben und unter Rühren für 1 Minute in der Gewürzpaste anrösten.

4 Mit der 2,5-fachen Menge Wasser aufgießen und mindestens 1 Stunde (gerne auch länger) köcheln lassen, bis die Flüssigkeit zum größten Teil verkocht ist.

5 Wenn die Kichererbsen weich gekocht sind, die Fleischtomaten würfeln. Zusammen mit dem Tomatenmark, Salz und Garam Masala dem Kichererbsencurry zufügen. Weitere 5–10 Minuten köcheln lassen.

6 Einen Stabmixer ganz kurz in das Curry halten, damit einige Kichererbsen püriert werden. Zum Schluss Zitronensaft, gemahlenen Pfeffer, Kreuzkümmel und Ghee zugeben. Je nach Geschmack mit noch etwas Salz abschmecken.

Für 4 Personen

200 g Kichererbsen
1 Zwiebel
1 große Scheibe frischer Ingwer
2 EL Sesamöl
1 TL schwarze Senfsamen
1 TL Kreuzkümmelsamen
¼ TL Hing (Asafötida)
2 Sternanis
3 Nelken
1 kleine Chilischote
½ TL scharfe Currymischung
2 Fleischtomaten
1 EL Tomatenmark
1 TL Salz
½ TL Garam Masala (siehe S. 153)
Saft von ½ Zitrone
¼ TL schwarzer Pfeffer
¼ TL gemahlener Kreuzkümmel
1 EL Ghee

Kichererbsen zählen laut Ayurveda zu den sehr trockenen Hülsenfrüchten und sollten deshalb immer sehr gut eingeweicht werden. Das Einweichen und anschließende Abspülen hilft zudem, die Hülsenfrüchte leichter verdaulich zu machen.

Zum *Vata*-Ausgleich die Kichererbsen mindestens 2 Stunden kochen und ein Topping aus griechischem Naturjoghurt, Salz und Kreuzkümmel dazugeben.

Zum *Pitta*-Ausgleich zusätzlich mit Koriandersamen und frischem Koriandergrün würzen.

Zum *Kapha*-Ausgleich in die Gewürzpaste zu Beginn 2 Lorbeerblätter geben und ganz am Ende 1 Esslöffel frisch geriebenen Ingwer untermischen.

Bratlinge aus Kichererbsen

Zubereitungszeit: 25 Minuten

Für 4 Personen

200 g Zucchini

200 g Petersilien- oder Selleriewurzel

150 g Kartoffeln

½ Bund Blattpetersilie

200 g Kichererbsenmehl

1 TL klassische Currymischung (siehe Seite 154)

¼ TL Hing (Asafoetida)

1 TL Kreuzkümmel

¼ TL Paprikapulver

1 TL Salz

3–4 EL Ghee (siehe Seite 152) zum Ausbacken

1 Zucchini waschen, putzen und grob raspeln. Petersilienwurzel und Kartoffeln waschen, schälen und ebenso grob raspeln. Blattpetersilie waschen, trocken schütteln und fein hacken.

2 Kichererbsenmehl, Zucchini-, Petersilienwurzel- und Kartoffelraspel sowie die Blattpetersilie mit den Händen gut vermengen. Den Teig mit allen Gewürzen abschmecken und 20 Minuten durchziehen lassen. Aus der Masse kleine Frikadellen formen.

3 Ghee erhitzen und die Bratlinge portionsweise darin ausbacken.

Die Gemüse-Kichererbsen-Bratlinge sind nicht nur ausgesprochen lecker und schnell gemacht, sie eignen sich auch hervorragend zum Mitnehmen an den Arbeitsplatz oder in die Schule. Zusammen mit etwas Rohkost und einem leckeren Chutney (siehe Seite 230 ff.) oder Raita-Joghurt (siehe Seite 235) ergeben sie eine vollständige Mahlzeit für alle drei *Doshas*.

Zum *Vata*-Ausgleich eignet sich die Kombination aus Kürbis, Pastinake und Möhre mit Ingwer, Kreuzkümmel und *Hing* besonders gut.
Zum *Pitta*-Ausgleich kann auch eine Mischung aus Kartoffeln, Sellerie und Kürbis mit Fenchelsamen, Koriander und Piment verwendet werden.
Zum *Kapha*-Ausgleich eignet sich jede Gemüsemischung mit etwas frischem Ingwer oder Meerrettich, die, fein gerieben, unter den Teig gemischt werden.

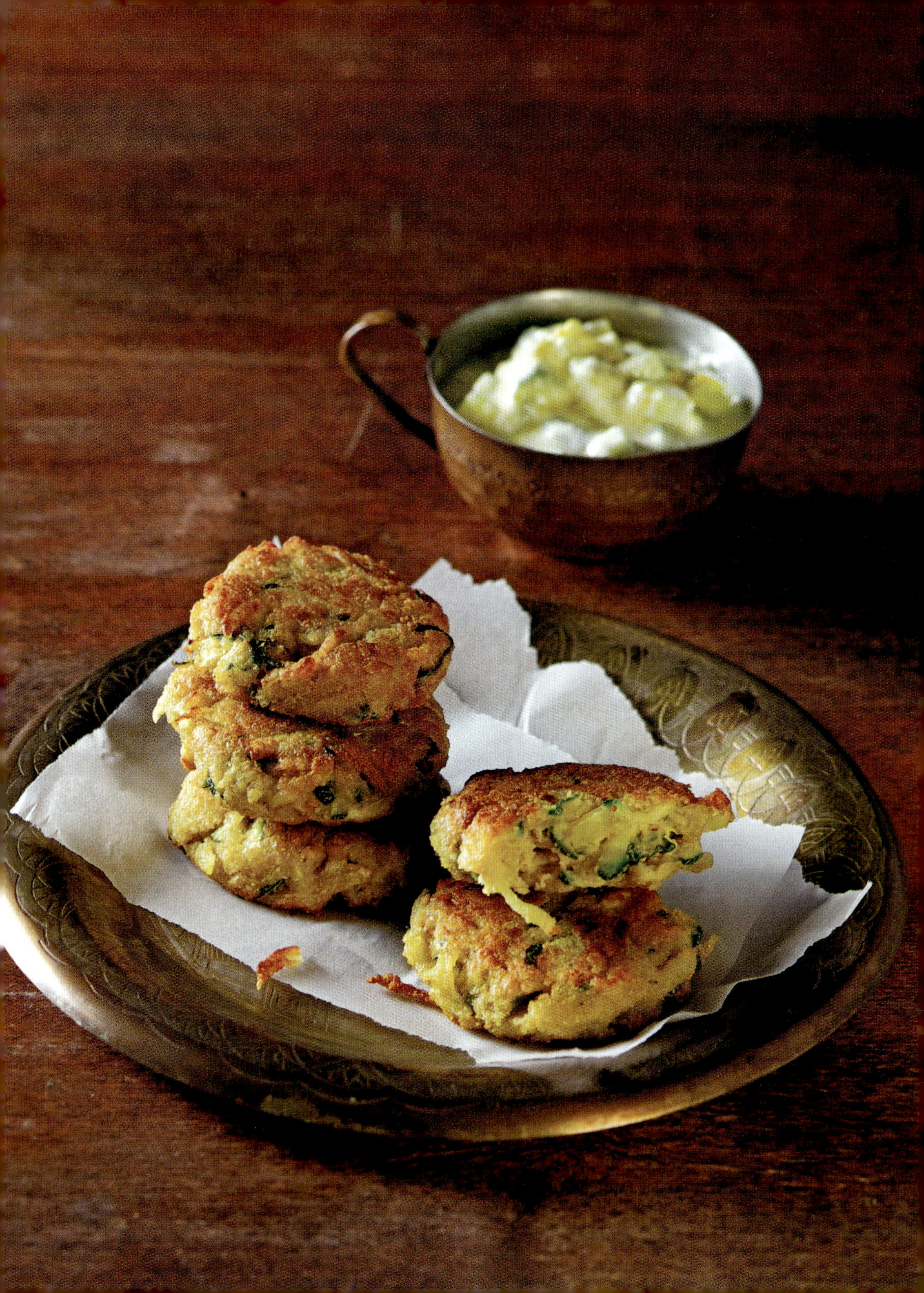

Mungbohnen mit Spinat

Zubereitungszeit: 25 Minuten

Für 4 Personen

150 g gelber Mung-Dal

75 g Spinat, frisch oder tiefgekühlt

1 kleine Zwiebel

1 große Scheibe frischer Ingwer

1 Tomate

2 EL Ghee (siehe Seite 152)

1 TL Kreuzkümmel

2 Nelken

1 Messerspitze Hing (Asafoetida)

½ TL Kurkumapulver

¼ TL Chilipulver

½ TL Salz

1 TL getrocknete Methi-Blätter (Bockshornklee)

2 EL Joghurt

¼ TL grob zerstoßene schwarze Pfefferkörner

1 Mung-Dal in 400 Millilitern Wasser weich kochen, bis die Flüssigkeit verdampft ist; das dauert circa 20 Minuten. Frischen Spinat waschen, putzen und kurz blanchieren.

2 Zwiebel abziehen, Ingwer schälen und beides fein hacken. Tomate kreuzförmig einritzen, mit kochendem Wasser überbrühen, häuten und in Würfel schneiden.

3 Ghee in einem Topf erhitzen und darin Kreuzkümmel, Nelken und Hing kurz anrösten. Zwiebel und Ingwer zufügen und anbräunen. Kurkuma, Chilipulver, Salz und Tomatenwürfel unterrühren.

4 Den gekochten Mung-Dal sowie den blanchierten bzw. gefrorenen Spinat zufügen, unterrühren und aufkochen lassen. Methi-Blätter, Joghurt und Pfeffer dazugeben und kurz mitköcheln lassen. Bei Bedarf noch etwas nachsalzen.

Dieser *Dal* lässt sich sehr gut vorbereiten. Die gelben Hülsenfrüchte können bereits im Vorfeld gekocht werden, sodass die Zubereitung des Gerichtes nur wenige Minuten dauert. Also ideal für hungrige Spät-Heimkehrer.

Zum *Vata*-Ausgleich kann zusätzlich noch eine gewürfelte Kartoffel mitgekocht werden.
Um das *Pitta* zu besänftigen, können noch 2 Kardamomkapseln und frisches Koriandergrün zugefügt werden.
Für *Kapha* sollte am Ende noch mit frischem Ingwer und gegebenenfalls etwas mehr Pfeffer gewürzt werden.

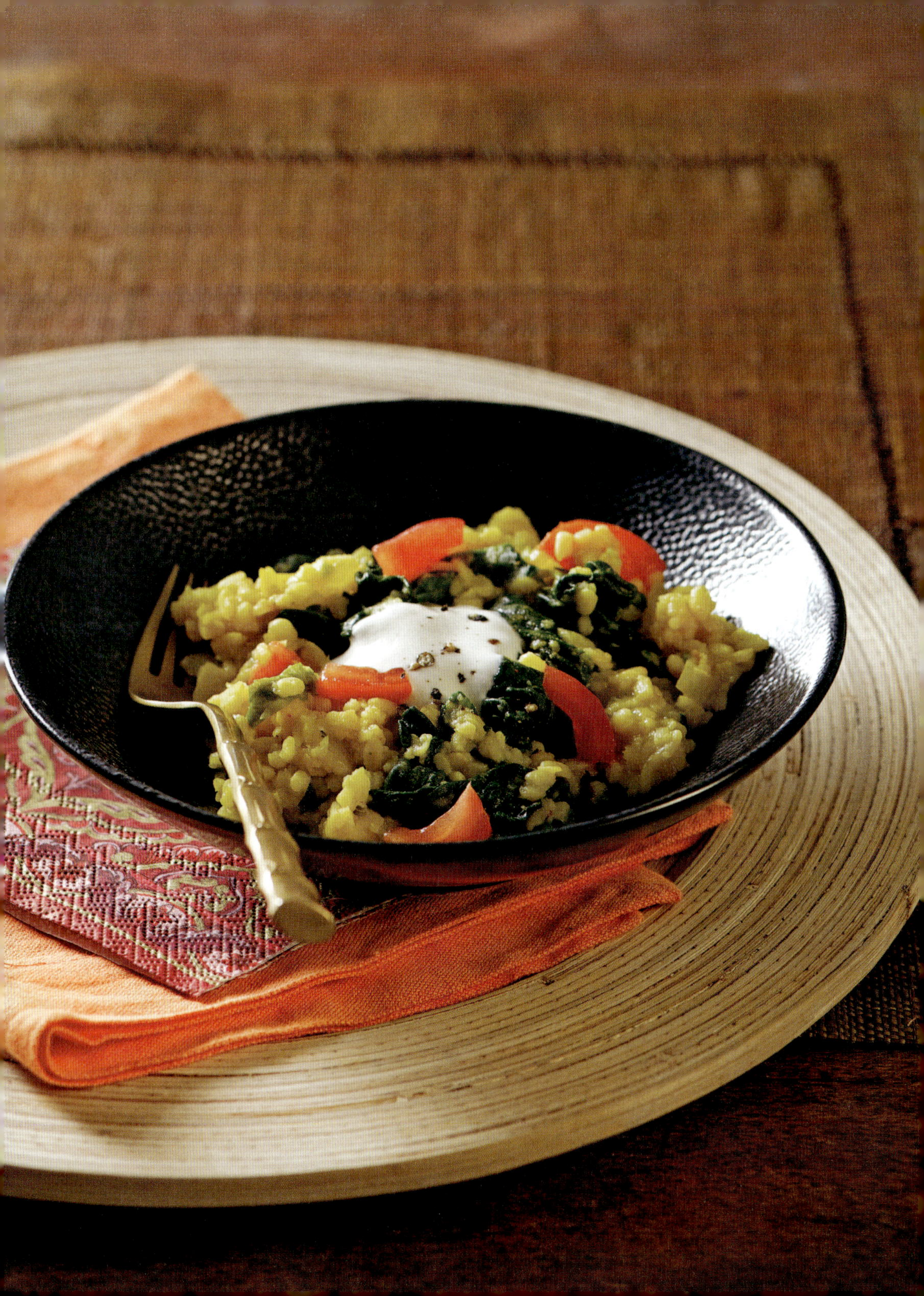

Grundrezept Khichari

Zubereitungszeit: 45 Minuten

Für 3 Personen

100 g Basmatireis

50 g Mung-Dal (Mungbohnen)

1 dünne Scheibe frischer Ingwer

1 TL Ghee (siehe Seite 152)

½ TL Kreuzkümmelsamen (Cumin)

½ TL Ajwain

½ TL Garam Masala (siehe Seite 153)

½ TL Salz

frisches Koriandergrün (optional)

1 Reis und Mungbohnen jeweils unter fließendem Wasser waschen, abtropfen lassen und miteinander vermischen. Ingwer schälen und fein würfeln.

2 Ghee in einen Topf erhitzen. Ingwer, Kreuzkümmel, Ajwain und Garam Masala hinzufügen und unter Rühren darin anrösten. 600 Milliliter Wasser zugießen und zum Kochen bringen.

3 Die Reis-Dal-Mischung in das kochende Wasser geben, umrühren und im geschlossenen Topf 40 Minuten sanft köcheln lassen.

4 Die Suppe salzen und nach Wunsch mit mehr Kreuzkümmel und Garam Masala sowie frischem Koriandergrün abschmecken.

Eine Suppe am Abend geht immer ... Sie stärkt *Agni*, gleicht die *Doshas* aus und schenkt dem ganzen Organismus Wärme, Kraft und Entspannung. So zählt die warme Suppe am Abend zu den wichtigsten Ernährungsempfehlungen des Ayurveda. Vor allem Kartoffeln und Wurzelgemüse wirken nun sehr ausgleichend und helfen dem Stoffwechsel bei der Regeneration nach einem langen Tag. Mit cremigen Gemüsesuppen, klaren Brühen und kräftigen Getreideeintöpfen gleichen wir alle belastenden Stressfaktoren des Tages aus und regenerieren Körper und Geist. Somit sind Suppen die ideale Ernährung für jeden gestressten ***Vata***-Typ und auch alle anderen Menschen, deren ***Vata*** durch die übermäßigen Aktivitäten des Tages ansteigt.

Die ayurvedischen Abendsuppen schmecken gut und sind schnell gekocht. Sie unterstützen den Stoffwechsel bei der Ausleitung von Säuren und bilden eine wertvolle Grundlage für den gesamten Zellaufbau.

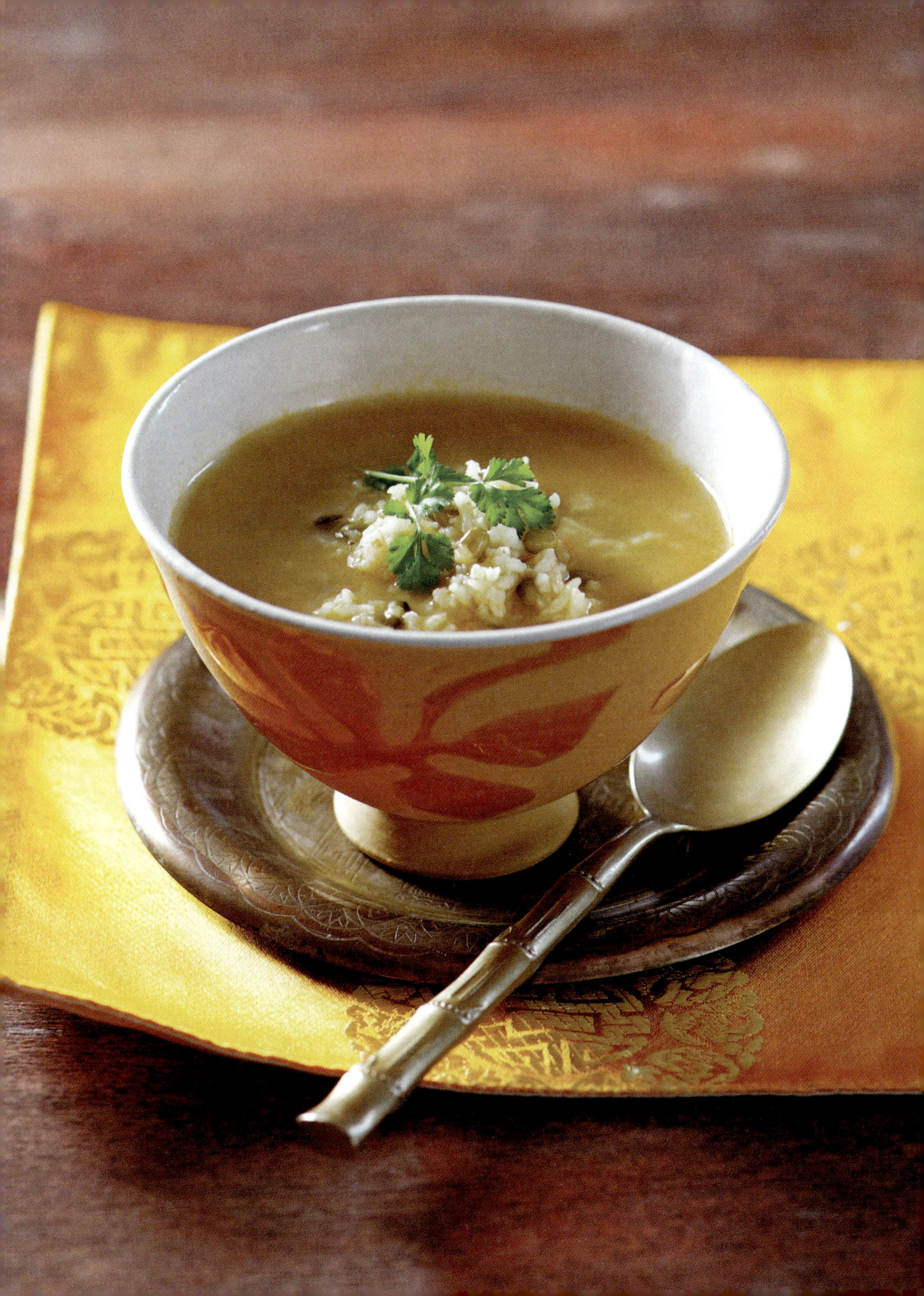

Ayurvedische Minestrone

Zubereitungszeit: 40 Minuten

Für 4 Personen

Suppengemüse (1 Möhre, 2 Stangen Staudensellerie, 1 kleiner Fenchel, 1 kleine Stange Porree)

Gemüsereste (z. B. Kohlrabiblätter, Blumenkohlstrunk)

2 Zwiebeln

1 Stück Petersilienwurzel oder Sellerieknolle

1 großes Stück frischer Ingwer

Salz

½ TL Methi (Bockshornkleesamen)

1 EL Ghee (siehe Seite 152)

1 Tomate

1 Kartoffel

1 TL gemahlener Kreuzkümmel (Cumin)

100 g weiße Bohnen aus dem Glas (bio)

½ TL edelsüßes Paprikapulver

1 TL Apfelessig

1 Messerspitze frisch geriebene Muskatnuss

frisch gemahlener schwarzer Pfeffer

frische Kräuter nach Geschmack

1 Das Suppengemüse schälen, putzen und würfeln bzw. klein schneiden. Nur die Gemüseabfälle und -schalen (nicht das Gemüse selbst) mit den anderen Gemüseresten in einen Topf mit 2 Litern Wasser geben. Eine Zwiebel abziehen und vierteln. Petersilienwurzel oder Sellerieknolle putzen und grob schneiden. Ingwer schälen. Diese Zutaten mit etwas Salz (circa 1 Teelöffel) in den Topf geben. Aufkochen und bei schwacher Hitze 30 Minuten auskochen. Die Gemüsebrühe abseihen.

2 Methi in einem Mörser grob zerreiben. Die zweite Zwiebel abziehen und fein würfeln. Ghee in einem Topf erhitzen und das Methi darin anrösten. Zwiebelwürfel zufügen und kurz anbräunen lassen. Das eigentliche Suppengemüse unterrühren. Mit der soeben fertig gestellten Gemüsebrühe übergießen und alles 20 Minuten köcheln lassen.

3 Tomate waschen und klein würfeln. Kartoffel schälen und roh fein raspeln. Beides mit dem Kreuzkümmelpulver und den Bohnen zusammen in den Topf geben. Die Suppe 5 Minuten sanft köcheln lassen. Mit Paprikapulver, Apfelessig, Muskatnuss, Salz und Pfeffer würzen. Kräuter hinzufügen.

Diese ayurvedische Minestrone vereint alle Geschmacksrichtungen und gibt dem Körper alles, was er nach einem langen Tag braucht.

Um das Grundrezept zu variieren:
Für *Vata* ist die Kombination aus Wurzelgemüse, Bohnen und der Säure durch die Tomate und den Apfelessig besonders wichtig.
Pitta braucht Wurzelgemüse und die geriebene Kartoffel zur Entsäuerung des Stoffwechsels, könnte aber die Tomate weglassen und stattdessen mehr frische Kräuter hineingeben.
Für *Kapha* dem Suppengemüse etwas Deftiges, wie Chinakohl oder Weißkohl, zufügen und statt Paprikapulver Chilipulver verwenden.

Feines Grießsüppchen

Zubereitungszeit: 40 Minuten

Für 4 Personen

1 Stange Porree/Lauch

1 Fenchelknolle

1 Süßkartoffel oder Pastinake

1 Scheibe frischer Ingwer

½ TL Salz

1 EL Ghee (siehe Seite 152)

5 EL Weizengrieß

½ TL milde Currymischung (siehe Seite 154)

2 TL gekörnte Gemüsebrühe

100 g süße Sahne

1 Messerspitze Piment

frisch gemahlener schwarzer Pfeffer

frische Blattpetersilie

1 Gemüse waschen. Porree und Fenchel putzen, Süßkartoffel oder Pastinake schälen und alles klein schneiden. Ingwer schälen und grob schneiden. 1 Liter Wasser in einen Topf füllen, salzen und Gemüse und Ingwer einlegen. Aufkochen, die Hitzezufuhr reduzieren und alles in 15 Minuten weich kochen. Mit einem Stabmixer fein pürieren.

2 Ghee in einem Topf erhitzen und darin den Grieß unter Rühren anrösten. Currypulver und Gemüsebrühe dazugeben. Das Gemüsepüree untermischen und bei schwacher Hitze unter ständigem Rühren 2–3 Minuten köcheln lassen – Vorsicht, es blubbert!

3 Sahne in die Suppe einrühren. Mit Piment und Pfeffer würzen. Petersilie waschen, trocken schütteln, fein hacken und zur Suppe geben. Falls die Suppe zu dickflüssig ist, mit etwas heißem Wasser verdünnen.

Diese Suppe ist ein sanfter Gaumenschmeichler aus der *Rasayana*-Küche. Sie wird sehr gerne für Kinder, Schwangere, gestresste und ältere Menschen gekocht. Mit ihren süßlichen, cremigen und aromatischen Eigenschaften nährt und beruhigt sie alle Sinne und Bedürfnisse. Weniger gehaltvoll wird die Suppe, wenn man die süße Sahne durch Reismilch oder Sojamilch ersetzt und statt des weichen Weizengrießes den leichteren und trockeneren Maisgrieß verwendet. Mit Maisgrieß muss die Suppe jedoch noch einige Minuten länger köcheln.

Für die schnelle Küche kann man auch mal auf eine gekörnte Fertigbrühe aus dem Glas zurückgreifen und das Gemüse schnell mit einer Küchenmaschine zerkleinern.

Möhren-Kokos-Suppe

Zubereitungszeit: 30 Minuten

Für 4 Personen

500 g Möhren
¼ Sellerieknolle
1 Kartoffel
1 kleine Stange Porree
1 Apfel (Boskop)
1 Stängel Zitronengras
2 EL Ghee (siehe Seite 152)
1 TL klassische Currymischung (siehe Seite 154)
1 kleine Dose Kokosmilch (200 ml)
½ TL Salz
¼ TL Pfeffer
frische Petersilie oder Koriandergrün

1 Gemüse waschen. Möhren, Sellerie und Kartoffel schälen, Porree putzen und alles in kleine Stücke schneiden. Apfel waschen, schälen, Kerngehäuse entfernen und das Fruchtfleisch klein schneiden. Zitronengras längs vierteln. Jedes Viertel in der Mitte mit einem Knoten versehen.

2 Ghee in einem Topf erhitzen und darin den Porree kurz andünsten. Currypulver einrühren, das Zitronengras einlegen und das restliche Gemüse dazugeben. Alles zusammen einige Minuten anschwitzen.

3 Mit der Kokosmilch und circa 300 Millilitern Wasser ablöschen, sodass das Gemüse gut bedeckt ist. Etwa 20 Minuten kochen lassen.

4 Das Zitronengras herausnehmen. Die Suppe nach Wunsch so weit pürieren, wie man sie mag – fein sämig oder grob stückig.

5 Mit Salz und Pfeffer würzen und mit frischen Kräutern garnieren.

Diese Suppe ist besonders nahrhaft: Mit Wurzelgemüse und Kokosmilch können wir die erschöpften Kräfte und Gewebe sehr gut aufbauen. Wer einen weniger starken Substanzgewinn bevorzugt, der sollte das Ghee und die Kokosmilch auf ein Viertel reduzieren und die fehlende Flüssigkeit durch Ingwerwasser (siehe Seite 135) ersetzen.

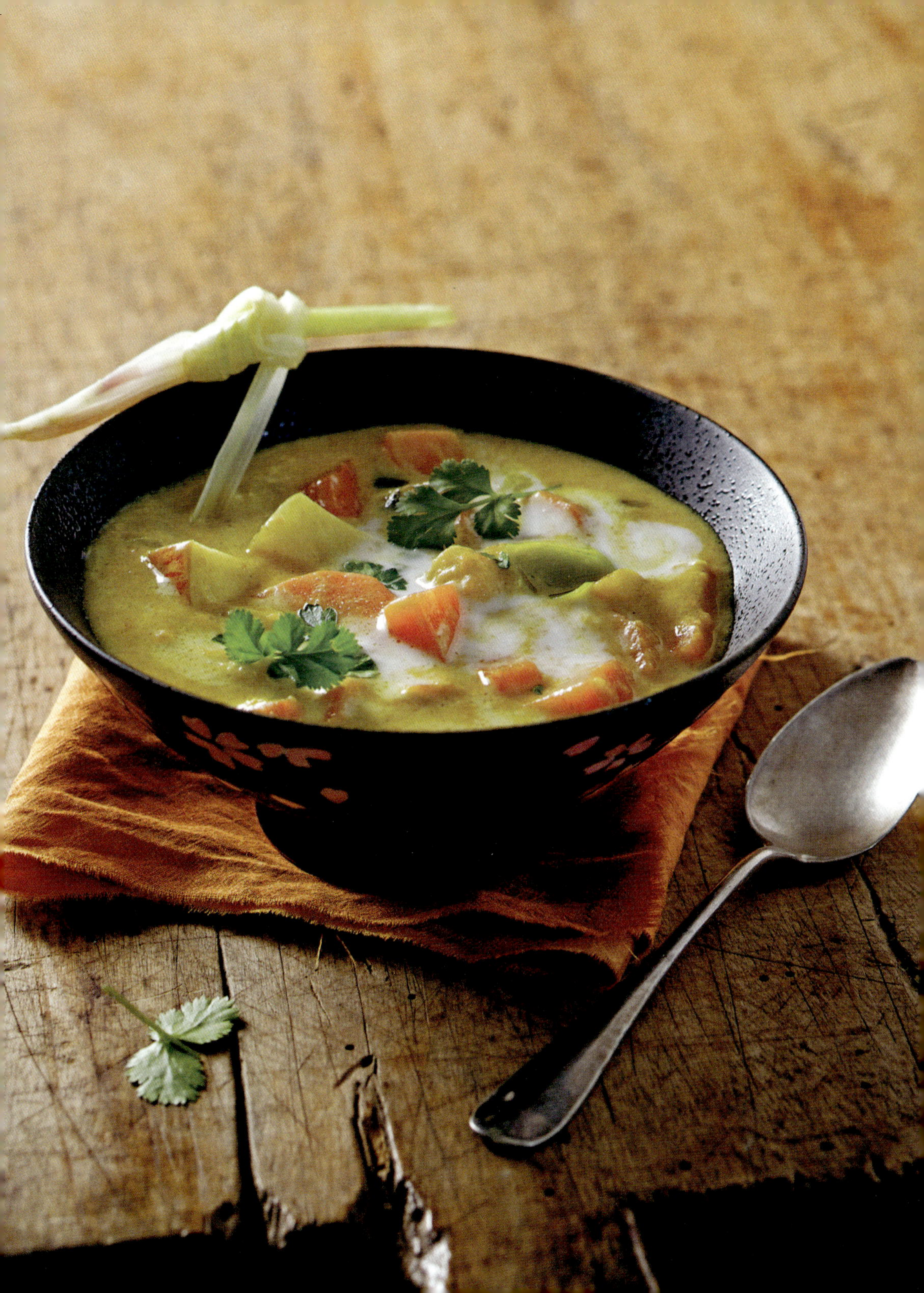

Grünes Spargelsüppchen mit frischer Minze

Zubereitungszeit: 30 Minuten

Für 4 Personen

500 g grüner Spargel
1 Stück Sellerieknolle
1 Frühlingszwiebel
1 TL Ghee (oder Sesamöl)
¼ TL Kreuzkümmelsamen (Cumin)
¼ TL milde Currymischung (siehe Seite 154)
80 g grüne Erbsen (tiefgekühlt)
150 ml Mandeldrink
¼ Bund frische Minze
1 Messerspitze Garam Masala (siehe Seite 153)
Pfeffer und Salz

1. Vom grünen Spargel die untere Hälfte schälen. Den geschälten Spargel in Stücke schneiden. Die Spargelköpfe zur Seite stellen. Den Sellerie schälen und würfeln. Die Frühlingszwiebel schälen und fein hacken.

2. Spargel-, Sellerie- und Zwiebelschalen in einem Topf mit 500 Millilitern Wasser zum Kochen bringen und 15–20 Minuten zur Brühe auskochen.

3. Währenddessen das Ghee erhitzen, Kreuzkümmelsamen darin kurz anrösten, die Currymischung zugeben. Dann Frühlingszwiebel, Spargel, Erbsen und Sellerie in die Gewürzpaste einrühren und anrösten. Die frisch gekochte Gemüsebrühe zugeben und 15 Minuten bei kleiner Hitze köcheln lassen. Mandeldrink zugeben und alles zusammen einmal aufkochen lassen.

4. Alles zusammen in einen Mixer geben und fein pürieren. 2 Drittel der Suppe zurück in den Topf geben, Spargelköpfe untermischen und für ein paar Minuten durchziehen lassen.

5. Die frischen Minzblättchen vom Stiel abzupfen und zur restlichen Suppe im Mixer geben. Alles durchmixen und in die Suppe einrühren. Mit Pfeffer, Salz und etwas Gewürzmischung Garam Masala abschmecken.

6. Die Suppe auf Teller verteilen und etwas frische fein gehackte Minze darübergeben.

Zum *Vata*-Ausgleich am Ende mit 1 Spritzer Zitronensaft abrunden.
Zum *Pitta*-Ausgleich der frischen Minze einen Teil frisches Koriandergrün oder Blattpetersilie untermischen.
Zum *Kapha*-Ausgleich anstatt Mandeldrink lieber Sojadrink verwenden und am Ende kräftig mit schwarzem Pfeffer abschmecken.

Kürbis-Limetten-Süppchen

Zubereitungszeit: 35 Minuten

Für 4 Personen

- 1 Flaschenkürbis
- 1 kleine Zwiebel
- 1 Knoblauchzehe
- 1 Stück Sellerie
- 1 EL Ghee (siehe Seite 152) oder Sesamöl
- 1 TL Curry
- 1 Stängel Zitronengras
- ½ TL edelsüßes Paprikapulver
- ca. 150 ml Kokosmilch oder Sojadrink
- Salz
- 30 ml Limettensaft
- ¼ TL Thymian
- frisch gemahlener schwarzer Pfeffer nach Geschmack

1. Den Flaschenkürbis schälen, von den Kernen befreien und in Stücke schneiden. Zwiebel und Knoblauch schälen und fein hacken. Sellerie schälen und würfeln.
2. Das Ghee oder Sesamöl erhitzen. Zwiebeln und Knoblauch anschwitzen, Currygewürz unterrühren, dann Gemüse zufügen und unter Rühren gut anbraten. Zitronengras und Paprikapulver zugeben.
3. Etwa 700 ml Wasser zugießen und die Suppe zum Kochen bringen, 25 Minuten auf kleiner Flamme köcheln lassen. Die weich gekochte Masse inklusive Flüssigkeit mit dem Stabmixer pürieren.
4. Etwas Kokosmilch oder Sojadrink, Salz und Limettensaft zugeben und mit Thymian und schwarzem Pfeffer abschmecken.

Diese Kürbissuppe ist eine delikate Abwechslung zu anderen Kürbissuppen-Rezepten. Sie kann noch mit gegrillten Scampi verfeinert werden.

Zum *Vata*-Ausgleich kann anstatt Kokosmilch auch Sahne oder vegane Hafersahne verwendet werden. Als typgerechtes Topping sind auch angeröstete Mandelsplitter mit etwas Rosmarin sehr lecker.
Zum *Pitta*-Ausgleich eignen sich angeröstete Kürbiskerne und Croutons als Topping.
Zum *Kapha*-Ausgleich anstatt Kokosmilch gerne vegane Sojasahne verwenden und als Topping fein geschnittenen Ingwer und Chiliflocken.

Zucchini-Kräuter-Cremesüppchen

Zubereitungszeit: 20 Minuten

Für 4 Personen

1 Zwiebel

1 Scheibe frischer Ingwer

2 Zucchini

2 Bund frische Kräuter nach Wahl

1 EL Ghee (siehe Seite 152)

1 l Gemüsebrühe

3 EL Reismehl

½ TL gemahlener Kreuzkümmel (Cumin)

¼ TL gemahlene Fenchelsamen

½ TL Salz

1 TL heller Balsamicoessig

1 Zwiebel abziehen, Ingwer schälen und beides hacken. Zucchini waschen, putzen und in große Würfel schneiden. Kräuter waschen, trocken schütteln und grob hacken.

2 Ghee in einem Topf erhitzen und das Gemüse darin anbraten. Die Gemüsebrühe zugießen und alles 10 Minuten köcheln lassen.

3 Reismehl mit etwas Wasser glatt rühren und unter die Brühe mischen. Die Kräuter dazugeben und alles zusammen weitere 5 Minuten köcheln lassen. Mit einem Stabmixer zu einer feinen Suppe pürieren.

4 Kreuzkümmel- und Fenchelsamen in einem Mörser fein zerreiben. Die Suppe mit Salz, Essig und den fein gemörserten Samen würzen.

Diese Suppe ist die ideale Frühjahrs- und Sommersuppe. Sie ist schnell zubereitet. Die Kräuter können je nach Jahreszeit, Verfügbarkeit und Geschmack ausgewählt werden. Das Grundrezept kann auf vielfache Weise abgewandelt werden:

Zum Vata-Ausgleich ist die Suppe mit Basilikum, Dill und Fenchelkraut besonders gut. Am Schluss kann noch etwas süße Sahne zugefügt werden.
Zum Pitta-Ausgleich passen Petersilie, Kerbel und etwas Salbei hinein.
Zum Kapha-Ausgleich sind auch Pimpernelle, Bärlauch, Liebstöckel, Salbei, Kerbel und Petersilie geeignet.

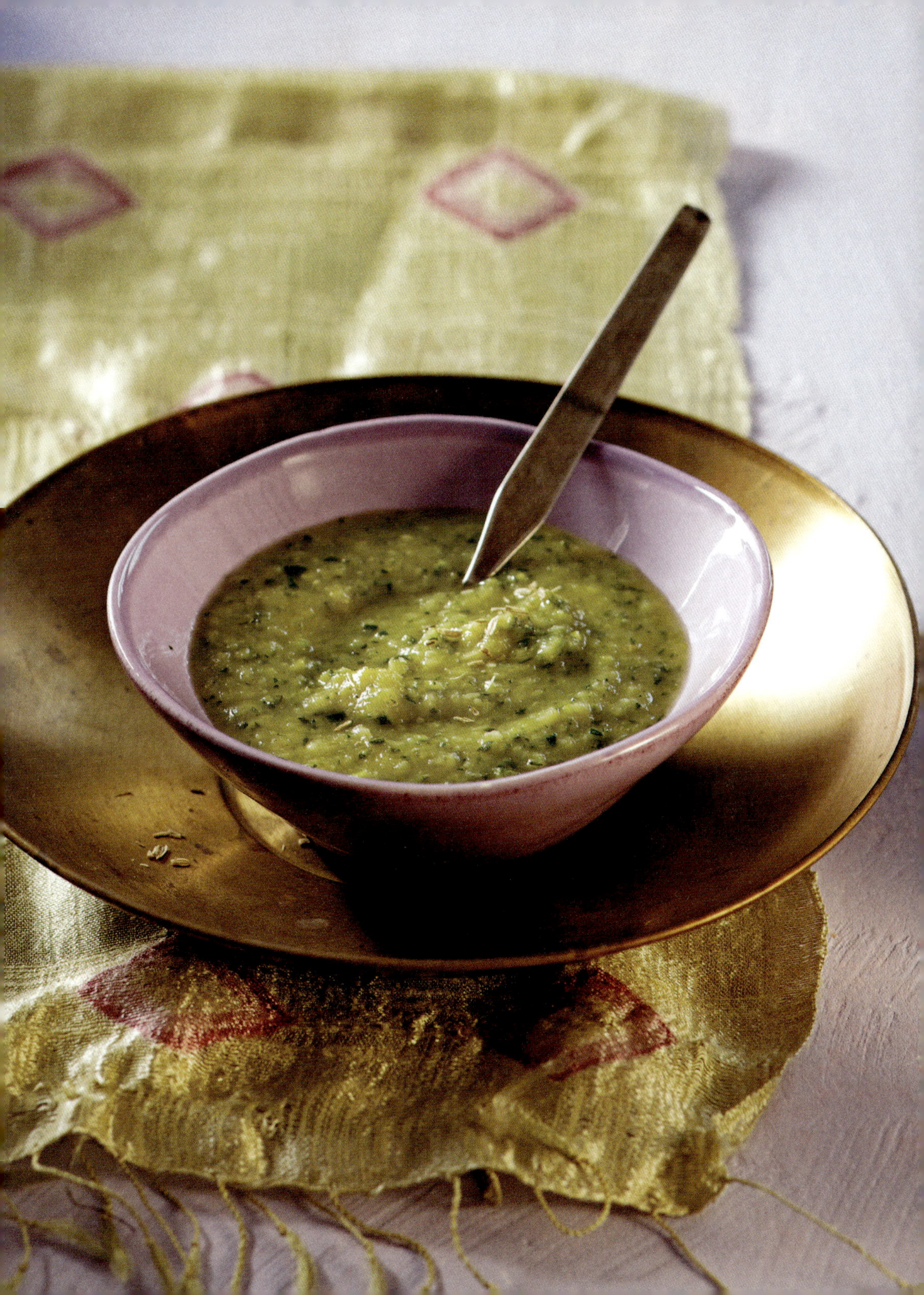

Roter Rohkostsalat

Zubereitungszeit: 35 Minuten

Für 4 Personen

1 große Rote-Bete-Knolle
2 Möhren
¼ Bund frischer Dill
½ Granatapfel
1 TL Honig
1 TL Apfelessig
Salz
frisch gemahlener schwarzer Pfeffer
4 EL Olivenöl

1 Rote Bete und Möhren waschen, schälen (Einmalhandschuhe tragen!) und fein reiben oder hacken. Dill waschen, trocken schütteln und fein schneiden.

2 Für das Dressing die Grantapfelhälfte mit einer Zitruspresse entsaften. In einer Schüssel den Granatapfelsaft mit Honig und Apfelessig glatt rühren. Dill unterheben, salzen und pfeffern. Das Öl unter Rühren einlaufen lassen.

3 Das Dressing mit der geriebenen Rohkost vermischen. Den Salat mindestens 30 Minuten durchziehen lassen.

Salate und Rohkost sind vitale Energieträger, die uns mit dynamischer Leichtigkeit und kühler Klarheit versorgen – optimal für die ***Pitta***-ausgleichende Ernährung und die *sattvische* Ernährung.

Die optimale Zeit, um enzymreiche Frischkost zu sich zu nehmen, ist das Mittagessen. Hier darf die Nahrungsmenge zu einem Drittel aus rohen, ungekochten Speisen bestehen. Nach der klassischen Tradition wird der Salat immer erst nach den warmen Speisen gegessen, denn zum Ende der Mahlzeit wirkt er besonders anregend, verbessert die Verdauung und beugt der Müdigkeit nach dem Essen vor.

Ein gutes Salatdressing ist eine sämige und aromatische Sauce, die alle sechs Geschmacksrichtungen enthält: süß (Öl, Sahne und/oder Honig oder Ahornsirup), sauer (Zitronensaft, Orangensaft, Essig, Joghurt), salzig (Salz, Sojasauce), scharf (Pfeffer, Senf, Meerrettich) und bitter/herb (frische Kräuter). Oft werden ihm auch gedünstete Früchte und Gemüse, wie Äpfel und Zwiebeln, zugesetzt, wodurch es eine einzigartige Konsistenz und ein vollmundiges Aroma erhält. Frische Keimlinge sowie angeröstete Samen und Nüsse vollenden den Genuss.

Chicorée-Salat mit Avocado und Papaya

Zubereitungszeit: 15 Minuten

1. Die äußeren Blätter des Chicorées abziehen und für die Dekoration zur Seite legen.

2. Zitronensaft, Olivenöl, Apfelessig, Joghurt, Salz und Pfeffer zu einer feinen Marinade verrühren.

3. Chicorée, Papaya und Avocado in mundgerechte Stücke schneiden. Vorsichtig mit der Marinade vermischen und 10 Minuten durchziehen lassen.

4. Mit den großen Chicoréeblättern und etwas Kresse oder Rucola als Topping dekoriert servieren.

Die drei Hauptzutaten sind die ideale Kombination, um die *Doshas* auszugleichen: Der bittere Chicorée zum Ausgleich von *Pitta*, die ölige Avocado zum Ausgleich von *Vata* und die erhitzende Papaya mit ihrer fettstoffwechselanregenden Wirkung zur Reduktion von *Kapha*.

Alternativ zur Papaya kann auch ein süßer Apfel verwendet werden. Dieser wirkt jedoch genau gegenteilig zur Papaya: Anstatt gewichtsreduzierend *(langhana)* ist der Apfel durch eine gewebevermehrende *(brimhana)* Wirkung gekennzeichnet. Damit ist diese Rezeptvariante ideal für *Vata*-Typen.

Für 4 Personen

3 Chicorée

Saft von 1 Amalfi-Zitrone

2–3 EL Olivenöl

1 EL Apfelessig

1 EL Naturjoghurt

Salz

frisch gemahlener schwarzer Pfeffer

1 Papaya (alternativ: 1 Apfel [Gala])

1 Avocado

etwas frische Kresse oder Rucola als Topping

Bunter Sommersalat

Zubereitungszeit: 15 Minuten

Für 4 Personen

2 reife Strauchtomaten
⅓ Salatgurke
½ rote Paprikaschote
½ gelbe Paprikaschote
100 g Rucola
2 EL schwarze Oliven
frisch gemahlener schwarzer Pfeffer

Für das Dressing

1 kleine rote Zwiebel
1 Knoblauchzehe
½ Bund Basilikum
8 EL Olivenöl
3 EL Balsamicoessig
2 EL Orangensaft
¼ TL milde Currymischung (siehe Seite 154)
1 EL Ahornsirup
½ TL Senf
¼ TL Salz

1 Gemüse (ohne Rucola und Oliven) waschen, putzen, würfeln und in eine Salatschüssel geben.

2 Für das Dressing Zwiebel und Knoblauch abziehen und in etwas Wasser 5 Minuten weich dünsten. Basilikum waschen und trocken schütteln. Zwiebel, Knoblauch und Basilikum mit den restlichen Dressingzutaten in einem Mixer zu einer sämigen Sauce pürieren.

3 Das Dressing mit dem Gemüse vermischen und 5 Minuten durchziehen lassen. Rucola waschen und klein zupfen und hinzufügen. Oliven darübergeben und mit Pfeffer aus der Mühle würzen.

Dieser bunte Sommersalat lässt sich auch sehr gut erweitern:

Für *Vata* mit Couscous Einfach 100 Gramm Couscous mit heißem Wasser übergießen, ausquellen lassen und unter den Salat mischen.
Für *Pitta* mit Frischkäse 100 Gramm Ziegenfrischkäse in Würfel schneiden. Mit dem Gemüse im Dressing durchziehen lassen und dann mit dem Blattsalat vermengen.
Für *Kapha* mit Kichererbsen 100 Gramm Kichererbsen aus dem Glas unter fließendem Wasser abspülen, abtropfen lassen und mit dem Gemüse im Dressing durchziehen lassen. Erst dann unter den Blattsalat mischen.

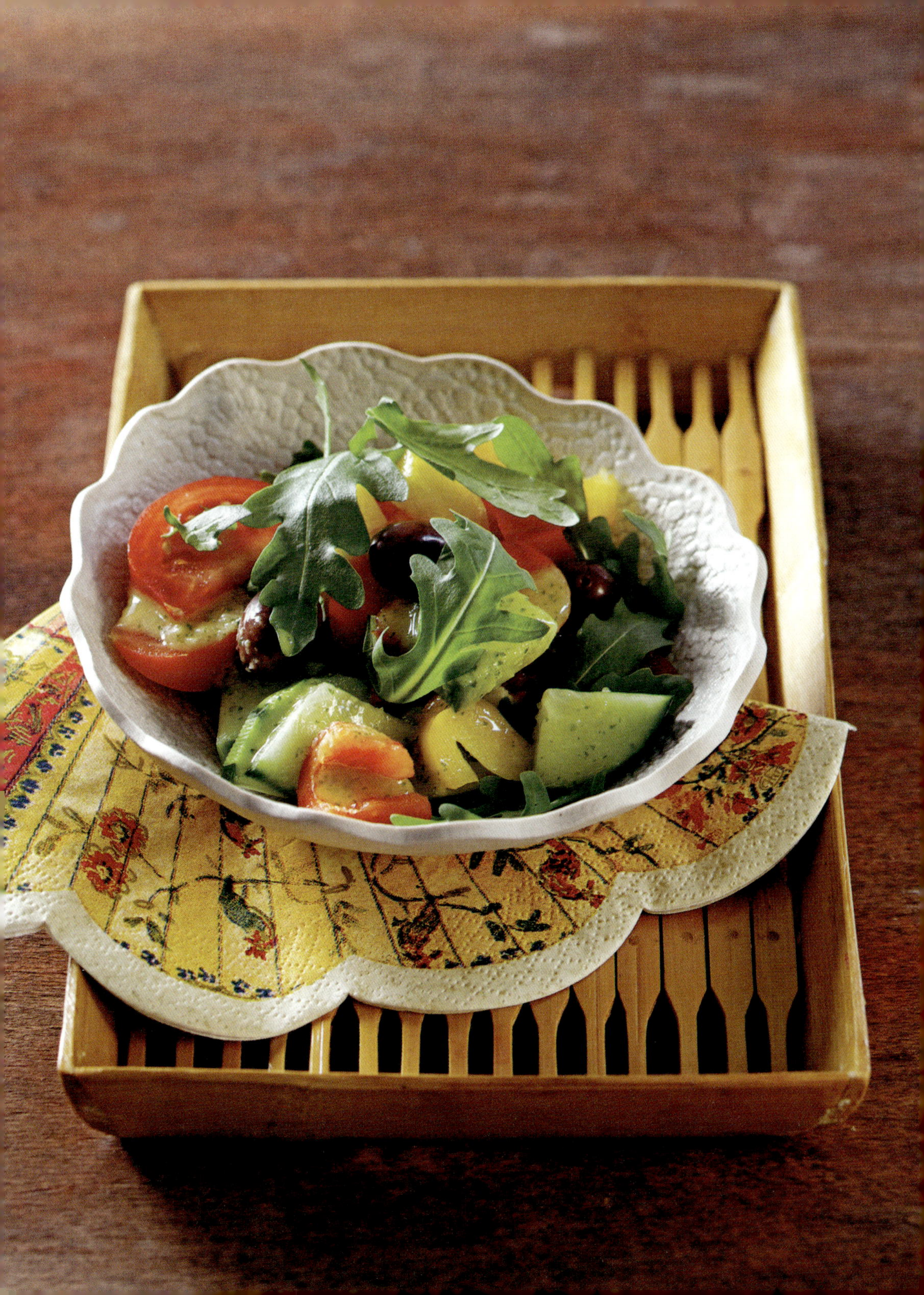

Wintersalat

Zubereitungszeit: 20 Minuten

Für 4 Personen

⅓ Kopf Endiviensalat
1 Avocado
1 Handvoll Sprossenmix
30–40 g Weißkäse in Salzlake nach Feta-Art

Für das Dressing

1 Zwiebel
1 kleine Kartoffel
½ Apfel
Saft von ½ Zitrone
Saft von 1 Orange
1 TL Senf
1 EL Balsamicoessig
1 EL Agavendicksaft
Salz
frisch gemahlener schwarzer Pfeffer
3 EL Olivenöl

1 Salat waschen, putzen und in feine Streifen schneiden.

2 Für das Dressing Zwiebel abziehen, Kartoffel schälen und beides in Würfel schneiden. Den Apfel vom Kerngehäuse befreien und das Fruchtfleisch ebenfalls würfeln. In einer Pfanne mit etwas Wasser die Zwiebel-, Kartoffel- und Apfelwürfel 5 Minuten weich dünsten.

3 Den Pfanneninhalt in einen Mixbecher füllen. Zitronen- und Orangensaft, Senf, Essig, Agavendicksaft, Salz und Pfeffer dazugeben und alles cremig aufschlagen. Das Olivenöl unter Rühreneinlaufen lassen. Den Endiviensalat mit dem Dressing vermischen und 10 Minuten durchziehen lassen.

4 Avocado halbieren, Kern entfernen, Fruchtfleisch herauslöffeln und fein würfeln. Sprossen waschen und abtropfen lassen. Käse in Würfel schneiden. Diese drei Zutaten unter den Salat mischen.

Gurkensalat

Zubereitungszeit: 5 Minuten

Für 4 Personen

1 Salatgurke
1 Scheibe frischer Ingwer
2 EL frische Pfefferminzblätter
150 g Joghurt
1 TL Agavendicksaft
1 TL Salz
½ TL gemahlener Kreuzkümmel (Cumin)
2 EL Kürbiskerne

1 Gurke waschen, schälen, die Kerne herauskratzen und das Fruchtfleisch in Würfel schneiden. Ingwer schälen und fein reiben. Pfefferminzblätter waschen und trocken tupfen.

2 Joghurt mit Agavendicksaft cremig rühren. Mit Salz und Kreuzkümmel würzen. Die Minzeblätter fein hacken und unter den Joghurt mischen.

3 Gurkenstücke unter den Joghurt rühren. Die Kürbiskerne hacken und darüberstreuen.

Soja-Rucola-Paste auf Chapatis

Zubereitungszeit: 10 Minuten

1 Tofu mit Sojamilch, Zucker, Salz und Sojasauce gut durchmischen und pürieren.

2 Rucola, Salbei, Pfefferkörner und Olivenöl unterrühren.

Vegetarische Brotaufstriche sind eine wertvolle Alternative zu Käse oder Wurst, die in der ayurvedischen Ernährung meist fehlen. Brotaufstriche kann man auf der Basis von *Dal*-Gerichten, Butter, Nüssen, Gemüse oder Kräutern herstellen. Sie sind 2 bis 3 Tage im Kühlschrank haltbar und versorgen uns mit wertvollen Inhaltsstoffen und allen Geschmacksrichtungen. Auf einem vollwertigen Brot oder *Pitta*-Brot (in Naturkostläden erhältlich) und zusammen mit einer Suppe oder einem Salat machen Brotaufstriche auch die »schnelle Küche« zu einer hochwertigen Ayurveda-Mahlzeit – ideal nicht nur für Berufstätige, Schüler und Singles.

Tipp Wenn Sie genug Zeit haben, dann backen Sie doch einfach selbst frische **Chapatis** dazu!

Für den ungesäuerten *Chapati*-Teig 250 Gramm Weizenmehl, circa 100 Milliliter Wasser und 1 Esslöffel Ghee mischen und zu einem geschmeidigen Teig verkneten. Daraus kleine Bällchen formen und diese zu dünnen Fladen mit 10 bis 15 Zentimeter Durchmesser ausrollen. *Chapatis* direkt auf einer heißen Herdplatte oder in einer speziellen *Chapati*-Pfanne backen. Ein gutes Chapati erkennen Sie daran, dass es aufgeht und große Luftblasen bekommt. Probieren Sie es einfach einmal aus. Es lohnt sich!

Für ca. 300 g

200 g Tofu

100 ml Sojamilch

1 TL Vollrohrzucker

¼ TL Salz

1 EL Sojasauce

2 EL frisch gehackter Rucola

1 TL frisch gehackte Salbeiblätter

½ TL grüner Pfeffer

1 EL Olivenöl

Apfel-Zwiebel-Aufstrich

Zubereitungszeit: 15 Minuten

Für ca. 350 g

1 Gemüsezwiebel
2 Äpfel
2 TL Ghee (siehe Seite 152)
50 g Sonnenblumenkerne
½ TL Fenchelsamen
1 TL Senf
1 TL milde Currymischung (siehe Seite 154)
½ TL Salz
¼ TL Pfeffer
2–3 EL Sojasahne

1 Die Zwiebel schälen, die Äpfel vierteln und vom Kerngehäuse befreien. In einen kleinen Topf geben, mit Wasser bedecken und 10 Minuten weich dünsten. Abgießen.

2 In einer Pfanne Ghee erhitzen und darin Sonnenblumenkerne und Fenchelsamen anrösten. Gedünstete Zwiebel und Äpfel zufügen und 5 Minuten mitbraten. Abkühlen lassen.

3 Den Pfanneninhalt in einen Mixer geben und fein pürieren.

4 Senf, Gewürze und Sojasahne unterziehen, sodass eine streichfähige Masse entsteht.

Dieser Aufstrich kann je nach Geschmack und *Dosha*-Typ mit frischen Kräutern verfeinert werden:

Für *Vata* mit frischem Dill oder Rosmarin.
Für *Pitta* mit frischem Koriandergrün oder Petersilie.
Für *Kapha* mit frischer Kresse oder Basilikum.

Hummus für jeden Dosha-Typ

Zubereitungszeit: 75 Minuten + Einweichen über Nacht

Für 4 Personen

500 g Kichererbsen
¼ TL Backpulver
50 ml Sesamöl
1 EL Tahini
¼ TL Hing (Asafoetida)
1 TL gemahlener Kreuzkümmel (Cumin)
1 TL Salz
10 ml Zitronensaft
kaltes Wasser nach Bedarf

1 Die Kichererbsen über Nacht einweichen. Die eingeweichten Kichererbsen abgießen und gut abspülen. In einen großen Topf geben, mit der 3- bis 4-fachen Volumenmenge Wasser bedecken, ¼ TL Backpulver zugeben und mindestens 1 Stunde weich kochen.

2 Die weich gekochten Kichererbsen abgießen und mit Sesamöl, Tahini-Paste, Hing, gemahlenem Kreuzkümmel, Salz und Zitronensaft im Mixer zu einer feinen Paste pürieren. Bei Bedarf kann noch etwas kaltes Wasser zugegeben werden, damit der Hummus schön cremig ist.

Um Hülsenfrüchte, speziell Kichererbsen, besser verdauen zu können, ist es wichtig, sie über Nacht einzuweichen und anschließend gut abzuspülen. Dies reduziert die Lektine, die für eine schlechte Nahrungsverwertung und Blähungen verantwortlich sein können. Ebenso wichtig ist es, die *Agni*-stärkenden Gewürze *Hing* und Kreuzkümmel sowie genügend Salz, Öl und Zitrone zuzufügen. All dies zusammen ergibt die richtige Mischung für eine gute Verdaulichkeit.

Das Hummus-Basisrezept kann noch mit Gemüse und Kräutern verfeinert und damit optimal auf die *Doshas* abgestimmt werden:
Für *Vata*: Mit im Ofen geschmortem Kürbis und frischem Ingwer.
Für *Pitta*: Mit frischer Petersilie und Koriandergrün.
Für *Kapha*: Mit im Ofen geschmorter Aubergine und Chiliflocken.

Rote-Bete-Aufstrich mit Mandeln und Meerrettich

Zubereitungszeit: 15 Minuten

Für ca. 200 g

3 EL Mandeln

1 Rote-Bete-Knolle

1 Stange Stangensellerie

1 TL frischer Meerrettich, fein geraspelt

1 Messerspitze Chilipulver

¼ TL Salz

1 TL Zitronensaft

1 Die Mandeln in einer heißen Pfanne anrösten. Anschließend im Mixer zermahlen.

2 Die Rote Bete (Einmalhandschuhe tragen!) und Selleriestange schälen und in große Würfel schneiden. Zu den Mandeln in den Mixer geben und alles pürieren.

3 Den Meerrettich zufügen und den Aufstrich mit Chili, Salz und Zitronensaft abschmecken.

Blumenkohl-Koriander-Dip

Zubereitungszeit: 15 Minuten

Für ca. 250 g

½ Blumenkohl

½ TL gemahlene Kurkuma

½ Bund frischer Koriander

2 EL Ziegenfrischkäse

½ TL gemahlener Kreuzkümmel (Cumin)

¼ TL gemahlener Cayennepfeffer

Salz

1 EL Olivenöl

1 Spritzer Zitronensaft

1 Den Blumenkohl in Röschen teilen und in einem Topf mit Wasser und Kurkuma bissfest kochen. Abgießen, mit kaltem Wasser abschrecken und mit dem frischen Koriander in einen Mixer geben.

2 Ziegenfrischkäse, Kreuzkümmel, Cayennepfeffer und etwas Salz hinzufügen und alles zu einer Paste pürieren. Olivenöl und Zitronensaft mit dem Löffel unterrühren.

Herzhafter Aufstrich mit Nüssen und Kernen

Zubereitungszeit: 10 Minuten

Für ca. 250 g

150 g Kürbiskerne

50 g Sonnenblumenkerne

100 g Haselnüsse oder Walnüsse

2 EL Ghee

4 TL milde Currymischung (siehe Seite 154)

2 TL Majoran

1 EL Senf

1 EL dunkler Honig

2 EL Sojasauce

1 Kerne und Nüsse in einer heißen Pfanne im Ghee anrösten, 2 Teelöffel Currymischung zugeben, unter Rühren alles miteinander 2–3 Minuten braten und dann etwas abkühlen lassen.

2 Mit allen anderen Zutaten und der restlichen Currymischung zusammen in einen Mixer geben und zu einer Paste pürieren.

Sellerie-Meerrettich-Aufstrich

Zubereitungszeit: 15 Minuten

Für ca. 250 g

150 g Sellerieknolle

1 Petersilienwurzel

1 EL Ghee

1 EL frische Ingwerwurzel, fein geraspelt

2–3 TL frische Meerrettichwurzel, fein geraspelt

½ TL milde Currymischung

2 EL Zitronensaft

1 TL Steinsalz

¼ TL frisch gemahlener schwarzer Pfeffer

1 Sellerie und Petersilienwurzel schälen, in grobe Stücke schneiden und in einem Topf im heißen Ghee anrösten. 150 Milliliter Wasser zugeben und 10 Minuten weich kochen.

2 Den frischen Ingwer, Meerrettich und das Currypulver zugeben und für ca. 1 Minute mitkochen.

3 Alles zusammen in einen Mixer füllen. Zitronensaft, Salz und Pfeffer zugeben und die Mischung zu einer sämigen Paste pürieren.

Zum *Vata*-Ausgleich 2 Esslöffel Sahne oder Vollfettquark untermischen.
Zum *Pitta*-Ausgleich ½ Teelöffel gemahlene Fenchelsamen untermischen.
Zum *Kapha*-Ausgleich 1 frische Chilischote fein hacken und untermischen.

Paprika-Cashew-Dip

Zubereitungszeit: 20 Minuten

Für ca. 200 g

150 g rote Paprikaschote
2 EL Olivenöl
40 g Cashewnüsse
½ TL Kreuzkümmelsamen
1 TL Thymian
2 TL Senf
1 TL edelsüßes Paprikapulver
1 TL Salz
2 EL Sahne

1 Paprikaschote waschen, putzen und in Würfel schneiden.

2 In einer Pfanne das Öl erwärmen und darin die Cashewnüsse und die Kreuzkümmelsamen leicht anbraten. Paprikastücke und Thymian zufügen und 5 Minuten mitbraten. Abkühlen lassen.

3 Den Pfanneninhalt in einen Mixer füllen, Senf und Paprikapulver dazugeben und alles fein pürieren. Mit Salz und etwas Sahne zu einem cremigen Dip aufschlagen.

Wenn Sie diesem Dip noch etwas Schärfe verleihen möchten, so können Sie auch noch eine frische Chilischote putzen, klein schneiden und untermischen.

Avocado-Aufstrich

Zubereitungszeit: 10 Minuten

1 Avocados halbieren, die Kerne entfernen und das Fruchtfleisch mit einem Löffel aus der Schale heben. In eine kleine Schüssel geben, Zitronensaft darüberträufeln und das Fruchtfleisch mit einer Gabel zerdrücken.

2 Tomate, Frühlingszwiebel, Chilischote und Koriandergrün waschen, putzen und fein schneiden. Pistazien nach Bedarf schälen und ganz fein schneiden (oder im Mixer hacken).

3 Alle Zutaten vermischen und einige Minuten durchziehen lassen. Legt man die Kerne der Avocados bis zum Verzehr in die fertige Zubereitung, verhindert man, dass sich das Fruchtfleisch dunkel färbt.

Für ca. 350 g

2 reife Avocados
1 TL Zitronensaft
1 kleine Tomate
1 Frühlingszwiebel
½ grüne Chilischote
2 EL Koriandergrün
1 EL Pistazien
1 TL Olivenöl
1 EL Joghurt
1 Messerspitze Salz

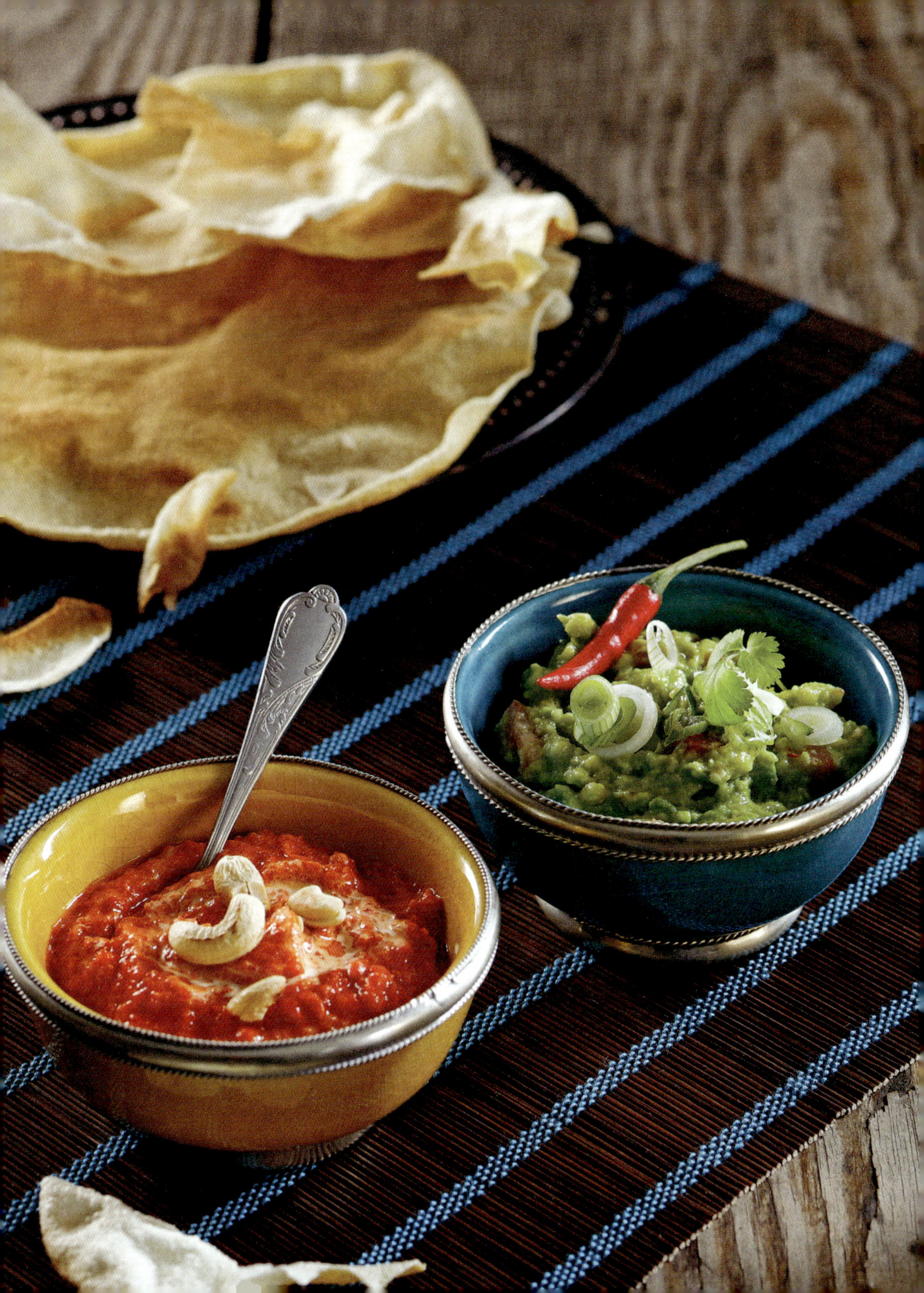

Mangochutney

Zubereitungszeit: 10 Minuten

Für ca. 10 Portionen

2 Mangos
1 Chilischote
1 Scheibe frischer Ingwer
1 TL Ghee (siehe Seite 152)
3 Pimentkörner
2 Nelken
¼ TL Garam Masala (siehe Seite 153)
¼ TL Salz
1 TL Honig
1 EL frisch gehacktes Koriandergrün

1 Mangos waschen, schälen, das Fruchtfleisch vom Kern lösen und in Würfel schneiden. Chilischote waschen und putzen, Ingwer schälen und beides fein hacken.

2 Ghee in einem Topf erhitzen und darin Pimentkörner und Nelken kurz anrösten. Mangofruchtfleisch, Chili und Ingwer dazugeben und 3–4 Minuten mitbraten.

3 Den Topf von der Kochstelle nehmen und das Chutney mit Garam Masala, Salz, Honig und Koriandergrün würzen.

Ein Chutney ist das i-Tüpfelchen in jedem ayurvedischen Menü. Mit seiner fruchtigen Konsistenz und seinem ausgewogenen Geschmack befriedigt es alle Sinne und macht die Speisen besser bekömmlich. In der ayurvedischen Küche werden Chutneys meist aus Früchten, aber auch aus Kräutern, Nüssen und Gemüse zubereitet. Sie werten jedes Essen auf.

Chutneys vereinen immer alle sechs Geschmacksrichtungen in sich, akzentuieren aber meist eine oder zwei ausgewählte *Rasa*. Dies können wir auch individuell steuern, indem wir die Menge von Chili, Salz oder Zucker so abstimmen, dass sie eine perfekte Ergänzung für die anderen Menüzutaten bieten. So ergänzt dieses süßsaure Mangochutney wunderbar eine schöne Rohkostplatte mit vielen bitteren Blattsalaten.

Chutneys sind schnell zubereitet und lassen sich im Schraubglas gut ein paar Tage im Kühlschrank aufbewahren.

Minz-Koriander-Chutney

Zubereitungszeit: 10 Minuten plus ½ Stunde Kühlzeit

Für ca. 8 Portionen

1 grüne Chilischote
½ rote Zwiebel
1 Scheibe frischer Ingwer
1 Bund frische Minze
½ Bund Koriandergrün
2 EL Zitronensaft
¼ TL gemahlener Kreuzkümmel (Cumin)
1 EL brauner Rohrzucker
½ TL Salz
100 g griechischer Joghurt

1 Chilischote waschen, putzen und grob hacken. Zwiebel abziehen, Ingwer schälen und beides nur grob schneiden.

2 Minze und Koriandergrün waschen und abtropfen lassen. Mit Blatt und Stiel in einen Mixer geben. Chili, Zwiebel und Ingwer in den Mixer geben. Zitronensaft zugießen und alles kräftig durchmixen. Kreuzkümmel, Zucker und Salz zufügen und kurz mitmixen.

3 Joghurt unter die Kräutermasse rühren. Chutney ½ Stunde kühl stellen.

Dieses Chutney passt zu gefüllten Blätterteigtaschen, Gemüsepuffern und Channa-Bratlingen. Ohne Koriander und Chili, aber mit mehr Minze/Basilikum und 200 Gramm Joghurt, schmeckt es auch Kindern.

Basilikum-Möhren-Chutney

Zubereitungszeit: 15 Minuten

Für ca. 10 Portionen

2 Möhren
1 Tomate
1 Knoblauchzehe
2 EL Olivenöl
½ TL Currypulver
½ TL Salz
1 großes Bund Basilikum
50 g Joghurt
1 Messerspitze Chilipulver
½ TL Pfeffer
1 Messerspitze Kardamom
1 EL Ahornsirup

1 Möhren schälen, grob raspeln und in wenig Wasser weich dünsten. Tomate waschen, putzen und würfeln. Knoblauch abziehen und fein hacken.

2 Das Öl schwach erhitzen und darin den Knoblauch anbraten. Tomate und Curry zufügen, salzen und 2–3 Minuten köcheln lassen. Möhrenraspel dazugeben und 5 Minuten mitkochen. Abkühlen lassen.

3 Basilikum waschen, ganz fein hacken und unter die Möhren-Tomaten-Masse ziehen. Joghurt unterrühren und mit Chili, Pfeffer, Kardamom und Ahornsirup verfeinern.

Grundrezept Sechs-Rasa-Chutney

Zubereitungszeit: 10 Minuten

Für ca. 8 Portionen

150 g Früchte (z. B. Mango, Birne, Apfel, Pflaume)

¼ TL Chilischote (scharf)

1 TL Ghee (siehe Seite 152)

¼ TL gemahlene Kurkuma (bitter/herb)

½ TL gemahlener Ingwer

1 TL Salz (salzig)

1 EL Vollrohrzucker (süß)

1 EL Zitronensaft oder Essig (sauer)

30 ml Wasser oder Fruchtsaft

20 g frische Kräuter (Koriander, Minze, Petersilie, Basilikum)

1 Früchte waschen, nach Bedarf schälen und klein schneiden. Chilischote putzen und fein hacken.

2 Ghee in einem kleinen Topf erhitzen und darin Chilistücke, Kurkuma und Ingwer ganz kurz anrösten. Früchte hinzufügen und untermengen. Salz, Zucker, Zitronensaft (oder Essig) und etwas Wasser (oder Fruchtsaft) darübergeben und zum Kochen bringen. Die Früchte so lange köcheln lassen, bis sie weich sind und ihre Struktur verlieren.

3 Kräuter fein hacken und unter das Mus mischen. Nach Bedarf nachwürzen, um den gewünschten Geschmack zu erzielen.

Ein Chutney sollte alle sechs Geschmacksrichtungen enthalten:
Süß süße Früchte, Wurzelgemüse, Süßungsmittel, Sahne, süßen Fruchtsaft, Honig (diesen aber nicht mitkochen, sondern erst am Ende zufügen)
Sauer saure Früchte, Tomaten, Zitronensaft, Essig, Joghurt, Tamarinde
Salzig Steinsalz, Meersalz, Kräutersalz
Scharf Chili, Pfeffer, Ingwer, Meerrettich
Bitter und herb frische Kräuter, herbe Gewürze (Kurkuma, Bockshornklee)

Feine Chutneyvariationen – das passt gut zusammen:
- Apfel, Rosmarin, Rosinen, Ingwer, Chili, Essig, Salz, Akazienhonig
- Quitte, Apfel, Ingwer, *Pippali*, Zucker, Salz, Apfelessig, Koriandergrün
- Aprikose, Zitronensaft, Ingwer, Salz, Thymian, Waldhonig
- Tomate, Basilikum, Ingwer, schwarzer Pfeffer, Ahornsirup, Salz, Essig
- Kürbis, Apfelessig, Vollrohrzucker, Ingwer, Chili, Salz, schwarzer Tee
- Minze, Joghurt, Vollrohrzucker, Chili, Zitrone, Salz
- Petersilie, Joghurt, Ahornsirup, Senf, Zitrone, Salz

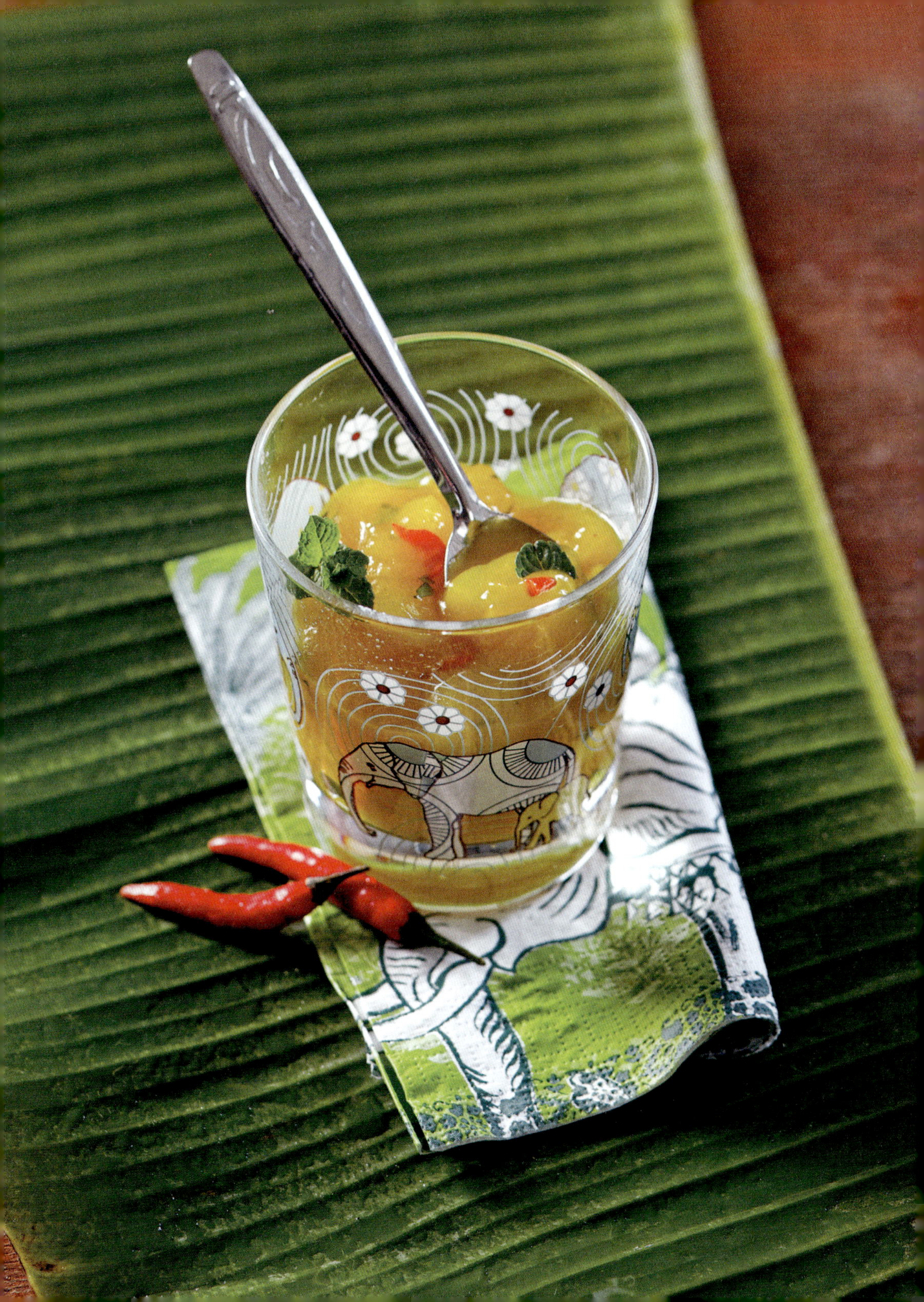

Wassermelonenchutney

Zubereitungszeit: 15 Minuten

Für ca. 10 Portionen

¼ große Wassermelone
1 Scheibe frischer Ingwer
1 TL Chilipulver
¼ TL gemahlene Kurkuma
¼ TL gemahlener Koriander
1 EL frische Minzeblätter
Salz
¼ TL Kreuzkümmelsamen (Cumin)
¼ TL Fenchelsamen
1 EL Olivenöl
2 EL brauner Zucker
Saft von 1 Zitrone

1 Wassermelone in 3 Zentimeter dicke Scheiben schneiden, schälen und die Kerne herauslösen. 100 Gramm Wassermelone in einen Mixer geben. Das restliche Fruchtfleisch in Würfel schneiden. Ingwer schälen und grob hacken.

2 Die Wassermelone im Mixer kurz pürieren. Mit Chilipulver, Kurkuma, Koriander, Ingwer, Minze und Salz würzen und nochmals kurz durchmixen.

3 Kreuzkümmel- und Fenchelsamen in einem Mörser grob zerreiben. Olivenöl in einem Topf erhitzen und darin die Samen anbraten. Nach wenigen Sekunden das Wassermelonenpüree zufügen. Die Hitze reduzieren und den Topfinhalt 5 Minuten sanft köcheln lassen. Zucker unterrühren.

4 Wassermelonenstücke und Zitronensaft dazugeben. Einmal aufkochen und bei schwacher Hitze 3–4 Minuten durchziehen lassen. Chutney vorsichtig umrühren, damit sich die Gewürzpaste verteilt, ohne dass die Wassermelonenstücke ganz zerfallen.

Als kaltes und leichtes Nahrungsmittel reduziert die Wassermelone ***Pitta.*** Der Kochvorgang und die Gewürze regen *Agni* an und machen das Chutney auch für die anderen *Doshas* sehr wohlschmeckend und bekömmlich. Es passt sehr gut zu Couscous-Salat im Sommer oder zu Risotto zu jeder Jahreszeit.

Wer möchte, kann auch andere Gewürzmischungen ausprobieren:
Für *Vata* Ingwer, Ajwain und Kreuzkümmel,
für *Pitta* Fenchel, Koriander und frische Minze und
für *Kapha* Ingwer, Chili und Piment.

Dattelchutney

Zubereitungszeit: 15 Minuten

1 Datteln vierteln und in etwas Wasser mit ein paar Spritzern Zitronensaft einweichen.

2 Koriandersamen in einem Mörser grob zerreiben. Chilischote putzen, Ingwer schälen und beides fein hacken.

3 Ghee in einem Topf erhitzen und darin die Koriandersamen wenden. Chili und Ingwer zufügen und anbräunen. Die eingeweichten Datteln untermischen und etwa 3 Minuten köcheln lassen.

4 Koriandergrün waschen, trocken schütteln und fein hacken. Koriandergrün, Salz, Zimt- und Nelkenpulver zu dem Chutney geben. Mit Zitronensaft abschmecken.

Für ca. 12 Portionen

250 g getrocknete Datteln
Saft von 1 Zitrone
1 TL Koriandersamen
1 Chilischote
1 große Scheibe frischer Ingwer
2 TL Ghee (siehe Seite 152)
frisches Koriandergrün
½ TL Salz
1 Messerspitze gemahlener Ceylon-Zimt
1 Messerspitze gemahlene Nelken

Raita

Zubereitungszeit: 15 Minuten

Für ca. 8 Portionen

1 gekochte Kartoffel
¼ Gemüsegurke
250 g Joghurt
1 TL gemahlener Kreuzkümmel (Cumin)
½ TL gemahlene Kurkuma
¼ TL frisch gemahlener schwarzer Pfeffer
¼ TL Salz

1 Kartoffel nach Bedarf pellen und klein würfeln. Gurke waschen, schälen, bei Bedarf entkernen und auch klein würfeln. Beides mit dem Joghurt vermischen.

2 Die Joghurtmischung mit Kreuzkümmel, Kurkuma, Pfeffer und Salz würzen. 15 Minuten durchziehen lassen.

Raita ist ein mild gewürzter Joghurt mit Gemüse, der als Beilage zu Reis- und Gemüsegerichten gereicht wird. *Raita* wirkt neutralisierend, nährend, leicht kühlend und das Verdauungsfeuer ausgleichend. Die Gewürze erhöhen die Verdaulichkeit des Milcheiweißes, und die Körperkanäle *(Srotas)* bleiben durchlässig. Im Winter kann *Raita* mit fein geraspelter Möhre, Kreuzkümmel- und Fenchelsamen oder mit im Backofen vorgegarten Auberginenwürfeln zubereitet werden.

Reispudding mit Safran und Kardamom

Zubereitungszeit: 1 ½ Stunden

Für 6 Personen

3 EL Basmatireis
1 TL Ghee (siehe Seite 152)
1½ l Milch
4 EL Zucker
¼ TL Safran, in Fäden
½ TL gemahlener Kardamom
¼ TL Mark von 1 Vanilleschote
2 EL Mandelstifte
2 EL Pistazien, gehackt

1 Reis 10 Minuten in Wasser einweichen und dann abgießen.

2 Ghee in einem Topf erhitzen und darin den Reis anrösten. Milch zugießen und zum Kochen bringen. Ab und zu umrühren und bei schwacher Hitze in circa 1 Stunde auf ein Drittel einkochen lassen.

3 Die Reismilch mit Zucker süßen und weitere 10 Minuten köcheln lassen.

4 Safranfäden in einem Mörser fein zerreiben. Den Reispudding mit Safranpulver, Kardamom und Vanille würzen.

5 Den Pudding warm oder kalt genießen. Vor dem Verzehr mit Mandelstiften und gehackten Pistazien bestreuen.

Dieses klassische Rezept aus der *sattvischen* Küche ist auch ein echtes *Rasayana*. Es erneuert die körperliche und mentale Kraft, schenkt Ruhe und Stabilität. Für ***Vata***- und ***Pitta***-Typen ist der Reispudding der ideale Ausgleich nach einer anstrengenden Tätigkeit. ***Kapha*** sollte nur wenig davon genießen und kann zur besseren Verträglichkeit noch etwas getrockneten Ingwer zufügen.

Durch das lange Kochen wird die Milch kompatibel mit anderen Speisen. Achten Sie jedoch darauf, dass Sie während dieser Mahlzeit keine Tomaten, sauren Früchte, Fisch oder Fleisch essen. Wenn statt Kuhmilch Reismilch verwendet wird, kann der Reispudding auch als diätetisches *Panchakarma*-Rezept in die Aufbauphase integriert werden.

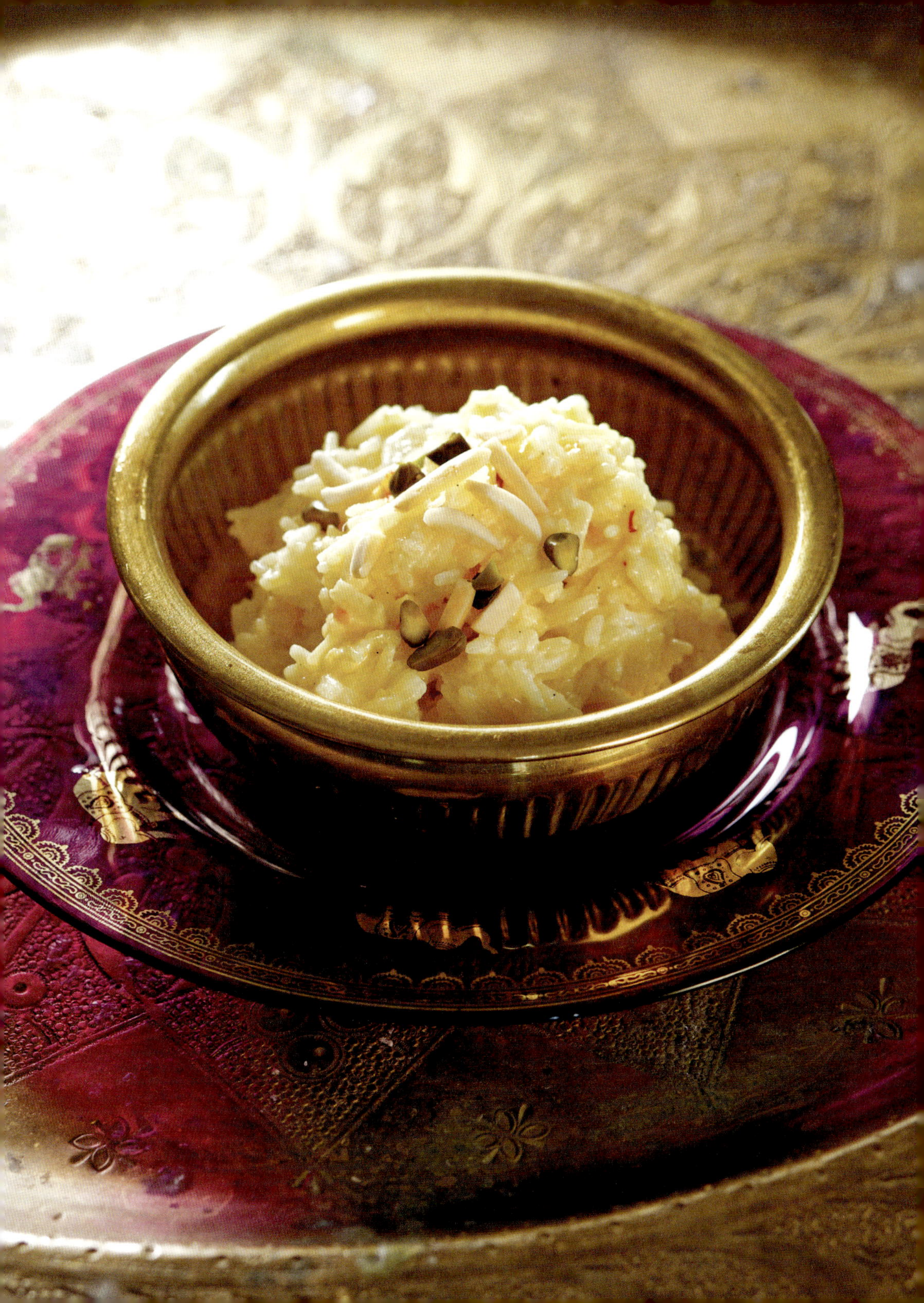

Möhrenhalva

Zubereitungszeit: 2 ½ Stunden

Für 4–6 Personen

2 l Vollmilch

1 kg Möhren

200 g heller Vollrohrzucker

100 g Ghee (siehe Seite 152)

1 EL Rosinen

1 TL gemahlener Kardamom

1 Milch in einen großen Topf geben und einmal aufkochen. Die Hitzezufuhr reduzieren und die Milch bei schwacher Hitze unter häufigem Rühren 1 Stunde lang auf etwa die Hälfte einkochen lassen.

2 Inzwischen die Möhren waschen, schälen und fein raspeln.

3 Möhrenraspel in die reduzierte Milch einrühren. Erneut aufkochen und bei schwacher Hitze unter häufigem Rühren circa 1 Stunde lang weiterköcheln lassen, bis die ganze Milch verkocht ist.

4 Zucker zufügen und unter Rühren auflösen. Das Halva unter Rühren weiterköcheln lassen, bis die Masse ganz trocken ist.

5 Ghee dazugeben und die Masse weitere 20 Minuten garen. Inzwischen die Rosinen 10 Minuten in Wasser einweichen. Kardamom und Rosinen unter die Süßspeise mischen. Warm servieren.

Möhren-Halva ist eine klassische indische Süßspeise. Die *sattvische* Süßigkeit wird häufig in Tempeln und zu festlichen Zeremonien gereicht. Ebenso ist sie als aphrodisierendes *Rasayana* sehr beliebt. Die vielen Rasayana-Zutaten sind sehr nahrhaft und stärkend, doch wir benötigen ein starkes *Agni*, um sie gut zu verdauen. ***Kapha***-Typen sollten deshalb lieber nur sehr wenig davon essen.

Das Möhren-Halva kann variiert werden, indem wahlweise am Ende der Zubereitung circa 1 Esslöffel gehackte Mandeln, Cashewnüsse oder Pistazien untergerührt werden. Auch weitere Gewürze können das Halva verfeinern: je nach Geschmack noch etwas Anis, Zimt, Ingwerpulver oder Rosenwasser zugeben.

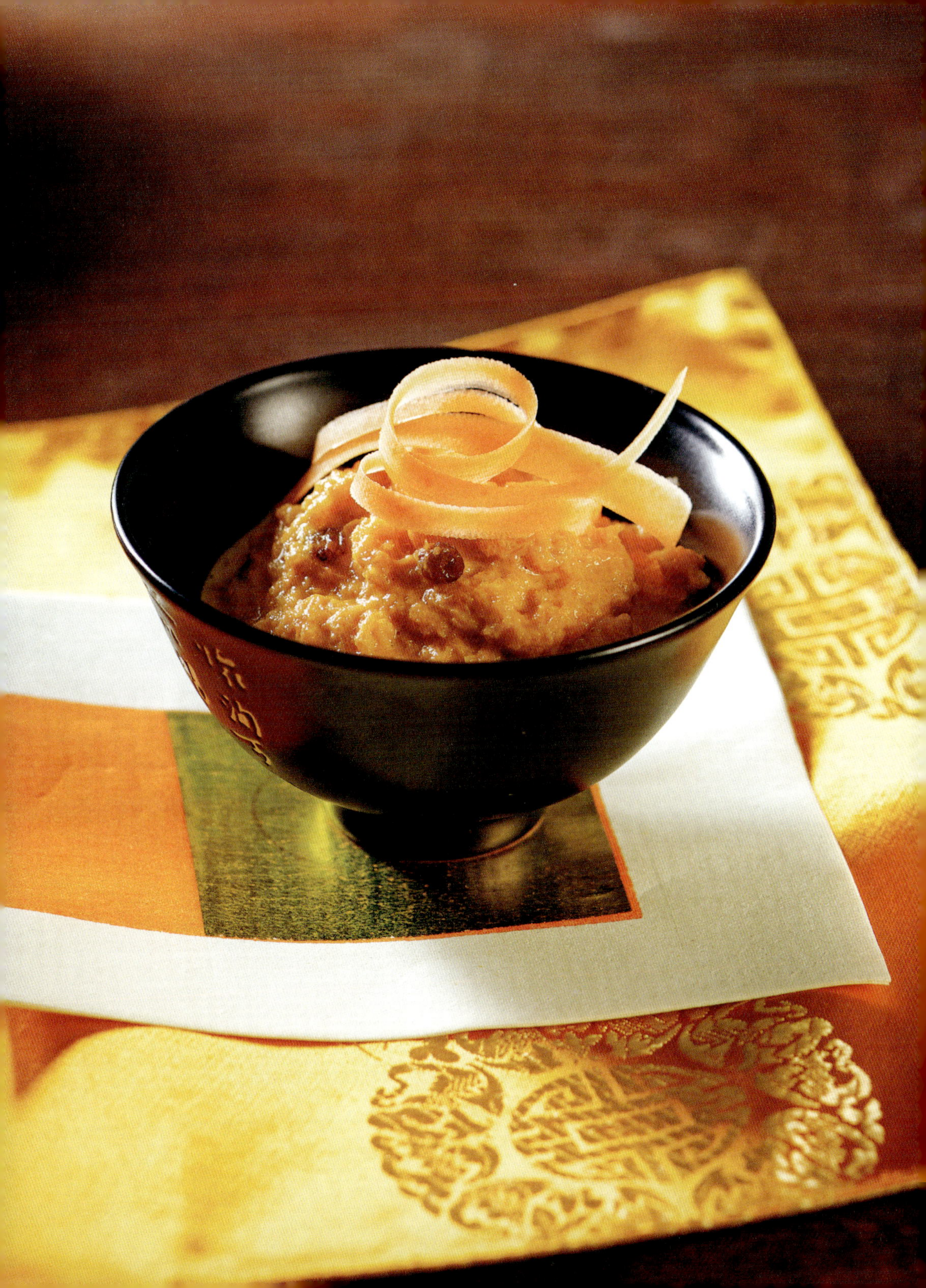

Sheera – süßer Grieß

Zubereitungszeit: 30 Minuten

Für 4 Personen

50 g Ghee (siehe Seite 152)

70 g *Jaggery* oder Vollrohrzucker

¼ TL gemahlener Ceylon-Zimt

150 g Grieß

250 ml Milch oder Haferdrink

2 EL Weinbeeren

1 Prise Safran

½ TL gemahlener Kardamom

1 EL Mandeln, gehackt

1 In einem schweren Topf das Ghee erhitzen. Zucker zugeben und unter Rühren leicht karamellisieren. Dann Zimt und Grieß hinzufügen und unter stetigem Rühren anrösten.

2 Milch oder Haferdrink zugeben, glatt rühren und zum Kochen bringen. Mit geschlossenem Deckel bei kleiner Hitze simmern lassen. Ab und zu umrühren.

3 Weinbeeren, Safran, Kardamom und Mandeln zugeben. Umrühren und heiß servieren.

Sheera ist eine reichhaltige Süßspeise, die in Indien traditionell zu Festen und Zeremonien *(Pujas)* gereicht wird. Sie enthält viele *Rasayana*-Substanzen wie Milch, Ghee, *Jaggery* und Mandeln. Damit zeichnet sie sich durch einen hohen Nährwert aus, der ***Vata*** und ***Pitta*** beruhigt und das psychische Gleichgewicht *(Sattva)* stärkt. In manchen Regionen Indiens wird Sheera auch zum Frühstück serviert.

Mangocreme

Zubereitungszeit: 10 Minuten

1 Sahne, Quark und Joghurt mit den Quirlen eines Handrührgerätes cremig verrühren. Reismehl, Kardamom, Zimt, Vanillezucker und Mangopüree zufügen und unterziehen. Die Creme kühl stellen.

2 Mango schälen, das Fruchtfleisch vom Kern lösen und würfeln. Granatapfelkerne aus der Schale lösen. Beides miteinander vermischen und mit Ahornsirup süßen. Mit der Mangocreme auf Desserttellern anrichten und mit Pistazien garnieren.

Mango und Granatapfel sind die einzigen Früchte, die aufgrund ihrer speziellen Eigenschaften auch ungekocht mit anderen Speisen kombiniert werden können. So passt dieser einfache Nachtisch zu allen Gemüse- und Getreidegerichten, aber auch zu Hülsenfrüchten und sogar zu Geflügel.

Laut Ayurveda sollte jedes vollständige Mittagessen von einem kleinen Dessert abgerundet werden. Der süße Geschmack harmonisiert das ***Pitta***-*Dosha* und ist somit besonders wohltuend, wenn die Sonne am Zenit des Himmels steht. Für Menschen mit einem ausgeprägten ***Pitta***-*Dosha* ist es ratsam, den süßen Nachtisch vor dem Hauptmenü zu essen, während ***Kapha***-Menschen ganz auf ihn verzichten dürfen.

Die meisten ayurvedischen Desserts sind *Rasayanas*, süße Verführungen, die Leib und Seele stärken. Mit hochwertigen Inhaltsstoffen wie Nüssen, Samen, Milch, Ghee, Weizen und Trockenfrüchten wirken sie wie Nährstoffkonzentrate, die *Ojas* aufbauen und alle Sinne befriedigen. Leicht verdaulich sind diese »Energiebomben« nicht, deshalb benötigen wir nur eine kleine Portion, um den vollen Genuss zu erfahren.

Für 4 Personen

- 150 g süße Sahne
- 100 g Quark
- 2 EL Joghurt
- 2 EL Reismehl
- 1 TL gemahlener Kardamom
- ¼ TL gemahlener Ceylon-Zimt
- 2 TL Vanillezucker
- 200 g püriertes Mangomark (Bioladen)
- 1 Mango
- frische Kerne von ½ Granatapfel
- 2 EL Ahornsirup
- 1 EL Pistazienkerne, gehackt

Kokospudding

Zubereitungszeit: 15 Minuten

Für 4 Personen

1 EL Butter

100 g Kokospaste oder eingeweichte Kokosflocken

50 g Palmzucker

150 ml Kokosmilch

300 ml Milch

4 EL Reismehl

Mark von 1 Vanilleschote

1 TL Kardamom

½ TL Lebkuchengewürz

1 Messerspitze frisch gemahlene Muskatnuss

1 EL Rosenwasser

1 EL gehackte Pistazien

1 Butter in einem schweren Kochtopf schmelzen lassen. Kokospaste, Palmzucker und Kokosmilch hineingeben und unter Rühren erhitzen.

2 Milch, Reismehl und Gewürze zufügen und alles zusammen unter ständigem Rühren aufkochen. Mit etwas Rosenwasser würzen.

3 Den Pudding in Portionsschälchen füllen und kalt stellen. Zum Servieren mit gehackten Pistazien garnieren.

Im Normalfall reicht ein Dessert von der Größe einer Eiskugel aus, um als vitalreiche Süßigkeit die erschöpften Kräfte von Körper und Geist zu erneuern.

Mokkacreme

Zubereitungszeit: 15 Minuten

1 In einem Topf Kaffee, Sahne und Zucker vermischen und zum Kochen bringen. Gewürze dazugeben und unterrühren. Orangenschale fein abreiben und unterrühren.

2 Maisstärke mit wenig Wasser glatt rühren und in die Crememasse einrühren. Unter ständigem Rühren 2–3 Minuten köcheln lassen, bis die Creme angenehm eingedickt ist.

3 Die warme Masse in Dessertschälchen füllen und abkühlen lassen. Zum Servieren mit etwas geschlagener Sahne anrichten.

Für 6 Personen

250 ml Kaffee oder Getreidekaffee

250 g Sahne

50 g Rohrzucker

½ TL Ceylon-Zimt

½ TL Kardamom

1 TL gemahlener Ingwer,

Schale von ½ unbehandelten Orange

4 EL Maisstärke

Schlagsahne (zum Servieren)

Shrikand-Joghurt

Zubereitungszeit: 35 Minuten + 8 Stunden Abtropfzeit

Für 4 Personen

6–8 Safranfäden
500 g stichfester Vollfettjoghurt
60 g Vollrohrzucker
2 EL geschälte Pistazien
1 TL gemahlener Kardamom
1 Messerspitze gemahlener Ingwer
1 EL Rosenwasser

1 Den Safran in einem Schälchen mit 2 Esslöffeln Wasser oder Milch einlegen. Den Joghurt in ein sauberes Geschirrtuch füllen, dieses in ein Sieb legen, mit einem Topfdeckel beschweren und eine Schüssel darunterstellen, sodass der Joghurt an einem kühlen Ort (Kühlschrank) mindestens 8 Stunden abtropfen kann.

2 Den abgetropften Joghurt mit Zucker mischen und 20 Minuten ruhen lassen. Die Pistazien fein hacken. Dann Safran, Kardamom, Ingwer und Rosenwasser vorsichtig unterrühren. In Dessertschälchen füllen und mit Pistazien dekorieren.

Zum *Vata*-Ausgleich 100 Milliliter Sahne aufschlagen und mit 1 Messerspitze frisch geriebene Muskatnuss gemeinsam mit den Gewürzen unter den abgetropften Joghurt mischen.
Zum *Pitta*-Ausgleich 2–3 Esslöffel Kokosflocken in einer Pfanne anrösten und diese zusammen mit etwas Agavendicksaft als Topping auf das Shrikand geben.
Zum *Kapha*-Ausgleich 2–3 Esslöffel Kürbiskerne in einer Pfanne anrösten und fein hacken. 2 Esslöffel Waldhonig und 2 Esslöffel Kürbiskernöl verrühren und mit den Kürbiskernsplittern als Topping auf das Shrikand geben.

Dattelcreme

Zubereitungszeit: 30 Minuten

Für 4 Personen

150 g Datteln
250 ml Mandeldrink
30 g Walnüsse
20 g Buchweizenmehl
1 Messerspitze gemahlener Ingwer
1 Prise Piment
1 Messerspitze Vanillepulver
Salz
100 ml süße Sahne
1 EL Mascarpone

1 Die Datteln halbieren, wenn notwendig vom Stein befreien. In einem kleinen Topf mit dem Mandeldrink übergießen, zum Kochen bringen und die Datteln bei kleiner Hitze weich schmoren, bis der Mandeldrink verkocht ist.

2 Walnüsse mahlen und zusammen mit dem Buchweizenmehl in einer Pfanne ohne Fett anrösten.

3 Die Datteln mit Ingwerpulver, Piment, Vanille und 1 Prise Salz abschmecken. In einem Mixer pürieren. Zurück in den Topf geben und zusammen mit der angerösteten Mehl-Nuss-Mischung unter stetigem Rühren zu einer cremigen Masse »anbrennen« lassen. Die Dattel-Walnuss-Buchweizen-Masse ist fertig, wenn beim Rühren mit dem Löffel auf dem Topfboden Streifen entstehen (ähnlich wie bei einem Brandteig).

4 Die Masse abkühlen lassen.

5 Vor dem Servieren süße Sahne aufschlagen, Mascarpone und Dattelcreme vorsichtig unterheben.

Datteln zählen im Ayurveda zur besten »Nervennahrung«. Sie stärken die Psyche und wirken stressbedingten Beschwerden entgegen. Somit ist dieses Dattel-Dessert die ideale Süßigkeit gegen Stress. **Veganer** können die Sahne und den Mascarpone durch 100 Gramm Seidentofu und 1 Esslöffel Mandelmus ersetzen.

Laddu – indisches Kichererbsenkonfekt

Zubereitungszeit: 35 Minuten

1 Die Butter in einem Topf schmelzen, das Kichererbsenmehl einrühren und das Ganze auf kleiner Flamme unter Rühren 20–25 Minuten rösten lassen, bis die Mischung angenehm duftet und leicht braun wird.

2 Nun Puderzucker, gemahlene Mandeln und Gewürze einrühren. Von der Herdplatte nehmen und noch etwas Ghee dazugeben, sodass eine streichfähige Masse entsteht.

3 Diese auf einem Backblech mit Backpapier ausstreichen, abkühlen lassen und in Würfel schneiden.

Ergibt 1 Blech

250 g Butter
250 g Kichererbsenmehl
150 g Puderzucker
3 EL gemahlene Mandeln
½ TL Zimt
1 TL Kardamom
½ TL gemahlener Ingwer
¼ TL Piment
etwas Ghee
(siehe Seite 152)

Laddus sind eine typisch indische Süßigkeit, die in jedem Sweet-Shop zu finden sind. Traditionell wird die Masse zu kleinen Kugeln *(Laddus)* geformt, anstatt auf dem Blech ausgestrichen und gewürfelt zu werden.
Für *Vata* können noch Datteln oder kandierte Zitrusfrüchte zugefügt werden.
Für *Pitta* etwas gemahlene Fenchelsamen zufügen und gemahlene Walnüsse anstatt Mandeln verwenden.
Für *Kapha* getrocknete Berberitzen zufügen und gemahlene Sesamsamen anstatt Mandeln verwenden.

Kürbiskuchen

Zubereitungszeit: 75 Minuten

Für 1 Backblech

300 g Kürbisfruchtfleisch
1 Tasse Walnüsse
5 Tassen Dinkelmehl
2 TL Weinsteinbackpulver
2 Tassen Rohrzucker
1 TL gemahlener Ceylon-Zimt
½ TL frisch geriebene Muskatnuss
1 TL Piment
1 TL gemahlener Kardamom
½ TL gemahlene Nelken
etwas Ghee zum Einfetten des Backblechs
2 Tassen Joghurt

1 Kürbisfruchtfleisch fein raspeln. Die Walnüsse grob hacken.

2 Mehl, Backpulver, Zucker und alle Gewürze miteinander vermischen. Joghurt und etwa zwei Drittel einer Tasse Wasser unterrühren. Kürbisraspel und Walnüsse zugeben und alles zu einem Teig miteinander verkneten.

3 Den Backofen auf 170 °C Ober-/Unterhitze (Umluft 150 °C, Gas Stufe 2) vorheizen. Ein Backblech mit Ghee einfetten und den Teig darauf verstreichen. Den Kuchen etwa 1 Stunde backen.

Tipp Statt Kürbis Möhren oder Zucchini als Teigzutat wählen.

Im Ayurveda werden die Kuchen grundsätzlich ohne Ei gebacken und man berücksichtigt dabei die richtige Kombination aller Inhaltsstoffe.

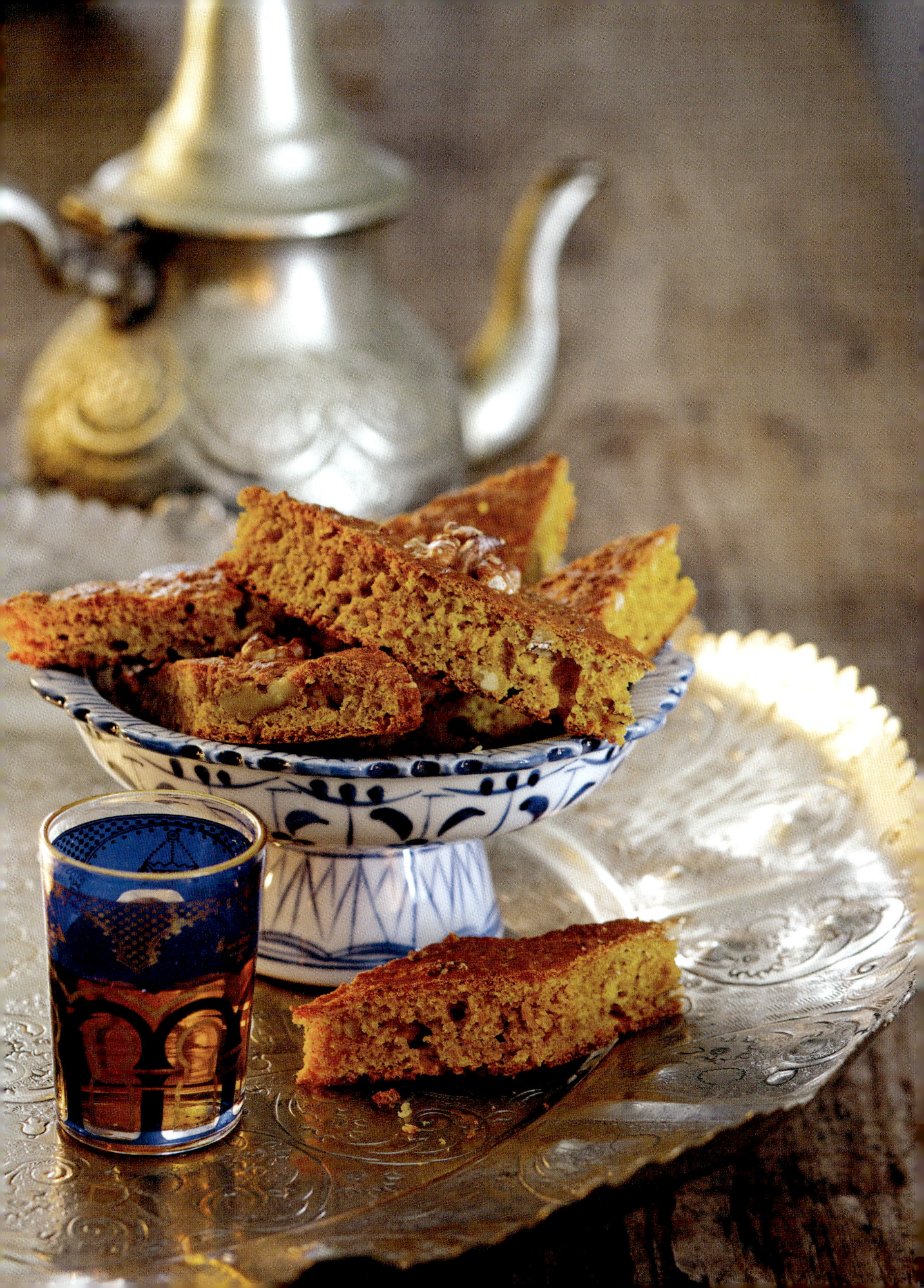

Schneller Nusskuchen

Zubereitungszeit: 65 Minuten

Für 1 Backblech

je 100 g Haselnüsse, Cashewnüsse und Mandeln

2-3 EL Ghee plus etwas mehr zum Einfetten der Backform (siehe Seite 152)

250 g Butter

200 g Zucker

250 g Dinkel- oder Weizenmehl

50 g Maisstärke

50 g Kakaopulver

1 Päckchen Backpulver

½ TL gemahlener Ceylon-Zimt

100 ml Apfelsaft

1 EL Rosenwasser

1 Nüsse und Mandeln mit dem Mixer einer Küchenmaschine fein vermahlen. Den Backofen auf 170 °C Ober-/Unterhitze (Umluft 150 °C, Gas Stufe 2) vorheizen. Eine Springform mit Ghee einfetten.

2 Ghee, Butter und Zucker in eine Schüssel geben und schaumig rühren. Mehl, Stärke, Kakao, Backpulver und Zimt miteinander vermischen und zusammen mit dem Apfelsaft in die Butter-Zucker-Masse einrühren. Die Nüsse und Mandeln unter den Teig ziehen. Zum Schluss das Rosenwasser zusetzen.

3 Den Teig in die Springform füllen und den Kuchen im heißen Backofen etwa 1 Stunde backen. Dann mit der Stäbchenprobe feststellen, ob er wirklich durchgebacken ist: Einen Zahnstocher oder Schaschlikspieß in der Mitte einstechen und wieder herausziehen. Sollten am Stäbchen noch Teigreste haften, braucht der Kuchen noch ein paar Minuten (dann wieder kontrollieren).

Der Kuchen kann mit Früchten, Schlagsahne oder Mascarponecreme variiert und aufgepeppt werden.

Ingwer-Beeren-Torte mit veganer Mandelcreme

Zubereitungszeit: 90 Minuten

1. Den Backofen auf 180 °C Ober-/Unterhitze (Umluft 160 °C, Gas Stufe 2–3) vorheizen. Kuchenform mit Öl einfetten.

2. Frischen Ingwer und *Jaggery* in einen Mixer geben und ca. 1 Minute zu einer glatten Paste pürieren. Rapsöl und Agavendicksaft zugießen und untermixen. Dann 130 Milliliter kochendes Wasser in kleinen Schlucken zugeben und unterrühren, bis eine gleichmäßige Masse entstanden ist.

3. Mehl, Zimt, Ingwerpulver, Vanille, Salz und Natron in einer Schüssel vermischen. Die Ingwer-*Jaggery*-Öl-Mischung langsam und kräftig unterrühren, bis alles gut vermischt ist. Ei oder Ei-Ersatz sowie Zitronensaft zugeben. Es sollte ein glatter, dünner Teig werden.

4. Den Teig 4 – 5 Zentimeter hoch in die vorbereitete Backform füllen. Dann die Backform mit dem Teig einige Male aus ein paar Zentimeter Höhe auf die Arbeitsfläche fallen lassen, damit eventuelle Luftblasen entweichen.

5. Den Kuchen im oberen Ofendrittel ca. 40 Minuten backen, bis er am Rand braun ist und bei der Stäbchenprobe (siehe Seite 248) kein Teig mehr am Holzstäbchen haftet. Den Kuchen abkühlen lassen.

6. Für die Creme Seidentofu und Mandelmus mit dem Handrührgerät flüssig aufschlagen. Dann Puderzucker und Gewürze unterrühren. Die Creme auf dem fertig gebackenen Kuchenboden verteilen. Im Kühlschrank für ca. 30 Minuten kalt stellen.

7. Die Mangos halbieren, das Fruchtfleisch vom Stein ablösen und in Würfel schneiden. Mit etwas Agavendicksaft vermischen. Als Frucht-Topping auf der Creme verteilen. Dann den Kuchen aus der Backform lösen und direkt servieren.

Für 1 Kuchenform

Für den Teig

60 g frischer Ingwer, geschält
100 g Jaggery
120 ml Rapsöl
80 ml Agavendicksaft
175 g Weizenmehl
½ TL gemahlener Ceylon-Zimt
¼ TL gemahlener Ingwer
1 Messerspitze Vanille
½ TL Steinsalz
1 TL Natron
1 großes Ei oder entsprechender veganer Ei-Ersatz
2 EL Zitronensaft

Für die Creme

250 g Seidentofu
3 EL helles Mandelmus
50 Puderzucker
½ TL Kardamom
1 Messerspitze gemahlene Fenchelsamen
1 Messerspitze gemahlene Muskatblüte
2 EL Rosenwasser

Außerdem

Öl für die Form
2 frische Mangos
1 EL Agavendicksaft

Schnelle Aprikosentarte

Zubereitungszeit: 70 Minuten

Für 1 Backblech

Für den Mürbeteig

120 g Weizenmehl

30 g Mandelmehl

100 g kalte Butter

50 g Puderzucker

1 Eigelb oder Ei-Ersatz (optional)

½ TL grobes Steinsalz

½ TL gemahlener Ceylon-Zimt

¼ TL gemahlener Anis

Für den Belag

6–8 Aprikosen (je nach Größe)

2 EL Quittengelee (alternativ Aprikosenmarmelade)

1 EL Zitronensaft

1 Messerspitze Ingwerpulver

1 Messerspitze getrockneter Thymian

1 Messerspitze Lavendelblüten

1. Für den Mürbeteig Weizen- und Mandelmehl in eine große Schüssel oder auf die Arbeitsplatte geben, die Butter in Flocken schneiden und auf das Mehl geben. Puderzucker zufügen und alles zu einem Teig verkneten. Gerne kann auch ein Eigelb mit eingearbeitet werden, dies macht den Teig noch geschmeidiger. Am Schluss noch Salz und Gewürze unterkneten.

2. Mit dem Teig direkt eine vorgefettete Backform auskleiden und diese 30 Minuten im Kühlschrank kalt stellen.

3. Für den Belag die Aprikosen waschen, trocknen und mit dem Messer halbieren. Den Kern entfernen und die Aprikosenhälften (mit der Öffnung nach oben) auf dem Teigboden verteilen.

4. Im vorgeheizten Ofen bei 190 °C Ober-/Unterhitze (170 °C Umluft, Gas Stufe 2–3) ca. 35 Minuten backen, bis der Rand braun und die Aprikosen weich sind.

5. Das Quittengelee (oder die Aprikosenmarmelade) in einem kleinen Topf unter Rühren erwärmen. Zitronensaft, Ingwerpulver, Thymian und Lavendelblüten einrühren und das flüssige Gelee auf den fertig gebackenen Aprikosen verteilen. Vor dem Servieren mindestens 1 Stunde auskühlen lassen.

Haferflockenwaffeln

Zubereitungszeit: 30 Minuten

1 Die Äpfel fein reiben. Zusammen mit Haferflocken, Buchweizenmehl, Ghee, Kokosblütenzucker und 250–300 Millilitern warmes Wasser zu einem flüssigen Teig vermischen. Backpulver, Salz und Gewürze unterrühren. Den Teig mindestens 10 Minuten ziehen lassen.

2 Das Waffeleisen erhitzen, mit Rapsöl einfetten, jeweils 1 kleinen Schöpfer (2–3 gehäufte Esslöffel) Teig in die Form geben und die Waffeln ausbacken.

Haferflockenwaffeln sind eine schöne Abwechslung zum Frühstücksporridge oder auch ein toller Zwischensnack zum Mitnehmen. Sie lassen sich einfach und schnell zubereiten. Das Rezept kann auf vielfache Weise variiert werden, z. B. mit Dinkelflocken, Mohn oder Nüssen. Als Topping sind natürlich alle Fruchtaufstriche oder Ahornsirup geeignet.

Zum *Vata*-Ausgleich 2 Esslöffel Dinkelmehl und ¼ Teelöffel Ingwerpulver mit in den Teig geben.

Zum *Pitta*-Ausgleich 1 EL Gerstenflocken, 1 EL Kokosflocken und ¼ TL Kardamom mit in den Teig geben.

Zum *Kapha*-Ausgleich anstatt der Äpfel lieber Birnen fein reiben und mit 1 Esslöffel Gerstenflocken mit in den Teig geben.

Für 10 bis 12 Waffeln

2 Äpfel
350 g feine Haferflocken
2 EL Buchweizenmehl
3 EL Ghee (siehe Seite 152)
2 EL Kokosblütenzucker
½ TL Backpulver
¼ TL Salz
½ TL gemahlener Ceylon-Zimt
¼ TL gemahlener Piment
3–4 EL Rapsöl zum Ausbacken

Außerdem

1 Waffeleisen

Rezeptregister

Sachregister

Über dieses Buch

Vita Autorin

Kerstin Rosenberg ist international bekannt als Spezialistin, Dozentin und Autorin für Ayurveda-Ernährung, -Therapie und -Psychologie. Sie verfügt über eine mehr als 25-jährige Praxiserfahrung und bildet seit 1996 Interessierte zu Ayurveda-Ernährungsberatern und Gesundheitscoaches in Deutschland, Österreich und der Schweiz aus. Als renommierte Expertin der ayurvedischen Ernährungs- und Kräutertherapie wirkt sie an integrativen Forschungs- und Lehrprojekten in Zusammenarbeit mit führenden Ayurveda-Universitäten Indiens mit.
Gemeinsam mit ihrem Mann leitet sie die Europäische Akademie für Ayurveda und engagiert sich als Vorstandsmitglied im VEAT-Berufsverband Europäischer Ayurveda-Mediziner und -Therapeuten. Die Mutter von drei Kindern ist eine leidenschaftliche Köchin und liebt es, indische und heimische Elemente in der Ayurveda-Küche zu vereinen.
Die Europäische Akademie für Ayurveda mit angeschlossenem Kurzentrum bietet ein umfassendes Angebot an Ausbildungen, Seminaren, Kuren, Retreats und Online-Kursen rund um Ayurveda, Yoga und die vedischen Wissenschaften. Das renommierte Kompetenzzentrum zeichnet sich durch herausragende Ayurveda-Ärzte und -Dozenten, langjährige Erfahrung und eine einzigartige Atmosphäre in schönen Räumlichkeiten aus.
Europäische Akademie für Ayurveda
Forsthausstraße 6, 63633 Birstein
www.ayurveda-akademie.org

Hinweise

Die Ratschläge/Informationen in diesem Buch sind von Autorin und Verlag sorgfältig erwogen und geprüft. Dennoch kann eine Garantie nicht übernommen werden. Eine Haftung der Autorin bzw. des Verlags und seiner Beauftragten für Personen-, Sach- und Vermögensschäden ist ausgeschlossen.
Aus Gründen der besseren Lesbarkeit wird bei Personenbezeichnungen und personenbezogenen Hauptwörtern in diesem Buch die männliche Form verwendet. Entsprechende Begriffe gelten im Sinne der Gleichbehandlung grundsätzlich für alle Geschlechter. Die verkürzte Sprachform hat nur redaktionelle Grunde und beinhaltet keine Wertung.

Impressum

1. Auflage

Neumarkter Straße 28, 81673 München.
produktsicherheit@penguinrandomhouse.de
(Vorstehende Angaben sind zugleich Pflichtinformationen nach GPSR)

Bildnachweis

Foodfotografie: Fotos mit Geschmack:
Ulrike Schmid & Sabine Mader
(www.fotos-mitgeschmack.de)
Mit Ausnahme von: Adobestock: Maya (Seite 2), wasanajai (Seite 7); Shutterstock: khanvaiya (Cover-Hintergrund), LighteniR (Cover-Illu)

Projektleitung Eva Wagner
Redaktion Dr. Ute Paul-Prößler
Bildredaktion/Leitung der Fotoproduktion
Tanja Nerger
Umschlaggestaltung Vera Schlachter, München
Layout und Satz Meike Sellier, Eching
Korrektorat Claudia Fritzsche, Susanne Schneider
Herstellung Timo Wenda
Druck und Verarbeitung Pixartprinting, Lavis
Printed in Italy

FSC www.fsc.org
MIX
Papier | Fördert gute Waldnutzung
FSC® C147178

Penguin Random House Verlagsgruppe FSC® N001967

ISBN 978-3-517-10390-7